Aus nach Sportverletzung?

Karsten Knobloch

D1731937

Für Sienna, Stella und Daniela

Aus nach Sportverletzung?

Moderne Diagnostik, Therapie und Präventionsmöglichkeiten

Karsten Knobloch

Spitta Verlag GmbH & Co. KG · Ammonitenstraße 1 · 72336 Balingen · www.spitta.de

Anschrift des Autors:

Privatdozent Dr. med. Karsten Knobloch
Plastische, Hand- und Wiederherstellungschirurgie,
Schwerverbranntenzentrum
Medizinische Hochschule Hannover
Carl-Neuberg-Straße 1
D - 30625 Hannover
knobloch.karsten@mh-hannover.de
www.eccentrictraining.com

Bibliografische Information der Deutschen Bibliothek
Die Deutsche Bibliothek verzeichnet diese Publikation in der Deutschen Nationalbibliografie;
detaillierte bibliografische Daten sind im Internet über http://dnb.ddb.de abrufbar.
ISBN 978-3-938509-21-0
Copyright 2009 by Spitta Verlag GmbH & Co. KG
Ammonitenstraße 1, D-72336 Balingen
www.spitta.de
www.sport.spitta.de

Projektleitung: Redaktionsbüro Jürgen Liegibel, Freiburg
Covergestaltung: Johannes Kistner
Fotos: Karsten Knobloch
Lektorat: Hannelore Stix, 90475 Nürnberg
Satz: Banholzer Mediengestaltung, 78628 Rottweil
Druck: Kessler Druck und Medien, 86399 Bobingen
Printed in Germany

Inhalt

Geleitwort

Einmal mehr macht sich der Spitta Verlag publizistisch um den Sport verdient. *Privatdozent Dr. med. Karsten Knobloch*, Chirurg und Sportmediziner an der Medizinischen Hochschule Hannover, legt als in der klinischen Forschung aktiver Sportmediziner jetzt ein Buch vor, das sich gleichermaßen an Sportler, betreuende Therapeuten, interessierte Übungsleiter und Trainer, aber auch an die Eleven unter den sportmedizinisch tätigen Ärzten wendet. Nicht überall steht im sportlichen Alltag eine Infrastruktur der Betreuung, wie im professionellen Sport, zur Verfügung. Auf diese Lücke zielend, beschäftigt sich die Monographie praxisnah und gut verständlich mit den ausgewählten sportmedizinischen Problemen der Sportler. So kann bei eifriger Lektüre der Zeitraum zur Diagnosefindung verkürzt, die Ausfallzeit so gering wie möglich gehalten und die Rückkehr zum aktiven Sport verantwortungsvoll forciert werden. Der Autor ergänzt bekanntes Wissen gekonnt mit neuesten Erkenntnissen und gibt auch wesentliche Ratschläge zur trainingsmethodisch begleitenden Prävention. Als ein seit mehr als zwei Jahrzehnten im Leistungssport tätiger Arzt, der in der Praxis nicht selten mit den Versorgungsproblemen im Amateursport konfrontiert ist, darf ich diesem gleichermaßen handlichen wie aufklärenden und daher auch sehr nützlichen Werk eine weite Verbreitung wünschen. Der Erfolg zum Wohle der Sportler wird sich zügig einstellen.

Bremen, im Herbst 2008

Dr. med. Götz Dimanski
Leiter des Rehazentrums Sporthep Werder und betreuender Mannschaftsarzt des SV Werder Bremen

Preface

My congratulations to *Dr. Karsten Knobloch* on his current creation of a German Sports Traumatology textbook »Aus nach Sportverletzung?«. I know that Karsten has developed the book for sports physicians, trainers and athletes but it will also be a useful textbook for orthopaedic surgeons. In order for the materials to be easily identified Karsten has organized each chapter into a unique, logical, concise and standard manner. He has listed the clinical symptoms of diagnostic tools that are used to make the diagnosis and a variety of treatment options and rehabilitation plans for selected sports medicine problems.

I am aware that Karsten has a profound experience with the German soccer clubs which has led him to document a multitude of sports injuries specifically dealing with the hand, wrist and elbow, knee and ankle problems and especially dealing with various tendinopathic discorders, such as Achilles and patellar tendinopathy, tennis and golfer elbow or plantar fasciitis. This text is fully illustrated and has many pages devoted to the prevention of injuries using his concept of sports specific »Protective Balancing« techniques.

Once again, I congratulate Karsten for his ability to create this textbook.

Charles A. Rockwood, Jr., MD
Professor and Chairman Emeritus
University of Texas Health Science Center
San Antonio, TX, U.S.A.

Vorwort

Regelmäßig betriebener Sport hat nachweislich erhebliche gesundheitliche Vorteile, wie beispielsweise eine reduzierte Sterblichkeitsrate beim Herzinfarkt. So kann das Risiko, an einer **Herzerkrankung** zu sterben, durch ein mindestens zweimalig wöchentlich durchgeführtes, mindestens 30 Minuten andauerndes Ausdauertraining um rund 35 % gesenkt werden.

Dennoch ist sich jeder Sporttreibende auch der Risiken bewusst, die er in Form von akuten Sportverletzungen oder chronischen Sportschäden in Kauf nimmt. Demnach ist es von wesentlicher Bedeutung, die günstigen Wirkungen **regelmäßiger körperlicher Aktivität** zu fördern und zu nutzen und gleichzeitig die Verletzungsrate bei Sportverletzungen durch präventive Maßnahmen zu reduzieren, was das Hauptanliegen dieses Buches ist. Wie schon 1953 Professor *Dr. Burghard Breitner*, der Vorstand der chirurgischen Universitätsklinik Innsbruck, betonte: »Die Auseinandersetzung mit dem Wesen des Sports und die Kenntnis der Sportschäden sind unerlässlich für das Verständnis der **Sportverletzungen**. Im Wesen des Sportes, im Übertraining und im Zustand des Nicht-Trainiert-Seins, in unbeachteten Sportschäden wurzelt der Begriff der Unfallbereitschaft im Sport.«

Dieses Buch gibt dem interessierten Leser aktuellste Informationen zu einer Reihe von Akutverletzungen, aber auch zu den vermehrt auftretenden chronischen Überlastungsschäden im Sport. Gerade auf diesem Gebiet wurden beispielsweise in der Sehnenforschung an der Achillessehne, der Patellarsehne und dem Tennisellenbogen in der jüngsten Zeit weitreichende Fortschritte über die Bedeutung einer pathologisch gesteigerten Durchblutung für die Diagnostik und die Therapie dieser chronischen Sehnenerkrankungen erzielt, die in diesem Buch vorgestellt werden. Auch werden die Formen der Stressreaktion des Knochens bis hin zur manifesten Stressfraktur in ihren Facetten mit therapeutischen und präventiven Hinweisen thematisiert.

Die Auswahl der vorgestellten sporttraumatologischen Krankheitsbilder ist nicht komplett, sie ist vielmehr subjektiv durch den Autor entstanden aus der Überzeugung heraus, sowohl dem Sportler, dem interessierten Trainer und Betreuer als auch dem Sportarzt aktuellste Informationen zu geben, die in der Anordnung und Vorstellung den Weg des Sportverletzten widerspiegeln sollen. Exemplarisch stellen daher die vorgestellten Krankheitsbilder den aktuellsten Stand der Verletzungsentstehung, der modernen Diagnostik und Therapie und vor allem die aktuellsten präventiven Ansätze dar.

Einleitend werden in den Kapiteln exponierte Sportpersönlichkeiten mit ihren individuellen Verletzungsgeschichten aufgeführt, wie sie den Printmedien und dem Internet zu entnehmen waren. Die für die jeweilige Sportverletzung oder den Sportschaden verantwortlichen Verletzungsumstände werden genauso vorgestellt wie die typischen Verletzungssportarten. Daran schließt sich die Vorstellung der Symptome der Sportverletzung bzw. des Sportschadens an, mit einer Antwort auf die zentrale Frage des Buches »Aus nach Sportverletzung?«, die im Zentrum des Geschehens für den Sportler wie auch für den Trainer steht. Die zweifellos wichtige Frage nach der notwendigen ärztlichen Vorstellung wird für die dargestellten Krankheitsbilder ebenso beantwortet wie die Frage des Sportlers, welche diagnostischen Maßnahmen mit welchem Zweck bei der gegebenen Gesundheitsstörung sinnvoll eingesetzt werden. Die wesentliche Frage der konservativen bzw. operativen Therapie mit den entsprechenden modernen Therapieverfahren wird vorgestellt wie auch der Rehabilitationsverlauf. Die Frage der Rückkehr zum Sport mit karriere-bedrohenden bzw. karriere-beendenden Verletzungen führt schließlich zur Vorstellung von Möglichkeiten der Primär- und Sekundärprävention der jeweiligen Sportverletzung bzw. des Sportschadens.

Dieses Konzept zieht sich durch das gesamte Buch in der Vorstellung, dass Leser mit unterschiedlichstem sportmedizinischem Hintergrund durch diese Darstellung und Bündelung schnell und fundiert Informationen zu den vorgestellten sporttraumatologischen Krankheitsbildern finden, die ihnen im tägli-

chen Sportgeschäft wichtige Hilfestellungen geben, wenn es eben doch zur Sportverletzung bzw. zum Sportschaden gekommen ist. Die präventiven Ansätze sollen daher Zuversicht vermitteln wie auch die individuellen Verletzungsgeschichten, die häufig von der Rückkehr in den Sport berichten.

Die Klassifikationen zu den im Buch angesprochenen Verletzungen sind als Download unter *www.sport.spitta.de/aus_nach_sportverletzungen* oder *www.ausnachsportverletzung.de* verfügbar.

An dieser Stelle möchte ich meiner Frau für die Geduld danken, die sie mir nicht nur während der Manuskripterstellung in ihrer Schwangerschaft mit unserer Tochter Stella entgegengebracht hat. Mein weiterer Dank gilt meinen Eltern für die immerwährende Unterstützung in allem, was ich tue. Dem Spitta-Verlag danke ich für die fruchtbare Zusammenarbeit.

Privatdozent Dr. Karsten Knobloch
Hannover im November 2008

PECH-Behandlung im Sport

Erstmaßnahmen bei Sportverletzungen

Gerade die ersten unmittelbaren Maßnahmen nach einer Sportverletzung bestimmen den späteren Heilungsverlauf. Insbesondere der Faktor Zeit kann nicht hoch genug eingeschätzt werden: Je früher die Erstmaßnahmen ergriffen werden, z. B. Behandlung von Muskelblutungen bei einem Muskelfaserriss durch Kompression und Kryotherapie, desto geringer ist das Hämatom im Muskel und desto schneller und unkomplizierter ist die Rehabilitation. Man kann daher auch von einem »**Wettlauf mit der Zeit**« sprechen, wie es *Dr. Müller-Wohlfahrt* tut (*Müller-Wohlfahrt* 2004). »Meist entscheiden gerade die ersten Minuten über die Schwere und über die Dauer einer Verletzung, oft könnten richtige Sofortmaßnahmen Schlimmeres verhindern.«

Die Erstmaßnahmen können anhand der PECH-Behandlung erfolgen:
* **P**ause
* **E**is
* **C**ompression
* **H**ochlagerung

Die Kombination von **P**ause, **E**is, **C**ompression und **H**ochlagern soll die Flüssigkeitsextravasation nach Trauma reduzieren bzw. limitieren helfen. Bekanntermaßen sind eine kapilläre Vasodilatation, erhöhte Kapillarpermeabilität, Schwellung, metabolische Veränderungen und die Ausschüttung von proinflammatorischen Zytokinen mit Weichteilverletzungen verbunden. Die genauen Mechanismen der kombinierten oder auch isolierten Anwendung der einzel-

nen Maßnahmen, im englischsprachigen Raum als RICE therapy (**r**est, **i**ce, **c**ompression, **e**levation) bekannt, sind insbesondere unter evidenz-basierten Gesichtspunkten nahezu unbekannt.

Eine Arbeit mit 12 Patienten nach Routinearthroskopie des Knies mit intraartikulärer Temperaturmessung zeigte signifikante Temperaturabfälle um 6 °C bei Anwendung des AIRCAST® CryoCuff®-Systems am Knie (*Martin* 2002). Weiterhin gibt es in der Literatur Hinweise, dass die Kombination von Kryotherapie und Kompression, wie z. B. im CryoCuff-System, der alleinigen Kryotherapie hinsichtlich der Reduktion der Gewebetemperatur überlegen ist (*Hardy* et al. 1998).

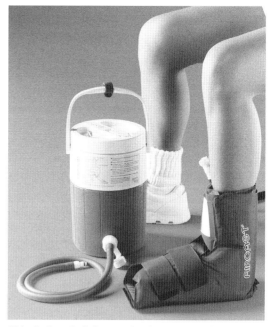

Abb. 1: CryoCuff-System für den Knöchel (AIRCAST®) zur Behandlung von Verletzungen des Knöchels und der Achillessehne

Gewebetemperaturmessungen zeigten sowohl im Tiermodell als auch beim Menschen eine zeit- und applikationsabhängige Kinetik. Wir stellten uns die Frage, ob die kombinierte Anwendung von Kompression und Kälte im AIR-CAST CryoCuff-System zeitabhängig Veränderungen der Mikrozirkulation bedingt.

Aufgrund der wenigen vorhanden Studien, die evidenz-basierten Kriterien zum Einsatz der PECH-Behandlung genügen, führten wir eine Reihe von klinisch-experimentellen Untersuchungen zum gezielten Einsatz und zur Dosierung von Kälte- und Kompressionstherapie im Rahmen der PECH-Behandlung durch. In einer ersten Untersuchung wurden 21 knöchelgesunde Sportler (12 Männer, 29 ± 10 Jahre alt, BMI 24 ± 3) untersucht, denen das kombinierte AIRCAST CryoCuff-System am Knöchel angelegt und mit Eiswasser befüllt wurde.

Es erfolgte dann die simultane kontinuierliche Erfassung dreier Parameter der Mikrozirkulation mit dem Oxygen-to-see-System über 30 Minuten Anwendung (LEA Medizintechnik, Gießen, *www.lea.de*).

- Kapillärer Blutfluss als zuführender Schenkel
- Gewebesauerstoffsättigung SO_2
- Relative postkapilläre venöse Füllungsdrücke als kapillar-venöser Abfluss

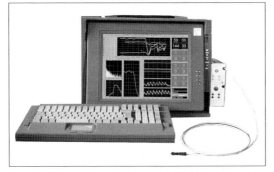

Abb. 2: Oxygen-to-see-System (LEA Medizintechnik) zur kontinuierlichen Erfassung von Parametern der Mikrozirkulation in 2 und 8 mm Gewebetiefe in Echtzeit, nicht-invasiv

Abfall des kapillären Blutflusses innerhalb von 10 Minuten

Die detaillierte Untersuchung des CryoCuff-Systems zeigte bezüglich des kapillären Blutflusses einen signifikanten Rückgang um -69 % bzw. -47 % in 2 und 8 mm Gewebetiefe. Insbesondere der kapilläre Blutfluss scheint also bezüglich der Mikrozirkulation der Zielparameter zu sein, der durch die kombinierte Kühlung und Kompression am ehesten verändert wird. Interessanterweise stellten sich die Effekte auf den Kapillarfluss bei einer 30-minütigen Anwendung im Wesentlichen innerhalb der ersten 10 Minuten der Anwendung ein.

Der kapilläre Blutfluss ist beispielsweise im Falle einer Tendinopathie der Achillessehne am Ort des Schmerzes, also insertional bzw. midportion, erhöht (*Knobloch* et al. 2005). Ein entsprechendes exzentrisches Krafttraining, selbstständig über 12 Wochen durchgeführt, kann interessanterweise diesen erhöhten kapillären Blutfluss signifikant um bis zu 50 % senken helfen.

Abfall der Gewebesauerstoffsättigung

Am Knöchel beobachteten wir einen Abfall der oberflächlichen Gewebesauerstoffsättigung um -52 % innerhalb der ersten zwei Minuten (p < 0,05). Die tiefe Gewebesauerstoffsättigung in 8 mm Gewebetiefe zeigte über 30 Minuten CryoCuff-Anwendung keine Veränderungen. Dieser Tiefenunterschied der Wirkung über 30 Minuten zeigt einerseits die Eindringkinetik dieses kombinierten Kryo- und Kompressionssystems. Weiterhin zeigt es aber die Erhaltung der wichtigen metabolischen Funktion der Gewebesauerstoffsättigung in 8 mm Gewebetiefe, die insbesondere im Falle einer Verletzung mit lokaler Azidose eine Rolle zu spielen vermag, insofern erscheint eine erhaltene Gewebesauerstoffsättigung günstig. Eigene Vorarbeiten in der Herzchirurgie in einem Ischämiemodell zeigten einen Abfall der Gewebesauerstoffsättigung um 90 % nach Ligatur der Vorderwandarterie im Mausmodell.

Erleichterung des venösen Abstroms

Bezüglich der postkapillären venösen Füllungsdrücke zeigten sich ebenfalls unmittelbare Auswirkungen nach Applikation des CryoCuff-Systems innerhalb von 10 Minuten der Anwendung. Die oberflächlichen Füllungsdrücke fielen signifikant um -39 % ($p < 0,05$), die tiefen Füllungsdrücke um -20 % ($p < 0,05$) innerhalb von 4 Minuten nach Start des Systems. Ein derartiger Abfall der Füllungsdrücke erscheint unter mikrozirkulatorischen Gesichtspunkten günstig und repräsentiert eine erleichterte Clearance von Stoffwechselendprodukten aus der Endstrombahn, also einen erleichterten kapillarvenösen Abstrom. Ein Anstieg dieser Stoffwechselprodukte als Zeichen der venösen Stase ist mit ungünstigen Bedingungen insbesondere im Hinblick eines lokalen Entzündungsprozesses zu interpretieren.

Diese erste Arbeit auf dem Gebiet der PECH-Behandlung ergänzt die empirischen Daten zur Kälte- und Kompressionstherapie. Es ist sehr wohl bekannt, dass die Eindringkinetik von Kälte tiefenabhängig ist, was beispielsweise bei Oberschenkelmuskelverletzungen mit entsprechend tiefer Lage der Blutung theoretisch eine längere Cryoanwendung notwendig machen würde. Daher scheint insbesondere die Kompressionstherapie, entsprechend frühzeitig unter diesen Bedingungen bei Sportverletzungen angewendet, eine blutungslimitierende Bedeutung zu besitzen.

Die Kompressionstherapie ist als Sofortmaßnahme bei Sportverletzungen von besonders großer Bedeutung, da sie sofort wirkt. Die Kryotherapie wirkt tiefenabhängig erst nach frühestens 2 min, sodass zur Begrenzung der Hämatombildung die sofortige Kompression an erster Stelle steht, gefolgt von der ergänzenden Kryotherapie.

Die vorliegende Studie untersuchte jedoch nicht die alleinige Cryo- bzw. Kompressions-

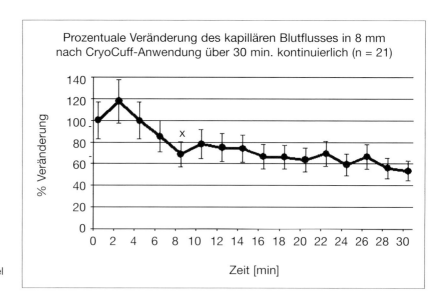

Abb. 3: Prozentuale Veränderung des kapillären Blutflusses in 8 mm Gewebetiefe bei kontinuierlicher Anwendung des CryoCuff-Systems (AIRCAST) am Knöchel bei 21 Athleten

anwendung, sodass Aussagen hinsichtlich dieser einzelnen Maßnahmen aus dieser Studie nicht abzuleiten sind. Klinische Schlussfolgerung dieser vorliegenden Arbeit über die kontinuierliche Anwendung des CryoCuff-Systems über 30 Minuten ist jedoch, dass die wesentlichsten Effekte auf die Mikrozirkulation mit Abfall des kapillären Blutflusses als blutungslimitierende Maßnahme innerhalb der ersten 10 Minuten der Anwendung auftreten.

Aufgrund dieser ersten Untersuchung entwickelten wir die Hypothese, dass die kurzzeitige, über 10 Minuten wiederholt durchzuführende CryoCuff-Therapie der einzeitigen Therapie aus mikrozirkulatorischer Sicht überlegen sein könnte.

Aus diesem Grund schlossen wir 26 gesunde Athleten (13 Männer, 32 ± 12 Jahre, BMI 25,4 ± 5 kg/m²) ein, die dreimalig über 10 Minuten kombiniert mit Kryotherapie und Kompression mit dem CryoCuff-System behandelt wurden, mit jeweils 10 Minuten Erholungszeit zwischen den Kälteintervallen (*Knobloch* et al. 2006).

Es zeigte sich, dass auch die kurzzeitige 10-minütige Anwendung der kombinierten Kryo- und Kompressionstherapie mit dem CryoCuff-System die Mikrozirkulation der Achillessehne nachhaltig verändert und zu folgenden Veränderungen führt:

• Senkung des kapillären Blutflusses
• Erhaltung der tiefen Gewebesauerstoffsättigung (8 mm)
• Verbesserter venöser kapillärer Abfluss

Diese Effekte sind bei der kombinierten Therapie mit simultaner Kryotherapie und Kompres-

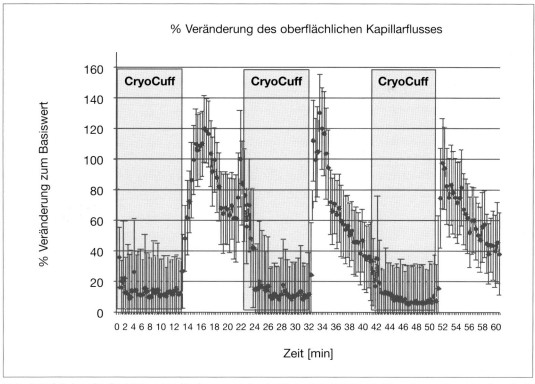

Abb. 4: Abfall des oberflächlichen Kapillarflusses an der Achillessehne bei 10-minütiger Anwendung des CryoCuff-Systems, wiederholt in 10 Minuten Abstand als intermittierende kombinierte Kryo- und Kompressionstherapie

sionstherapie mit dem CryoCuff-System zu erzielen. Die wiederholte kurzfristige Anwendung zeigt sogar einen Anstieg der Gewebesauerstoffsättigung der Achillessehne nach kombinierter Kryo- und Kompressionstherapie auf 80 % über das Ausgangsniveau, was die metabolische Funktion der Achillessehne bzw. des gekühlten und komprimierten Zielgewebes nachhaltig und dramatisch verbessert.

Aufgrund dieser experimentellen Daten kann die kombinierte Anwendung von Kälte und Kompression, wie sie im CryoCuff-System erreicht werden kann, über 3 x 10 Minuten angewendet, empfohlen werden. Sie ist der einzeitigen 30-minütigen Anwendung aus mikrozirkulatorischer Sicht deutlich überlegen.

Auch klinisch konnten diese experimentellen Ergebnisse der Überlegenheit der intermittierenden gegenüber der kontinuierlichen Kryotherapie in einer randomisierten Studie belegt werden (*Bleakley* 2006). Dazu wurden 44 Athleten und 45 Nicht-Sportler mit OSG-Distorsionen randomisiert verteilt auf zwei Gruppen:
- konventionelle kontinuierliche Eisanwendung mit Eispack
  - 20 Minuten alle 2 Stunden über 72 Stunden
- intermittierende Eisanwendung
  - 2 x 10 Minuten alle 2 Stunden über 72 Stunden

Zu Beginn, nach einer, zwei, drei, vier und sechs Wochen nach der Verletzung wurden die Funktion, der Schmerzlevel und die Schwellung des oberen Sprunggelenks beurteilt. Es zeigte sich, dass die Patienten mit der intermittierenden Eisanwendung signifikant weniger Sprunggelenksschmerzen bei Aktivität hatten.

Kryotherapie

Es gibt eine Reihe von Möglichkeiten Kryotherapie anzuwenden:

Eispackungen

Eispackungen können hergestellt werden, indem Blockeis zerschlagen wird und in einen Stoffbeutel oder ein Leinentuch gepackt wird. Man kann stattdessen aber auch 10 bis 12 Eiswürfel in einen Plastikbeutel füllen und 0,5 l Wasser hinzugeben.

CryoCuff-System von Aircast®

Das CryoCuff-System mit Eimer und Kompressionsmanschette wurde bereits für das obere Sprunggelenk vorgestellt. Es gibt für jedes Gelenk entsprechende Kompressionsmanschetten, die es erlauben, Kryotherapie und Kompressionstherapie zu kombinieren.

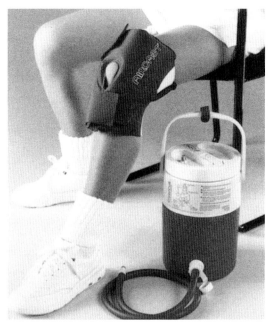

Abb. 5: Anwendungsmöglichkeiten des CryoCuff-Systems

KoldBlue® Kältegelbandagen

Erhältlich sind auch Kältegelbandagen, wie beispielsweise das KoldBlue® von TLP Industries. Diese Gelbandagen werden in Wasser getränkt und im Kühlschrank bzw. in der Kühlbox aufbewahrt und können wie eine Binde auf die verletzte Region aufgebracht werden.

Kühlspray

Kühlspray ist auch heute noch im Einsatz, zum Beispiel auf dem Fußballplatz, wenngleich die Anwendung deutlich eingeschränkt wird. *Klaus Eder*, der Physiotherapeut der deutschen Fußballnationalmannschaft empfiehlt die Anwendung von Chlorethyl (Aether chloratus) bei stumpfen Verletzungen, um zur Schmerzdämpfung Kälte einzusetzen (*Eder & Hoffmann*

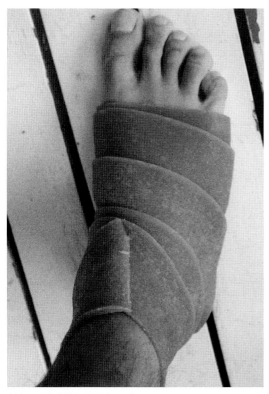

Abb. 6: KoldBlue® Kältegelbandagen

2006). Er weist jedoch ausdrücklich darauf hin, dass Chlorethyl niemals auf verletzte, offene Hautstellen zu sprühen oder im Kopf-Hals-Bereich anzuwenden ist. Das Kühlspray sollte mit einem Mindestabstand von 30 cm mit wiederholten Sprühstößen (jeweils 5–10 s) das betroffene Gewebe kühlen. Diese Form der Therapie sollte nach *Eder* nicht länger als eine Minute dauern. Darüber hinaus kann mithilfe eines Schwamms aus einer Kühlbox mit kaltem Eiswasser die verletzte Stelle gekühlt werden, so *Eder*. Könne ein Fußballspieler das Spiel nicht fortsetzen, so werden vorgefertigte Schaumgummiprotektoren aus der Kühlbox aufgebracht, die nach dem Anlegen den Kompressionsdruck gleichmäßig auf eine möglichst große Fläche verteilen sollen. Dieses Prinzip ähnelt dem CryoCuff-System von Aircast®. Zusammen mit einer elastischen Binde werden die Schaumgummiprotektoren mit Aussparungen am Innen- und Außenknöchel in der Kühlbox aufbewahrt.

»Hot-Ice-Behandlung«

Dr. Müller-Wohlfahrt empfiehlt die »Hot-Ice-Behandlung« als das »ideale Erste-Hilfe-Mittel« (*Müller-Wohlfahrt & Montag* 2004). Hot-Ice habe den Vorteil, dass eine verletzte Region stundenlang gleichmäßig gekühlt werden könne, ohne einen Kälteschaden auszulösen. Dazu werden 2 l kaltes Leitungswasser in eine 5 l Eisbox mit 30 Eiswürfeln gefüllt. Die optimale »Hot-Ice«-Temperatur betrage nach *Dr. Müller-Wohlfahrt* 1 °C, wenn nämlich die Eiswürfel geschmolzen seien. In die mit »Hot-Ice« gefüllte Box werden elastische Binden eingelegt. In der Regel wird ein »Hot-Ice«-Verband zunächst für 20 Minuten angelegt, unter wiederholtem Nässen mit Eiswasser. Bei »Hot-Ice«-Verbänden habe sich nach *Dr. Müller-Wohlfahrt* die Zugabe von Hyzum-Lösung (2 Eßlöffel auf 0,5 l Wasser) bewährt.

Umschläge mit Alkohol oder essigsaurer Tonerde

Dr. Müller-Wohlfahrt empfiehlt auch, kaltes Wasser im Verhältnis 1:5 mit Umschlags-Alkohol zu mischen, um einen Waschlappen oder ein Handtuch einzutauchen, welche dann auf die verletzte Region unter ständigem Nachbefeuchten über 15–20 Minuten aufgelegt werden. Hierfür liegen jedoch keine randomisierten klinischen Studien vor.

Hochlagerung

Die Hochlagerung der verletzten Körperregion verringert die Blutungsneigung aus der Verletzungsstelle. Gleichzeitig wird ausgetretenes Blut und Gewebswasser aus dem Verletzungsgebiet schneller wieder abtransportiert, weil der hydrostatische Druck reduziert wird. Der verletzte Körperteil muss jedoch mindestens auf Herzhöhe oder darüber gelagert werden. Um die verletzungsbedingte Schwellung zu reduzieren, muss je nach Ausmaß der Verletzung die Hochlagerung für 24 bis 48 h beibehalten werden. Daher ist innerhalb der ersten 48 bis 72 h neben der Kryo- und Kompressionstherapie die Hochlagerung zwingend. Eine eingeschränkte Bettruhe sollte entsprechend eingehalten werden, um diese Effekte maximal auszureizen.

Was tun bei Muskelkater?

Muskelkater ist die Folge von Mikroschäden der Muskulatur auf Myofilamentebene (»Mini-Muskelrisse«).

Am häufigsten tritt Muskelkater nach »ungewohnten« Belastungen auf, aber auch typischerweise nach »abbremsenden« Bewegungen. Diese abbremsende Bewegung ist z. B. das exzentrische Krafttraining, das für den größten Kraftzuwachs sorgt. Auch bei Sehnenerkrankungen der Achillessehne, der schmerzhaften Kniesehne oder beim Tennisellenbogen ist das exzentrische Krafttraining über 3 Monate durchgeführt schmerzlindernd. Leichtes Laufen wird vielfach empfohlen, um die Muskulatur zu lockern und zu erwärmen. Tatsächlich verschwinden viele derartige Muskelprobleme mit zunehmender Erwärmung der Muskulatur. Eine ähnlich hohe Belastung, wie die den Muskelkater auslösende Aktivität, sollte vermieden werden.

Dr. Müller-Wohlfahrt empfiehlt:

* Ermüdungsbad, 15 Minuten mit 37-39 °C mit einer Handvoll Kochsalz
* Aqua-Jogging
* Fahrradfahren
* ggf. Lymphdrainage
* 2 Tabletten Aspirin® Plus C
* Antioxidantien wie
  – Zink-Dragees
  – Vitamin-E-Kapseln
* Enzyme wie Traumanase® 3 x 2 Dragees täglich oder
* Wobenzym® 2 x 10 Dragees täglich

Muskelverletzungen

Bei Topelitefußballspielern ist die Verletzungsrate insgesamt bei Training und Spiel mit 9/1000 h Exposition anzusetzen, wobei als Verletzung die verletzungsbedingte Abwesenheit vom nächsten geplanten Training bzw. Spiel in dieser Analyse definiert wurde.

Muskelverletzungen sind bei Toplevelfußballern die häufigste Verletzung mit 7,4/1000 Spielen, was möglicherweise durch die hohe Anzahl von Sprints begünstigt sein könnte.

Sehr häufig komme es innerhalb von 2 Monaten nach Indexmuskelverletzung zu erneuten Muskelverletzungen: im europäischen Vergleich in Dänemark in bis zu 30 %, beim FC Barcelona nur in 3 % der Fälle. Die kontraktile Funktion sei zwar laut *Bert Mandelbaum* (Teamarzt der amerikanischen Damenfußballmannschaft aus Santa Monica, USA) innerhalb einer Woche nach einer Muskelverletzung nach unmittelbarer Krafteinbuße auf 71 %, nach 24 h auf über 51 %, nach 48 h auf 75 % schließlich nach einer Woche mit 93 % wiederhergestellt. Dennoch sei in aller Regel ein **zu frühzeitiges Wiederaufnehmen des sportartspezifischen Trainings** möglicherweise für die hohe Zahl von Rezidivverletzungen verantwortlich. Ein exzentrisches Krafttraining während der Rehabilitation sollte zwingend durchgeführt werden. Weiterhin seien laut *Dr. Mandelbaum* starke wissenschaftliche Beweise für ein kombiniertes Warm-up-Stretching- und Muskelaufbauprogramm vorhanden, um Muskelverletzungen und deren Rezidive zu verhindern.

Je hochklassiger die Mannschaft spiele, umso höher sei auch das Verletzungsrisiko im Spiel. Im Vergleich zeigt sich aktuell für die Turniere folgende Reihenfolge:

- 40 Verletzungen/1000 h Fußballexposition bei der Männer-Fußballeuropameisterschaft 2004
- 35 Verletzungen/1000 h Fußballexposition bei der mit dem Titel abgeschlossenen Damen-Europameisterschaft 2005
- 28 Verletzungen/1000 h Fußballexposition in der UEFA Champions League

Studie beim FC Bayern München

22 Fußballspielerinnen des FC Bayern München wurden prospektiv eine Saison in der ersten Frauenbundesliga intensiv beobachtet. Jede im Spielbetrieb aufgetretene Verletzung wurde dokumentiert und die Spielsituation, ob mit oder ohne Foulspiel, erhoben. Die Hinrunde von Juli bis Dezember 2003 diente als Kontrollhalbspielzeit, die Rückrunde von Januar 2004 bis Juni 2004 mit Beginn der Trainingsintervention in der Winterpause als Interventionsspielzeit.

Zu Beginn der Sommervorbereitung für die Hinrunde im Sommer 2003 nahmen 24 Spielerinnen am Eingangstest teil. Zu diesem Zeitpunkt lag der BMI im Mittel bei $21{,}7 \pm 1{,}2$ (Größe 171 ± 4 cm, Gewicht 63 ± 5 kg) bei einem Körperfettanteil von $26{,}86 \pm 1{,}19$ %.

Testverfahren beim FC Bayern München

1. Jump and reach

Registriert wird der vertikale Abstand zwischen der Reichhöhe der Spielerin sowie der Sprunghöhe nach beidbeinigem Sprung aus der Hocke ohne Anlauf, wobei die Durchschnittssprunghöhe nach drei Sprüngen ermittelt wird.

2. Dreierhop

Die Spielerin steht mit der Fußspitze des Sprungbeins an der Absprunglinie mit dem Schwungbein in Schrittstellung belastet dahinter. Aus dieser Stellung werden 3 Sprünge auf demselben Bein hintereinander durchgeführt mit wahlweise ein- oder beidbeiniger Landung. Gewertet wird auch hier der Durchschnitt nach drei Versuchen.

3. Koordination

Die Spielerin steht mit einem Bein auf einem Kreisel mit dem freien Bein in 90 Grad Hüft- und Knieflexion. Gemessen wird die Standdauer in Sekunden pro Seite.

4. Wurfkraft

Die Spielerin steht an der Seitenlinie und wirft entsprechend den gültigen Fußballspielregeln einen Medizinball aus dem Stand ohne Anlauf ein. Gemessen wird die Weite des Einwurfs mit dem Medizinball.

5. Beweglichkeit
Die Spielerin liegt auf dem Rücken, ein Bein auf der Unterlage und ein Bein im Hüftgelenk flektiert bei Kniestreckung. Gemessen wird die Hüftgelenksbeweglichkeit pro Seite.

- seitwärts in den Einbeinstand springen
- Sitzen auf dem Kreisel mit Rumpfbalancieren
- Springen über eine Linie mit gebeugtem Knie bei der Landung und ausbalancieren, vorwärts
- Vierfüßlerstand auf zwei Ballkissen diagonal

Trainingsinhalte des Protective balancing© beim FC Bayern München

Die Spielerinnen durchliefen ab der Rückrundenvorbereitung ein regelmäßiges wöchentliches Propriozeptions- und Koordinationstraining zusätzlich zu den fußballspezifischen Trainingsinhalten der ersten Bundesligafrauenmannschaft. Die Koordinationszirkel enthielten Übungen mit folgenden Elementen:
- Einbeinstand auf Kreisel rechts und links
- Springen in den Einbeinstand mit gebeugtem Knie bei der Landung, ausbalancieren, vorwärts
- Springen in den Einbeinstand mit gebeugtem Knie bei der Landung, ausbalancieren, rückwärts
- Seilspringen beidbeinig
- Seilspringen einbeinig
- Parcours rückwärts und vorwärts
- Parcours seitwärts
- beidbeiniges Springen auf Vorfuß

Resultate des Protective balancing© beim FC Bayern München

In der Hinrunde der ersten Frauenfußballbundesliga 2003 traten bei den 24 Spielerinnen 25 Verletzungen (27 %) durch Foulspiel sowie 69 Verletzungen ohne Gegnereinwirkung (73 %) auf. Insgesamt wurden 21 Prellungen, 5 Bandrupturen, 9 Sehnenreizungen, 8 Bänderdehnungen, 5 Gelenkinstabilitäten und 48 Muskelverletzungen auf.

Betrachtet man die Verletzungen durch Foulspiel getrennt von den Verletzungen ohne Gegnereinwirkung, so traten in der Hinrunde durch Foulspiel 19 Prellungen, keine Fraktur, 3 Bandrupturen, keine Sehnenreizung, 4 Bänderdehnungen, keine Gelenkinstabilität sowie 2 Muskelverletzungen auf.

Ohne Gegnereinwirkung traten 1 Prellung, keine Fraktur, 2 Bandrupturen, 9 Sehnenreizungen, 4 Bänderdehnungen, 5 Gelenkinstabilitäten sowie 46 Muskelverletzungen auf. Über die

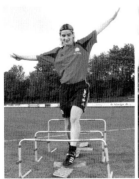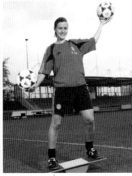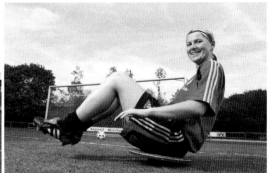

Abb. 7 a-c: Protective balancing®-Trainingsinhalte als Multistationstraining beim FC Bayern München

Hinrundenspielzeit aufgeschlüsselt verteilen sich die 48 Muskelverletzungen folgendermaßen: im Juli 6, im August 7, im September 16, im Oktober 6, im November 13 und im Dezember keine Muskelverletzung. In der Hinrunde traten drei schwere Verletzungen auf. Am 13.7.03 zog sich eine Spielerin nach Foulspiel eine Innenbandruptur des rechten Knies mit 10-wöchiger Pause zu. Zwei weitere Spielerinnen zogen sich am 7.8.03 sowie am 9.11.03 vordere Kreuzbandrupturen des rechten Knies zu: Einmal nach Foulspiel, mit 9-monatiger Pause, ein andermal bei einer anderen Spielerin mit dem Resultat einer Sportinvalidität.

In der Rückrunde der ersten Frauenfußballbundesliga 2004 nach Trainingsintervention traten bei den 22 Spielerinnen 26 Verletzungen (33 %) durch Foulspiel sowie 52 Verletzungen (67 %) ohne Gegnereinwirkung auf. Bezüglich der 42 Muskelverletzungen waren 39 Verletzungen ohne Spielpause und 3 Muskelverletzungen von einer Spielpause gefolgt (p < 0.05).

In den Folgejahren führten wir die detaillierte Analyse fort. Interessanterweise zeigte sich ein Zusammenhang zwischen der Gesamtverletzungsrate und der Dauer des Balancetrainings pro Saison: Je mehr Balancetraining pro Saison durchgeführt wurde, desto geringer waren die Gesamtverletzungsraten (Abb. 9) wie auch die Muskelverletzungsraten (Abb. 10). Umgekehrt kam es in Spielzeiten mit wenig Balancetrainingsinhalten gehäuft zu Verletzungen.

Diskussion der Ergebnisse der FC Bayern München Studie

Durch ein zusätzlich zum fußballtechnischen Training durchgeführtes, regelmäßiges koordinatives und propriozeptives Training können sowohl das Koordinationsvermögen, die Wurfkraft, die Sprunghöhe und -weite als auch die Beweglichkeit über eine Saison signifikant erhöht werden. Nach Initiierung der zusätzlichen **propriozeptiven-koordinativen Trainingsintervention** sank die hohe Rate von Muskelverletzungen, die zu Spielpausen führten, bei Fußballspielerinnen der ersten Bundesliga signifikant um 400 % bereits innerhalb einer Rückrundenspielzeit. Während in der Hinrunde 3 schwere Knieverletzungen, darunter zwei **vordere Kreuzbandrupturen** auftraten, wurden in der Rückrunde keine Kreuzbandverletzungen beobachtet.

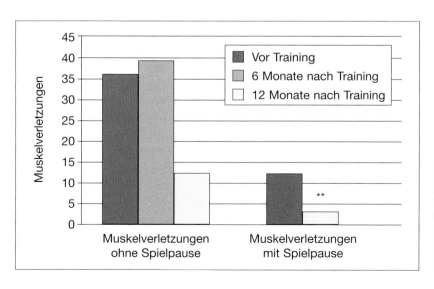

Abb. 8: Muskelverletzungen ohne (links) und mit Spielpause (rechts) vor dem Balancetraining sowie 6 und 12 Monate nach Implementierung des Protective balancing®

Als Kontaktsport ist Fußball bei Frauen wie auch bei Männern mit einer hohen Morbidität assoziiert (*Poulsen* et al. 1991). Häufig werden sowohl Knöchelverletzungen, vornehmlich Kapsel-Band-Verletzungen des oberen Sprunggelenkes, als auch Knietraumen mit Kreuzband- und Meniskusverletzungen beobachtet

(*Brynhildsen* et al. 1990). Die Analyse von 146 Spielerinnen aus 13 schwedischen Fußballteams unterschiedlicher Spielstärke konnte sowohl eine Hyperextension im Kniegelenk als auch eine **muskuläre Dysbalance** zwischen M. quadriceps und den Hamstrings als prädiktiv für das Auftreten von traumatischen Beinverlet-

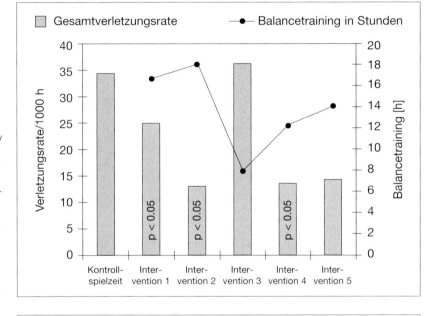

Abb. 9:
Gesamtverletzungsrate/ 1000 h Fußball ohne Foulspiel mit bzw. ohne Verletzungspause (± time loss) in der Kontrollspielzeit sowie fünf Balance-Interventionsspielzeiten im Vergleich zur Stundenanzahl des zusätzlichen fußballspezifischen Balancetrainings während der Interventionsspielzeiten

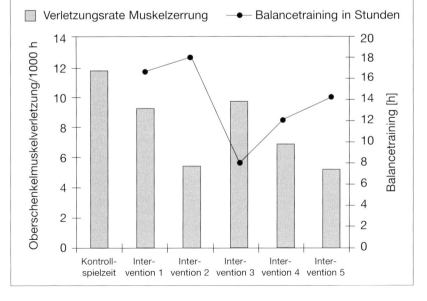

Abb. 10:
Verletzungsrate der Oberschenkelmuskelverletzungen/1000 h Fußballexposition mit bzw. ohne Verletzungspause (± time loss) in der Kontrollspielzeit sowie fünf Balance-Interventionsspielzeiten im Vergleich zur Stundenanzahl des zusätzlichen fußballspezifischen Balancetrainings während der Interventionsspielzeiten

zungen beim Fußball identifizieren (*Söderman* et al. 2001).

Muskelverletzungen traten in der Halbsaisonhinrunde in der von uns untersuchten Frauenbundesligamannschaft des FC Bayern München in 53 % aller Verletzungen auf, davon in 4 % durch Foulspiel, jedoch in 96 % der Fälle ohne Gegnereinwirkung individuell bedingt. Diese hohe Rate an Muskelverletzungen, die jeweils zu einer Spiel- bzw. Trainingsunterbrechung von mindestens einer Einheit bzw. eines Spiels führten, konnten signifikant durch ein zusätzlich regelmäßig über die Saisonrückrunde durchgeführtes propriozeptives und koordinatives Training um 400 % gesenkt werden, was nachhaltig die Spielstärke der Mannschaft verbesserte. Weiterhin konnten durch das Programm sowohl das **Koordinationsvermögen**, die Sprunghöhe und -weite, die Wurfkraft als auch die Beweglichkeit der Fußballspielerinnen signifikant im Vergleich zum Saisonbeginn gesteigert werden. Schließlich wurden in der Rückrunde keine Kreuzbandverletzungen vs. zwei Kreuzbandrupturen in der Hinrunde beobachtet, wobei die endgültige Bewertung dieser Beobachtung erst nach einem größeren Beobachtungszeitraum mit entsprechend erhöhter Spielexposition erfolgen sollte.

Die Analyse der Verletzungen bei der Herrenfußballweltmeisterschaft 2002 in Korea und Japan bei 64 Spielen mit 171 gemeldeten Verletzungen, die medizinische Behandlung benötigten, zeigte 27 % Verletzungen ohne Gegnereinwirkung, denen 73 % Verletzungen nach Foulspiel gegenüberstanden. Insbesondere die nicht-Kontakt-bedingten Verletzungen führten signifikant häufiger (88 % vs. 59 %) zu einer Spiel- bzw. Trainingspause von mindestens einer Einheit bzw. eines Spiels während der Fußballweltmeisterschaft (*Junge* et al. 2004). In diesem Zusammenhang könnte eine Überforderungssituation bzw. eine mangelnde Erholung während des Turnierverlaufes eine kausale Rolle spielen.

Die Bedeutung von zurückliegenden, nicht vollständig ausgeheilten Verletzungen und einer inadäquaten Rehabilitation bei nicht-Kontakt-bedingten Verletzungen ist beschrieben (*Hawkins* et al. 2001). Daher zielte die von uns geprüfte Trainingsintervention auf die Verbesserung der koordinativen und propriozeptiven Fähigkeiten der Fußballerinnen zur Reduzierung von nicht-kontakt-bedingten Verletzungen. Inwieweit die von zwei auf null Kreuzbandrupturen in Hin- vs. Rückrunde reduzierte Verletzungsrate zu bewerten ist, bleibt in weiteren Längsschnittuntersuchungen festzustellen, um die Expositionszeit der Spielerinnen zu erhöhen und mögliche nachhaltige Effekte der propriozeptiv-koordinativen Trainingsintervention zu prüfen.

Todesfälle im Sport

Der plötzliche Herztod

Verletzungsgeschichten

Drama in Detroit (Quelle: www.sport1.de) Detroit/München – Eishockey war am Montagabend bei der NHL-Begegnung der Detroit Red Wings gegen die Nashville Predators eher nebensächlich. Stattdessen fürchteten Spieler und Fans um das Leben von Red-Wings-Verteidiger *Jiri Fischer*. Nur zwölfeinhalb Minuten nach Anpfiff der Partie war der Tscheche auf der Detroiter Bank zusammengebrochen und musste nach einem Herzstillstand von dem sofort herbeigeeilten Teamarzt *Tony Colucci* wiederbelebt werden.

Wiederbelebung auf der Bank
»Er verkabelte ihn mit dem Defibrillator und versetzte ihm einen Stromstoß«, erklärte Red-Wings-Coach *Mike Babcock*. Im Anschluss wurde der 25-Jährige in das Detroit Receiving Hospital gebracht. Nach Auskunft des Klubs befindet er sich in stabilem Zustand und atmet eigenständig.

»Spielabbruch war für alle das Beste«
Die Verantwortlichen beider Teams entschieden sich zu einem Abbruch des Spiels, nachdem Nashville nur eine Minute zuvor nach einem Treffer von *Greg Johnson* 1:0 in Führung gegangen war. »Es war für alle Beteiligten zweifellos die richtige Entscheidung«, sagte Predators-Coach *Barry Trotz*. »Alle waren sehr beunruhigt, so dass das Spiel nebensächlich war. Wenn ein Freund oder Teamkollege in solcher Gefahr wie Jiri schwebt, ist es das Beste für alle, das Spiel zu verschieben.«

Yzerman schockiert
»Wir waren alle total überrascht. Plötzlich lag Jiri zwischen Bank und Bande, aber keiner wusste warum«, erklärte Detroits Kapitän *Steve Yzerman* nach dem einvernehmlichen Spielabbruch. »In diesem Moment fürchtest du um das Leben deines Freundes. Ich kann mich an nichts Ähnliches erinnern.«

Der tschechische Patient
(Quelle: www.sport1.de)
Detroit/München – Die Strapazen standen *Jiri Fische*r von den Detroit Red Wings bei seiner ersten Pressekonferenz nach seinem Herzstillstand immer noch ins Gesicht geschrieben. Vor drei Wochen war der Verteidiger während der Partie gegen die Nashville Predators auf der Bank zusammengebrochen und schwebte danach in Lebensgefahr. »Ich bin wirklich sehr, sehr glücklich darüber, hier zu sein«, sagte *Fischer*. »Nicht viele Menschen bekommen eine zweite Chance so wie ich.«

Fischer immer noch geschockt
Mit einem Defibrillator war *Fischer* reanimiert worden, zwei Tage später durfte er das Krankenhaus wieder verlassen. Die Gedanken an das Drama setzten dem 25-jährigen Tschechen zu: Tränen traten ihm während der Pressekonferenz in die Augen, als er an die Ereignisse zurückdachte.

Keine Erinnerung
Dabei kann sich *Fischer* kaum an etwas erinnern: »Ich weiß nicht mehr, wie ich auf der Bank zusammengebrochen bin, auch nicht wie mir das Leben gerettet wurde, oder was

in der Ambulanz passierte. Aber wenn ich das Krankenhaus sehe, dann ist es, als ob es gestern gewesen wäre.«

Hoffen auf die Rückkehr
Wie es weitergeht, das weiß er noch nicht. Aber er hofft, wieder Eishockey spielen zu dürfen.»Ich kann nicht sagen, ob ich in den nächsten paar Wochen mein Comeback feiern werde«, sagte *Fischer* noch ein bisschen vorsichtig. »Aber das ist es, wofür ich mein ganzes Leben gearbeitet habe.«

Fischer erneut im Krankenhaus
Doch bis zu einer Rückkehr ist es noch ein langer Weg. *Fischer* wird derzeit mit Medikamenten behandelt und muss sich einigen Tests unterziehen. Teamarzt *Tony Colucci* sagte, es sei zu früh für einen Zeitplan für *Fischers* Rückkehr. Der Weg zurück könnte in der Tat länger dauern als gedacht. Nur eine Woche nach seiner Entlassung aus dem Krankenhaus wurde bei Fischer erneut ein unregelmäßiger Herzschlag festgestellt.

Herzprobleme schon vor drei Jahren
Auf die Frage, ob er zurücktrete oder weitermache, sagte er nur: »Ich bin 25.« Um das Risiko wusste er bereits vor drei Jahren, als er schon einmal Herzrhythmusstörungen hatte. Damals meinte er nur, sein Herz sei ein bisschen größer als normal. Jetzt sieht die Sache anders aus. »Ich wache jeden Tag auf und ich lebe.« Dafür ist *Fischer* dankbar.

Die jährliche Häufigkeit eines traumatischen Todesfalls bei männlichen Vereinssportlern beträgt ca. 0,3/100.000, die eines kardiovaskulären Todesfalls 1/100.000 (*Parzeller* 1998). Eine Erfassung von 2969 Todesfällen unter deutschen Vereinssportlern zeigte folgende Verteilung der Top 25 bezogen auf die ausgeübte Sportart:

	Sportart	Anteil der Todesfälle	Durch-schnitts-alter
1.	Fußball	919	37,1
2.	Tennis	209	51,7
3.	Radsport	187	47,7
4.	Turnen	132	52,6
5.	Handball	123	34,1
6.	Tischtennis	121	46,8
7.	Kegeln	108	56,6
8.	Leicht-athletik	100	47,3
9.	Reiten	85	34,1
10.	Behinderten-sport	76	58,6
11.	Segelfliegen	67	40,3
12.	Luftsport	64	49,3
13.	Kanu	62	41,3
14.	Schwimmen	59	48,5
15.	Funktionär	54	49,2
16.	Volleyball	45	41,3
17.	Trimmaktion	40	52,7
18.	Ski Alpin	38	38,6
19.	Schießen	36	39,9
20.	Joggen	34	52,9
21.	Sportfischen	30	48,7
22.	Wandern	29	57
23.	Rudern	28	38,3
24.	Gymnastik	24	56
25.	Tauchen	23	37,5

Tab. 1: Todesfallanalyse in Abhängigkeit von der Sportart und dem Alter bei 2969 Todesfällen deutscher Vereinssportler im Rahmen des SAUDIS Programms (sudden and unexpected death in sports)

Während in den USA vor allem die **hypertrophe obstruktive Kardiomyopathie (HOCM)** für Todesfälle beim Sport bei unter 35-Jährigen verantwortlich ist, gibt es weltweit sehr wohl regionale Unterschiede. So findet sich in der italienischen Region Venetien die **arrhythmogene rechtsventrikuläre Hypertrophie** mit dramatisch ausgedünntem rechten Ventrikel und häufig fatalen **ventrikulären Tachykardien** als die häufigste Ursache des plötzlichen Herztods beim Sport. Die Kernspintomographie mit Darstellung der dünnen rechtsventrikulären Wand gibt Hinweise auf diese Form der Kardiomyopathie, die auch in Deutschland angetroffen werden kann. Eine **elektrophysiologische Untersuchung (EPU)** kann die Auslösbarkeit von ventrikulären Herzrhythmusstörungen nachweisen, die dann die Implantation eines **internen Kardioverter/Defibrillators (ICD)** aus prognostischen Gründen unumgänglich macht.

Eine weitere Herzrhythmusstörung, die durch die Brüder *Brugada* Anfang der 90er-Jahre Beachtung fand und zunehmend häufiger diagnostiziert wird, ist das Brugadasyndrom. Im Ruhe-EKG findet sich typischerweise ein Rechtsschenkelblock mit extrem hoch abgehendem ST-Abgang in den präkordialen Ableitungen V_{1-3} mit negativer T-Welle und Knotung im deszendierenden Teil des QRS-Komplexes.

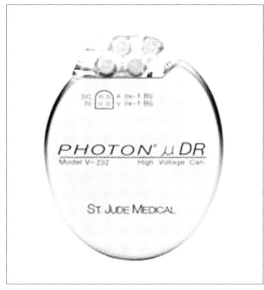

Abb. 11: Interner Kardioverter/Defibrillator (ICD) zur Therapie von ventrikulären hochgradigen Herzrhythmusstörungen

Natürliche Todesursachen bei Sportlern bis 34 Jahre		Natürliche Todesursachen bei Sportlern ab 35 Jahre	
Myokardinfarkt	3	KHK	31
Myokarditis	3	Herzinfarkt	23
KHK	2	Reinfarkt	22
Chronische abakterielle Endokarditis	1	Unklare Todesursache	2
Nierenblutung	1	Rechtsherzversagen	2
Rechtsherzversagen	1	Myokarditis	2
Nichtobstruktive hypertrophe Kardiomyopathie	1	Bronchialkarzinom	1
Akute Grippe	1	Herzinsuffizienz	1
Multimorbides Herz	1	Thrombose im RIVA	1

Tab. 2: Verteilung der natürlichen Todesarten aus dem Obduktionsgut der Rechtsmedizin Frankfurt (*Parzeller* et al. 2006)

In den USA findet beispielsweise bei professionellen hochgewachsenen Basketballspielern das Screening für das Marfan-Syndrom statt, einer Bindegewebserkrankung, die neben extrem langen Extremitäten und Fingern (Arachnodaktylie) und Linsenluxationen auch mit einer Medianekrose der Aorta und häufigen akuten Aortendissektionen sowohl der Aorta ascendens als auch des Aortenbogens einhergehen kann. Ohne sofortige Operation verläuft die Aortendissektion häufig letal.

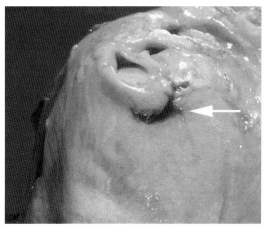

Abb. 12: Akute Aortendissketion Typ A mit Einriss der aufsteigenden Aorta 9 cm oberhalb der Aortenklappenebene

Schließlich wurde von *Löllgen* auf die Torsade-de-pointe-Arrhythmien (Spitzenumkehrtachykardien) hingewiesen, die bei einem angeborenen oder durch Medikamente wie Makrolidantibiotika oder auch Antihistaminika wie Teldane erworbenen Long-QT-Syndrom auftreten und den jungen Sportler bedrohen können.

Zugrunde liegt ein Defekt von Kalium- oder Natriumkanälen.

	Protein	Ionen-strom	Lokalisation im Genom
LQT1	KvLQT1	I_{ks}	11p15.5
LQT2	HERG	I_{kr}	7q35-36
LQT3	SCN5A	I_{Na}	3q21-24
LQT4	Ankyrin-B Adapter-protein	ANK2	4q25-27
LQT5	KCNE1	I_{Ks}	21q22.1 -q22.2
LQT6	KCNE2	I_{kr}	21q22

Tab. 3: Übersicht über Varianten des Long-QT-Syndroms mit Angabe des mutierten Proteins, des zugrunde liegenden Ionenstroms und der Lokalisation der Mutation auf dem Genom

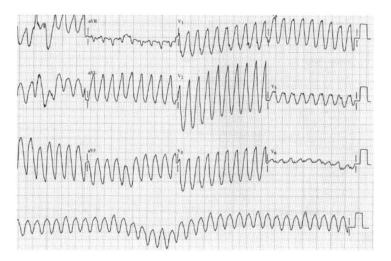

Abb. 13:
Torsade-de-pointe-Arrhythmie in der Erstbeschreibung von *Dessertenne*, einer Spitzenumkehrtachykardie, wie sie typischerweise beim Long-QT-Syndrom auftritt. Sie kann als Ursache des plötzlichen Herztods angeboren oder auch medikamentös erworben sein

Nicht-natürliche Todesfälle beim Sport

Bei allen Outdoorsportarten sind Todesfälle durch Wettereinfluss bekannt. So wurden Todesfälle beim Golfen durch Blitzschlag beschrieben (*Cherington* 2001). Fallschirmspringer, Drachenflieger oder Paraglider können Kontakt mit Hochspannungsleitungen bekommen und zu Tode kommen. Tödliche Verletzungen bei Ballsportarten sind selten. Im Fußball existieren Daten aus den Jahren 1938 bis 1959 mit 0,6-1,2 Todesfällen/100.000 Stunden beim Fußball, wobei ein Drittel Folge einer schwersten Schädel-Hirn-Verletzung war (*Fields* 1989). Tödliche Verletzungsarten beim Ballsport sind:

* Zusammenprall mit anderem Spieler
* Zusammenprall mit Pfosten oder Bande
* Direkter Balltreffer am Kopf oder Oberkörper (Contusio cordis)
* Kopfballstoß

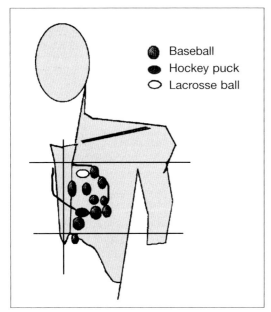

Abb. 14: Auftreffpositionen auf den Brustkorb bei tödlich verlaufenden Contusio cordis Verletzungen beim Baseball, Hockey und Lacrosse (nach *Maron* et al. 1995)

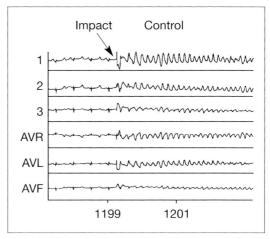

Abb. 15: Kammerflimmern durch Contusio cordis im Experiment (nach *Link* et al. 1999)

Eine Contusio cordis mit Todesfolge kann beispielsweise durch scharf geschossene Fußbälle, Golfbälle, Basebälle oder auch Handbälle auftreten, wobei insbesondere Kinder und Jugendliche gefährdet sind. Auch im Eishockey sind tödliche Treffer am Brustkorb beschrieben worden.

Exkurs: Thoraxtrauma im Pferdesport

Thoraxverletzungen infolge von Sportunfällen sind häufig lebensbedrohlich, wenngleich auch selten vorkommend (*Helal* 1986). Typischerweise kann es bei der Commotio cordis zum plötzlichen Herztod kommen durch eine stumpfe Krafteinwirkung, die den Brustkorb in der Anstiegsphase der T-Welle im EKG etwa 15–30 ms vor der Spitze der T-Welle erschüttert. Dies hat am häufigsten Kammerflimmern bzw. eine Asystolie zur Folge (*Dickman* et al. 1978, *Link* 1999). Demgegenüber sind strukturelle Schäden an den Herzklappen infolge von Sportverletzungen nach unserer Kenntnis in der Literatur bislang nicht publiziert. Wir berichten daher den Fall einer jungen Dressurreiterin, die infolge eines Pferdetritts eine traumatische Trikuspidalklappeninsuffizienz erlitt.

Fallbericht

Eine 29-jährige Dressurreiterin wurde wegen progredienter Belastungsdyspnoe stationär aufgenommen (*Knobloch* et al. 2004). Zwölf Monate vor der stationären Aufnahme hatte die Dressurreiterin ein stumpfes Thoraxtrauma infolge eines Pferdetritts gegen ihren linken Brustkorb erlitten. Zum Zeitpunkt des Thoraxtraumas war die Dressurreiterin gesund, ohne medizinische Probleme in der Anamnese. Eine gebrochene siebte linksseitige Rippe wurde seinerzeit konservativ behandelt, eine weiterführende Diagnostik unterblieb. In den Monaten nach dem Thoraxtrauma wurde dann die progrediente Belastungsdyspnoe manifest. Bei der stationären Aufnahme wies die Patientin klinisch eine Hepatomegalie auf, die sonographisch verifiziert wurde. Gestaute Lebervenen bestätigten eine Rechtsherzinsuffizienz. Daneben fiel ein neu aufgetretenes systolisches

Herzgeräusch auf. Das EKG (Abb. 16) zeigte einen bisher unbekannten kompletten Rechtsschenkelblock, nachdem ein kurz vor dem Thoraxtrauma im Rahmen einer Einstellungsuntersuchung durchgeführtes EKG ohne pathologischen Befund war.

Die transösophageale Farbdoppler-Echokardiographie zeigte eine Trikuspidalklappeninsuffizienz Grad IV mit einem abgerissenen anterioren Trikuspidalsegel infolge septaler Papillarmuskelruptur. Weiterhin war ein deutlicher Reflux in die Lebervenen sowie eine deutliche Rechtsherzinsuffizienz ohne Zeichen einer andersartigen kardialen Erkrankung oder ventrikulärer Wandbewegungsstörungen nachweisbar. Die Indikation zur Trikuspidalklappenrekonstruktion wurde gestellt.

Nach medianer Sternotomie und Beginn der extrakorporalen Zirkulation mit der Herz-Lungen-Maschine mit bikavaler und aortaler Kanülierung wurde der rechte Vorhof inzidiert und die Trikuspidalklappenregion inspiziert. Es bestätigte sich der echokardiographisch erhobene Befund mit isolierter Ruptur des septalen Papillarmuskels. Es fanden sich keine weiteren Auf-

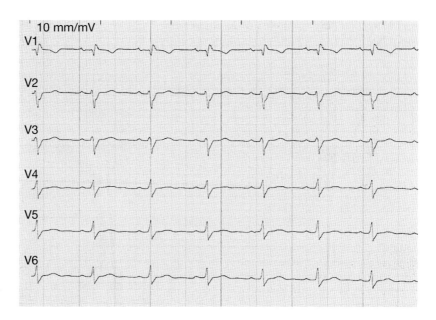

Abb. 16: EKG mit neu aufgetretenem Rechtsschenkelblock

fälligkeiten am Klappenapparat, weder Zeichen einer abgelaufenen Endokarditis noch ischämische Veränderung des rechts- oder linksventrikulären Myokards. Der rupturierte septale Papillarmuskel wurde mit zwei PTFE-Nähten refixiert. Weiterhin erfolgte bei deutlich erweitertem Trikuspidalklappenannulus die Annuloplastie mit einem Duran 31 mm Ring. Nach Vollendung der Trikuspidalklappenrekonstruktion und Verschluss der Atriotomie wurde die extrakorporale Zirkulation nach 71 Minuten Bypasszeit beendet. Die sodann durchgeführte transösophageale Farbdoppler-Echokardiographie zeigte einen suffizienten Trikuspidalklappenschluss ohne Gradientennachweis. Die Patientin gelangte hämodynamisch stabil ohne Katecholaminunterstützung für 24 Stunden auf die Intensivstation und wurde am siebten postoperativen Tag nach einem völlig unkomplizierten postoperativen Verlauf im Sinusrhythmus ohne Leitungsblockierung nach Hause entlassen. Bei der Kontrolluntersuchung 15 Monate postoperativ ist die Patientin ohne Belastungseinschränkung beschwerdefrei.

Am wahrscheinlichsten führte der Pferdetritt, für den Kräfte bis 10 kN beschrieben sind, zur traumatischen Trikuspidalinsuffizienz, da die klinischen Symptome der Dressurreiterin just nach dem Thoraxtrauma begannen, der Rechtsschenkelblock im EKG neu auftrat und das Herzgeräusch erst nach dem Pferdetritt nachweisbar war.

Eine nicht-traumatische Papillarmuskelruptur tritt für gewöhnlich auf dem Boden einer ischä-

mischen Kardiomyopathie linksventrikulär mit konsekutiver Mitralklappeninsuffizienz auf. Im von uns berichteten Fall der 29-Jährigen, ansonsten vollkommen gesunden Dressurreiterin gab es sowohl echokardiographisch als auch im OP selbst überhaupt keine Hinweise für eine ischämische Genese der Trikuspidalklappeninsuffizienz.

Im Reitsport sind fatale Verletzungen in bis zu 78 % der Fälle Folge schwerster Schädel-Hirn-Verletzungen (*Barber* 1973), wobei 50 % der tödlichen Unfälle junge Reiter unter 20 Jahren betreffen (*Bixby-Hammett* et al. 1990). Während schwere Wirbelsäulenverletzungen bei etwa 10 % aller Reitsportunfälle auftreten, sind Thoraxtraumata in etwa 5 % der Fälle manifest, wobei bislang kein Fall einer strukturellen Herzklappenläsion beschrieben wurde.

Stumpfe Thoraxtraumata im Sport führen häufig zur Commotio cordis mit plötzlichem Herztod bei ansonsten völlig herzgesunden Sportlern. Sie wird vor allem beim Baseball, beim Hockey, Lacrosse oder auch nach Körpereinsatz in Kontaktsportarten angetroffen (*Dickman* et al. 1978, *Maron* et al. 1995). Die Mechanismen der Commotio cordis sind nicht gänzlich geklärt. Es scheint, dass ein ATP-abhängiger Kaliumkanal (KATP), der durch das orale Antidiabetikum Glibenclamid selektiv blockiert werden kann, in der Lage ist, im experimentellen Modell die Häufigkeit von Kammerflimmern nach Commotio cordis zu beeinflussen (*Link* et al. 1999). Die klinische Relevanz dieser Beobachtung ist gänzlich offen.

Polytrauma im Sport

Verletzungsgeschichten

13. März 2006, 10:56 Uhr Tödlicher Trainingssturz in Lake Placid
(Quelle: www.sport1.de)
Der Schwede *Jonatan Johansson* ist beim Training zu einem Boardercross-Weltcuprennen in Lake Placid tödlich verunglückt. Der Olympia-Zwölfte von Bardonecchia kam auf einer eigentlich als einfach eingestuften Strecke zu Sturz und wurde daraufhin ins Adirondack Medical Center von Lake Placid gebracht. Kurze Zeit später erlag der 26-Jährige dann seinen Verletzungen. Das für Sonntag angesetzte Weltcuprennen wurde vom Internationalen Skiverband FIS abgesagt.

20.01.2007 Zweiter Todesfall bei der Rallye Paris-Dakar (Quelle: www.sport1.de)
Der französische Motorrad-Pilot *Eric Aubijoux* ist auf der 14. Etappe der Rallye Dakar an einem Herzinfarkt gestorben. Auf dem Verbindungsstück von Tambacounda nach Dakar machte der 42-Jährige 15 Kilometer vor dem Ziel einen unplanmäßigen Stopp und klagte über Unwohlsein. Anschließend verlor *Aubijoux* das Bewusstsein und konnte nicht mehr reanimiert werden. Yamaha-Pilot *Aubijoux*, der vor dem Schlusstag auf dem 19. Gesamtrang lag, ist der zweite Todesfall auf der 29. Wüstenrallye. Auf der 4. Etappe war der 29-jährige Südafrikaner *Elmer Symons* (KTM) bei einem Unfall gestorben.

Ulrike Maier, geb. 22.10.67, verstorben am 29.1.94, stürzte auf der Kandaharstrecke in Garmisch-Partenkirchen bei einer Geschwindigkeit von 120 km/h, als sich ihr rechter Carvingski verkantete. »Nachdem *Ulrike Maier* den verschnittenen rechten Ski wieder beigezogen hatte, kantete der linke auf und fuhr aufgrund der Taillierung selbsttätig nach rechts, wodurch eine Drehbewegung eingeleitet wurde«, so der Gutachter *Werner Nachbauer*. »Durch den Aufprall der Läuferin mit dem Gesäß auf den Schneekeil wurde die schnelle Drehbewegung abrupt abgebremst. Weil aber die Rotation noch mit einer Masse von etwa 400 kg auf den Kopf einwirkte, kam es zur tödlichen Verletzung.« Durch massive Gewalteinwirkung kam es an der Verbindungsstelle zwischen Kopf und Wirbelsäule zum Abriss des Rückenmarks vom Stammhirn, was zu zentraler Lähmung und sofortigem Hirntod führte. Dieser wurde um 16.30 Uhr im Unfallkrankenhaus Murnau festgestellt.

Verletzungsumstände

Schwerste Verletzungen beim Sport mit zum Teil tödlichem Ausgang überschatten jedwede Sportausübung. Ähnlich wie im Straßenverkehr sind gerade Hochrasanzunfälle häufig mit schwersten Verletzungen verbunden. Diese können im Motorrennsport wie der DTM oder Formel 1, dem Motorradrennen, aber auch beispielsweise bei Mountainbikerennen und Straßenradrennen bei Abfahrten auftreten. Weiterhin ist das Beispiel der österreichischen Ski-Alpinrennfahrerin *Ulrike Maier* anzuführen, die nach Verschneiden mit einem seinerzeit neu eingeführten Carvingski bei einer Abfahrt mit einem Tempo über 100 km/h zu Fall kam und tödlich verunfallte.

Die Verletzung mehrerer Körperregionen oder Organsysteme, von denen eine Verletzung isoliert lebensbedrohlich ist oder auch die Kombination der Verletzungen lebensbedrohlich ist, wird als **Polytrauma** bezeichnet. Der Verletzungsschwereindex (Injury Severity Score, ISS) ist bei einem Polytrauma größer 15.

Der **Injury Severity Score (ISS)** wird nach *Baker* bestimmt. Für folgende sechs Körperregionen wird die Verletzungsschwere beurteilt, wobei die Punkte der drei am schwersten verletzten Körperregionen quadriert und dann addiert werden.
*   Weichteile   *   Gesicht   *   Abdomen
*   Kopf/Hals   *   Thorax   *   Extremitäten

Verletzungsschwere als Abbreviated Injury Scale (AIS)	Punkte
Gering	1
Mäßig	2
Schwer, nicht lebensbedrohlich	3
Schwer und lebensbedrohlich	4
Kritisch, Überleben unsicher	5
Tod	6

Tab. 4: Verletzungsschwere einer Körperregion als Abbreviated Injury Scale (AIS) zur Kalkulation der Verletzungsschwere von schwer Mehrfachverletzten

Diese Rechnung ergibt einen maximalen ISS von 75 als Summe der drei schwerstverletzten Körperregionen AIS $5^2 + 5^2 + 5^2 = 75$. Wenn 6

Punkte in einer Region erreicht werden, ist der ISS per definitionem bei 75 Punkten. Ein Polytrauma liegt bei mehr als 15 Punkten vor, ein schweres Polytrauma bei mehr als 24 Punkten.

Ein weiterer Score, der häufig Anwendung findet, ist die **Glasgow Coma Scale (GCS)**. Dieser Score beurteilt die bestmögliche Antwort eines Patienten bezogen auf
*   Augen öffnen
*   beste verbale Reaktion
*   beste motorische Reaktion

Kategorie	Parameter	Punkte
Augen öffnen	spontan	4
	auf Aufforderung	3
	auf Schmerzreiz	2
	nicht	1
Beste verbale Reaktion	orientiert	5
	verwirrt	4
	inadäquat	3
	unverständlich	2
	keine	1
Beste motorische Reaktion	gezielt auf Aufforderung	6
	gezielt auf Schmerzreiz	5
	ungezielt auf Schmerzreiz	4
	Beugemechanismus	3
	Streckmechanismus	2
	keine	1

Tab. 5: Glasgow Coma Scale (GCS) zur Klassifikation des Bewusstseinszustands

Die Schwere einer Schädel-Hirn-Verletzung kann anhand des Glasgow-Coma-Scale Ergebnisses abgeschätzt werden:

* GCS 13-15 Punkte: leichtes Schädel-Hirn-Trauma
* GCS 9-12 Punkte: mittleres Schädel-Hirn-Trauma
* GCS 3-8 Punkte: schweres Schädel-Hirn-Trauma

Bei einem GCS < 9 wird die Empfehlung zur Intubation eines Notfallpatienten gegeben.

Häufig werden folgende Unfallmechanismen angetroffen:

* Tod des Beifahrers bei PKW-Unfall
* Sturz aus Höhe > 5 m
* Herausschleudern aus einem Fahrzeug
* Einklemmung in einem Fahrzeug
* Verschüttung
* Kollision eines Fußgängers/Radfahrers mit einem PKW/LKW
* Hochrasanztraumen

Diese Unfallmechanismen sind fast immer mit einer erheblichen Verletzungsschwere des Patienten verbunden. Dieses Verletzungsmuster erfordert eine rasche Primärversorgung am Notfallort mit umgehendem Transport mit einem Rettungshubschrauber in ein geeignetes Traumazentrum.

Häufig werden Verletzungen der Extremitäten bei polytraumatisierten Patienten angetroffen: in bis zu 90 % sind diese gleichzeitig vorhanden. Mittlere bis schwere Schädel-Hirn-Traumen sind in ¾ der Fälle beim polytraumatisierten Patienten vorhanden.

Jährlich wird in Deutschland mit etwa 8000 polytraumatisierten Patienten gerechnet. Das Polytrauma ist die häufigste Todesursache der unter 45-Jährigen mit einer Sterblichkeit von 20 %. Männer sind dreimal häufiger als Frauen betroffen. Ihr Anteil beträgt 72 % aller Polytraumatisierten im Bereitschaftsdienst zwischen 16 Uhr und 8 Uhr morgens. Sie verursachten Kosten von 12 Milliarden Euro im Jahr 2001.

Verletzungssportarten

Polytraumatisierte Patienten sind in der weit überwiegenden Anzahl Unfallopfer von Verkehrsunfällen.

Die folgende Tabelle führt exemplarisch zwei Analysen aus den Jahren 2000 (*Bardenheuer* 2000 und 2002) vor.

	Barden-heuer 2000	Uni Frank-furt 2002
Anzahl der Patienten	2069	400
Mittlerer ISS	22	17
Verkehrs-unfälle	56,7 %	49 %
Sturz aus großer Höhe	13,9 %	19,5 %
Suizid-versuche	7,4 %	4,5 %

Tab. 6: Verteilung von polytraumatisierten Patienten auf die Verletzungsursachen

Im Sport sind verschiedene unfallträchtige Sportarten mit einer hohen Rate an polytraumatisierten Patienten bekannt:

* Reiten
* Ski Alpin
* Motorrennsport mit Motorrad, Motocross, Autorennen
* Radsport
* Drachenfliegen und Paragliding
* Fallschirmspringen

Eine Analyse aus Denver, Colorado aus dem Jahr 2003 analysierte insgesamt 274 tödliche Skiunfälle in den Jahren 1980 bis 2001 in Colorado (*Xiang & Stallones* 2003). Die Todesrate lag bei 0,53 bis 1,88 pro Millionen Skibesucher. Mehr als 81 % aller Todesfälle betrafen Männer. Das mittlere Alter lag bei 32 Jahren mit einer Spanne von 7 bis 77 Jahren. Rund 65 % aller tödlichen Skiunfälle im Alpinsport waren die Folge eines Polytraumas. Von den 174 getöteten Alpinskifahrern erlitten 74 eine schwere Schädel-Hirn-Verletzung. 59 starben infolge von stumpfen Traumen als Polytrauma. 65 % der Todesfälle waren Folge einer Kollision:

* 91/113 kollidierten tödlich mit einem Baum
* 7/113 kollidierten tödlich mit einem anderen Skifahrer
* 4/113 kollidierten mit einem Markierungspfosten

Bei tödlich verletzten Skilangläufern in Colorado lagen in 16 % schwere Kopfverletzungen vor. Überwiegend wurden Skilangläufer in 84 % von Lawinen getötet, während 5 % der alpinen Skifahrer in Colorado Lawinen zum Opfer fielen.

Klinik der Verletzung

In der weit überwiegenden Zahl der polytraumatisierten Fälle liegen begleitende Verletzungen der Arme und Beine vor.

Körper-region	Ziegenfuß 1998	Barden-heuer 2000
Extremitäten inklusive Becken	80 %	68 %
Schädel-Hirn-Trauma	60 %	39 %
Thoraxtrauma	50 %	44 %
Bauchtrauma	40 %	19 %
Wirbelsäulen-verletzung	10 %	21 %

Tab. 7: Verletzungsmuster bei polytraumatisierten Patienten in zwei deutschen Übersichtsarbeiten von *Ziegenfuß* (1998) und *Bardenheuer* (2000)

Aus nach Sportverletzung?

Aufgrund der zuvor angesprochenen Verletzungsschwere bei polytraumatisierten Patienten mit unmittelbarer Lebensbedrohung steht eine erneute Sportfähigkeit initial ganz klar im Hintergrund. Betrachtet man die Sterblichkeitsrate von rund 20 % bei polytraumatisierten Patienten mit häufig sehr langem Aufenthalt auf der Intensivstation in Narkose und entsprechend protrahierter Rehabilitation relativiert sich diese Frage häufig. Derzeit liegen weltweit keine Studien bzw. Berichte vor, die sich dieser Frage spezifisch angenommen haben.

Arztvorstellung?

Bei polytraumatisierten Patienten ist der Notarzt typischerweise nach Alarmierung über den Notruf 112 sofort mit dem übrigen Rettungsdienst parallel alarmiert. Bei weiteren Distanzen bzw. anzunehmender schwerer Verletzung wird oft schon aufgrund der Lokalisation eines Unfalls ein Rettungshubschrauber mit einem Notarzt, einem Rettungsassistenten und dem

Piloten an Bord alarmiert. In Deutschland wird ein weltweit einmaliges, engmaschiges flächendeckendes Netz an Notärzten vorgehalten, die sowohl bodengebunden mit Notarzteinsatzfahrzeugen (NEF) als auch mit Rettungshubschraubern (RTH) in kurzer Zeit beim Notfallpatienten eintreffen.

Diagnostik

Bei der prähospitalen Akutversorgung des schwer verletzten Patienten steht die Sicherung der Vitalfunktionen Atmung und Kreislauf absolut im Vordergrund. Schwere Brustkorbtraumen erfordern ggf. die schon präklinische Anlage zweier Thoraxdrainagen.

> Der zügige Transport des polytraumatisierten Notfallpatienten mit Erreichen des Traumazentrums noch in der ersten »goldenen Stunde« nach dem Unfall hat oberste Priorität.

Die »golden hour of shock« wurde 1970 durch *R. Adams Cowley* in Baltimore geprägt. Dies basiert auf tierexperimentellen Befunden mit hämorrhagischem Schock, wobei die Wiederherstellung des Kreislaufs innerhalb einer Stunde mit einer höheren Überlebensrate im Tierexperiment verbunden war. Eine Studie (*Seelig* 1981) mit schweren akuten **Subduralhämatomen** als Schädel-Hirn-Trauma zeigte eine dramatische Verschlechterung der Überlebensrate bei komatösen Patienten, wenn diese länger als 4 Stunden nach dem Ereignis neurochirurgisch operiert wurden:
* 30 % Sterblichkeit bei neurochirurgischer Operation innerhalb von 4 Stunden nach Unfall
* 90 % Sterblichkeit bei neurochirurgischer Operation jenseits von 4 Stunden

> Bei Patienten mit stumpfen Bauchtraumata, die einer bauchchirurgischen Notfalloperation zur Blutungskontrolle bedürfen, steigt die Todeswahrscheinlichkeit um 1 % für jede 3 Minuten innerhalb der ersten 90 Minuten im Schockraum (*Clarke* 2002).

Die Rettungskette soll lückenlos sein von den initialen Sofortmaßnahmen über den Notruf 112, der ersten Hilfe, bis zum umgehenden Transport in das Traumazentrum. Im Traumazentrum wird der Patient im Schockraum stabilisiert mit initialer konventioneller Röntgendiagnostik.

Die Phasen im Schockraum können wie folgt geordnet werden:

Phase Alpha	Lebensrettende Sofortmaßnahmen	Erste Minute im Schockraum
Phase Bravo	Dringliche Sofortmaßnahmen	1.-5. Minute
Phase Charlie	Dringliche obligate Maßnahmen	5.-45. Minute
Phase Delta	Komplettierung der Diagnostik	ab 45. Minute

Tab. 8: Schockraumphasen Alpha-Delta mit der Hierachie der Sofortmaßnahmen

In Phase Alpha, in der ersten Minute im Schockraum, werden Sofortmaßnahmen durchgeführt und folgende Parameter kontrolliert:
* Vitalparameter
* ABC-Reanimation
* Atemwege freimachen
* Beatmung
* Sauerstofftherapie

- Kreislauftherapie
- Kompression von Blutungen
- Thoraxdrainage

In Phase Bravo, in der ersten bis fünften Minute im Schockraum, werden folgende Maßnahmen ergriffen:
- Intubation
- Analgesie/Narkose
- Venöse Zugänge, ZVK, Shaldonkatheter, Braunüle
- Volumentherapie
- Monitoring
- HWS-Immobilisation
- Entkleiden
- Sonographie des Abdomens mit der Frage freier Flüssigkeit als FAST (focussed abdominal sonography for trauma)
- Kraniokaudale Untersuchung des entkleideten Patienten
- Aufnahmelabor, venöse und arterielle Blutgasanalyse
- Repositionen
- Röntgen-Thorax, Schädel-HWS seitlich unter Zug, Becken

In Phase Charlie, ab der fünften Minute, folgen dann:
- Arterielle Kanüle
- Blasenkatheter
- Wärmen
- Tetanusimpfung
- Antibiose
- Schienung
- Verbände
- Konventionelle Röntgendiagnostik der Extremitäten bei Verletzungsfolgen
- Polytraumascan

Nach spätestens 20 Minuten erfolgt dann ein Polytraumascan mit Computertomographie des Kopfes, des Halses, des Thorax, Abdomens und Beckens. Gegegebenenfalls erfolgt noch die zu-sätzliche Computertomographie z. B. des Mittelgesichts bei schweren Gesichtsverletzungen oder auch eine Angio-CT zur notfallmäßigen Gefäßdarstellung.

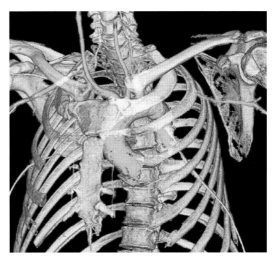

Abb. 17: Dreidimensionale Reformation einer Computertomographie eines polytraumatisierten Motoradfahrers mit Abriss der Arteria subclavia links ca. 1 cm nach Abgang aus dem Aortenbogen mit begleitender Luxation im Sternoklavikulargelenk links

Therapie: konservativ oder operativ?

Aus den zuvor vorgestellten Verletzungsmustern stellt sich unmittelbar die Frage der Dringlichkeit der Operation. Man unterscheidet bei einem polytraumatisierten Patienten unmittelbare Notfalloperationen von Operationen mit verzögerter Dringlichkeit. Die Häufigkeit von Extremitätenverletzungen bis zu 80 % bedingt die hohe Wahrscheinlichkeit einer oder häufiger auch mehrerer Operationen im Verlauf des Krankenhausaufenthalts. Primär konservativ werden häufig nur schwere Monoverletzungen wie beispielsweise ein schweres Schädel-Hirn-Trauma versorgt, wobei bei diesen Patienten auch häufig die operative Anlage einer Hirndrucksonde erfolgt.

Rehabilitation

Die Rehabilitation nach einem Polytrauma ist langwierig und schwierig. Der häufig sehr lange Intensivstationsaufenthalt mit entsprechend häufig protrahierter Beatmungspflicht schwächt den Körper nachhaltig, sodass es monatelanger Rehabilitation bedarf, um den Gesundheitszustand eines polytraumatisierten Patienten zu verbessern. Gerade die schweren Schädel-Hirn-Verletzungen erfordern häufig auch eine spezielle neurologische Frührehabilitation.

Rückkehr zum Sport

In Abhängigkeit vom Schweregrad der Verletzungskombination, des Aufenthaltes auf der Intensivstation, der Dauer der maschinellen Beatmung, des Alters und der Art und Dauer der Rehabilitation kann keine pauschal gültige Aussage zur Rückkehr zum Sport nach einem Polytrauma gegeben werden. Prinzipiell kann jedoch bei optimalem Heilungsverlauf sehr wohl die Rückkehr zum Sport als Ziel gelten, was insbesondere in Bezug auf die notwendige Perspektive in der langwierigen Rehabilitation wie auch für die Zielsetzung ganz wesentlich sein kann.

Präventionsmöglichkeiten

Skihelm zur Unfallprävention im alpinen Skisport

Die bereits erwähnte Untersuchung von *Xiang* über tödliche Skisportverletzungen in Colorado zeigte, dass von den 174 getöteten Skifahrern 113 Skifahrer (65 %) durch eine Kollision starben. Diese Studie wie auch andere Belege suggerierte, dass möglicherweise das Tragen eines Skihelms die Verletzungs- und Todesrate, gerade von schweren und schwersten Schädel-Hirn-Verletzungen, reduzieren helfen könnte. In der Coloradostudie waren 33 % der Todesfälle Folge einer schweren Schädel-Hirn-Verletzung.

Daten aus Vermont, USA in der Skisaison 2003/04 zeigen die Skihelmrate bei 28,3 %, mit den höchsten Werten von 62,3 % bei Kindern unter 6 Jahren und der niedrigsten Rate bei den 18- bis 24-Jährigen mit 20,5 %. Der Skihelmverkauf hat in den USA Wachstumsraten von 100.000/Jahr mit 600.000 verkauften Skihelmen in der Skisaison 2004/05.

Die materialwissenschaftlichen Anforderungen an Skihelme in den USA entsprechen einer Beschleunigung mit 22,3 km/h (Sturz aus 2 m Höhe) entsprechend 300 g.

Eine milde Gehirnläsion ist in Kadaverstudien bei 148 g aufgetreten, schwere Verletzungen des Gerhirns bei 268 g.

Die Durchschnittsgeschwindigkeit eines US-Skifahrers liegt jedoch nicht bei 22 km/h, sondern bei 42 km/h, wobei die kinetische Energie mit dem Quadrat der Geschwindigkeit wächst. Daher kann ein Skihelm bei Niedriggeschwindigkeitsunfällen sehr wohl schützen, ein direkter Anprall an z. B. Bäume oder Liftpfosten bei hoher Geschwindigkeit wird aber durch das Tragen eines Skihelms dennoch nicht überlebbar.

Ein derart konstruierter Skihelm mit einer Belastungsfähigkeit von 1000 g bei einer Geschwindigkeit von 50 km/h würde 18 cm dick und zu jeder Seite des Kopfes über 50 cm herausragen. Das Gewicht läge bei mindestens 12 kg bei den gegenwärtig vorhandenen Werkstoffen. Dennoch sollte eindrücklich darauf hingewiesen werden, dass ein Skihelm eine wesentliche Prävention von Verletzungen sein kann. Bei dem gegenwärtig zu beobachtenden zunehmend aggressiveren und schnelleren Fahrstil sollte der flächendeckende Einsatz gefordert werden, insbesondere auch bei Kindern, wie z. B. in Italien, wo für Kinder unter 14 Jahren das Tragen eines Helms Pflicht ist.

Radhelm zur Unfallprävention im Straßenverkehr

Ein wesentlicher Präventionsansatzpunkt im Radsport ist das Tragen von Radhelmen. Die ernsthaftesten Verletzungen im Radsport betreffen den Kopf.

Schwere Schädel-Hirn-Traumen sind unmittelbar für das Versterben nach einem Radunfall verantwortlich.

Obwohl schon im Jahr 1988 gezeigt wurde, dass durch das Tragen von Schutzhelmen im Radsport das Risiko tödlicher Schädelverletzungen deutlich reduziert wird, fehlt dennoch die flächendeckende und allumfassende Anwendung dieser Kenntnisse im täglichen Straßenverkehr (*Wasserman* et al. 1988).
Die Industrie hat immense Anstrengungen unternommen, um das Design der Radfahrerhelme zu verbessern. Moderne Radhelme leiten den Luftstrom in kühlender Weise über den Kopf. Die aerodynamische Form, wie sie z. B. beim Straßenzeitfahren bei der Tour de France beobachtet werden kann, kann sogar die Stromlinienverhältnisse und damit die Leistung des Radsportlers erhöhen. Dieses Ziel verfolgen SuvaLiv und die Schweizerische Beratungsstelle für Unfallverhütung (bfu) mit der gemeinsamen Motivationskampagne »Helm yourself«. Innerhalb von 5 Jahren soll mit bereits bekannten, aber auch mit neuen Maßnahmen die Helmtragequote in der Schweiz von 20 % auf 34 % gesteigert werden.
1987 lancierte die Schweizer Berufsgenossenschaft Suva erstmals eine Velohelm-Kampagne.

Durch Sensibilisierung sowie den Verkauf von Velohelmen konnte seither erreicht werden, dass immer mehr Velofahrerinnen und Velofahrer freiwillig einen Helm tragen. Seit dem Jahr 2000 arbeiten die Suva und die bfu in der Förderung des Helm-Tragens eng zusammen. Weder die bfu noch die Suva streben derzeit die Einführung einer Tragepflicht für Velohelme an. Eine solche Maßnahme steht erst zur Diskussion, wenn eine Mehrheit der Velofahrenden freiwillig einen Helm trägt.

Einige Eckpunkte bezüglich der Helmtragequote in der Schweiz seien kurz genannt:

- Mit dem Aufkommen der Mountainbikes und dem wachsenden Fitnessbewusstsein der Bevölkerung nahm die Popularität des Velofahrens in den 80er-Jahren stark zu. Als Folge davon stieg auch die Zahl der Velounfälle stark an. Sie hat sich zwischen 1984 und 2003 beinahe verdoppelt.
- Die Suva beschloss Ende der 80er-Jahre mit einer Helmkampagne etwas gegen die zahlreichen Velounfälle mit den potenziell gefährlichen Kopfverletzungen zu unternehmen.
- Mit steigender Velohelm-Tragequote nimmt seit 1987 der Anteil der Kopf-/Schädelverletzungen bei Velounfällen deutlich ab: 1987 lag der Anteil bei ca. 10 %, im Jahr 2003 bei 4 % aller Verletzungen.
- Dank des Velohelms konnten bei Velounfällen viele Menschen vor schweren Verletzungen bewahrt werden.
- Die unterschiedliche Unfallschwere (Unfall mit oder ohne Kopf-/Schädelverletzung) wirkt sich auf die durchschnittlichen Kosten von Velounfällen aus:
  - Ein Unfall mit Kopf/-Schädelverletzung hat im Schnitt Versicherungsleistungen von Fr. 44000.– zur Folge.
  - Ein Unfall ohne Kopf-/Schädelverletzungen hingegen kostet Fr. 5000.–

- Im Jahr 2005 lag die durchschnittliche Velohelm-Tragquote in der Schweiz bei 34 %. Diese Quote variiert je nach Personengruppe und Region z.T. stark.
- Bei den Kindern hat sich das Fahren mit Velohelm am deutlichsten durchgesetzt. Das Risikobewusstsein und die Sorge der Eltern um die Sicherheit ihrer Kinder dürfte dabei eine Hauptrolle spielen.
- Jugendliche und junge Erwachsene sind generell die größte Risikogruppe bezüglich Freizeitunfällen. Werte wie Freiheit und Spaß haben einen hohen Stellenwert. Dies dürfte der Grund dafür sein, dass die Velohelm-Tragequote bei dieser Altersgruppe unter dem Durchschnitt liegt.
- In den mittleren Altersgruppen finden sich relativ viele sportliche und gesundheitsbewusste Velo- und Bike-Fahrerinnen. Bei diesen Zielgruppen ist der Velohelm in der Regel ein fester Bestandteil der Ausrüstung.
- Die ältesten Fahrer/-innen benützen das Velo häufig als Transportmittel für kurze Strecken. Diese Fahrten werden oft ohne Helm unternommen. Vielleicht haben es ältere Menschen generell schwerer, sich das Velohelmtragen anzugewöhnen.

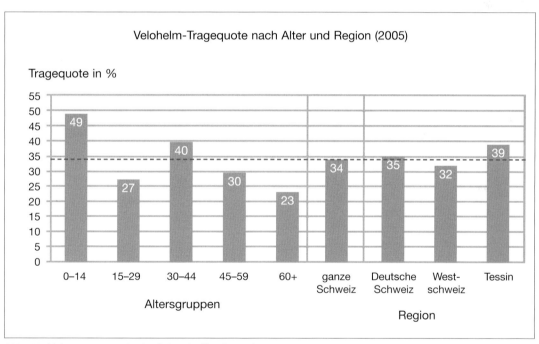

Abb. 18: Helmtragequote in der Schweiz (Quelle: bfu)

Stressreaktion und Stressfraktur im Sport

Die Erstbeschreibung der Stressfraktur erfolgte 1855 durch *Breithaupt* bei deutschen Soldaten, die sich infolge von Märschen die sogenannte »**Marschfraktur**« am Mittelfuß zuzogen. Überlastungen des Knochens führen zunächst zu einer Stressreaktion des Knochens, die noch nicht mit der manifesten Fraktur als Ermüdungsbruch einhergeht. Erst weitergehende monotone Überlastung führt dann im weiteren Krankheitsverlauf zur Überbeanspruchung des Knochens und damit zur Stressfraktur.

Es handelt sich also um ein Kontinuum vom gesunden Knochen über die Stressreaktion des Knochens hin zur Stressfraktur mit Kortikalisunterbrechung.

Verletzungsgeschichten

(13.04.2006 www.sport1.de)

Kaiserslautern ohne *Sanogo*
Im Kampf um den Klassenerhalt muss der 1. FC Kaiserslautern in den verbleibenden fünf Spielen der laufenden Saison aller Voraussicht nach auf *Boubacar Sanogo* verzichten. Der 23 Jahre alte Stürmer aus der Republik Elfenbeinküste erlitt einen Ermüdungsbruch im linken Vorderfuß. Die Verletzung wurde am Mittwoch bei einer Untersuchung durch die Vereinsärzte *Dr. Werner Hauck* und *Dr. Stefan Thaler* festgestellt. Die Verletzung werde nach Angaben der Pfälzer zwar konservativ behandelt, dennoch sei eine längere Belastungspause Pause zwingend erforderlich. *Sanogo* ist mit zehn Toren zweitbester Schütze des FCK hinter *Halil Altintop*.

(15.03.2007 www.sport1.de)

Längere Pause für *Hegemann*
Der TBV Lemgo muss in den kommenden Wochen auf Nationalspieler *Michael Hegemann* verzichten. Der Rückraumspieler zog sich einen Ermüdungsbruch im linken Fuß zu und muss vier bis sechs Wochen pausieren, wie der EHF-Cup-Sieger auf seiner Internetseite mitteilte. Lemgo belegt derzeit in der Bundesliga Platz sieben und kämpft um die Qualifikation für den Europacup.

Verletzungsumstände

Die Stressfraktur des Knochens entsteht infolge ungewohnter, wiederholter Beanspruchungen. Dies kann bei Läufern durch monotones, hochintensives Training auf immer gleichen Untergründen zu Ermüdungsbrüchen des Schienbeins, des Mittelfußknochens oder auch des Kreuzbeins führen. Auch Fußballer können insbesondere im Bereich der Fußwurzel von Ermüdungsbrüchen betroffen sein.

Stressfrakturen entstehen auf dem Boden einer **Dysbalance zwischen Belastung und Regeneration** bei einer Steigerung von Trainingsumfang und -intensität. Die Wiederherstellung der Balance ist demnach das vordringliche Therapieziel bei der Behandlung von Ermüdungsbrüchen.

Bei Frauen, insbesondere bei Ausdauerathletinnen, kann das Auftreten von Stressfrakturen von weiteren Störungen begleitet sein, und zwar von den »female athletes triad«.

Die »**female athletes triad**« umfasst folgende Punkte (*Hoch* et al. 2005, *Kirch* 2005, *Rutherford* 1993):

- **Amenorrhoe** als Regelblutungsstörung
- Verminderte Knochendichte (**Osteoporose**)
- Essstörung (typischerweise **Anorexie**)

Bei jeder Sportlerin müssen daher insbesondere bei Vorliegen von nicht durch Trauma bedingten Schmerzen am Skelettsystem gezielt diese drei Parameter erfragt bzw. untersucht werden, da diese einen nachhaltigen negativen Effekt auch auf folgende Verletzungen ausüben können.

Hauptprobleme bei Frauen sind die inadäquate Kalorienaufnahme, die unzureichende Komposition der Nahrungskomponenten sowie der Mangel an Eisen (Zielwert 15 mg/d), Zink und Kalzium (Zielwert 1,2–1,5 g/d). Die Symptome sind im Wesentlichen physischer Natur mit Gewichtsabnahme, vorzeitiger Ermüdbarkeit, Eisenmangelanämie, Amenorrhoe sowie Osteopenie/-porose.

Ein Verlust von 5 % Knochenmasse erhöht das Risiko für Stressfrakturen um 40 %.

Typischerweise werden kalorienreiche Nahrungsmittel sowie Getränke von Athletinnen aus Angst vor Gewichtszunahme vermieden. Emotionale Konsequenzen des gestörten Essverhaltens sind Depression, Bindungslosigkeit sowie ggf. Alkoholabusus. Neben Kalzium besteht Knochen zu einem wesentlichen Anteil aus Protein. Daher wundert es wenig, dass eine ausreichende Proteinzufuhr sowohl in der Prävention der Osteoporose als auch nach Eintreten derselben enorm wichtig ist. Zielgrößen einer adäquaten täglichen Nahrungszufuhr sind:

- **Kohlenhydrate** 6–10 g/kg Körpergewicht
- **Protein** 1,2–1,7 g/kg Körpergewicht
- **Fett** < 25 % des Gesamtenergiepools

Erreicht werden können diese durch energiereiche Getränke, hochkalorische und getrocknete Früchte, Saucen, Joghurt, Erdnussbutter, Käse. Der Schlüssel ist die Erhaltung einer ausgeglichenen Energiebalance.

Den Athletinnen muss die positive Botschaft einer suffizienten Nahrungszufuhr vermittelt werden.

Verletzungssportarten

Prinzipiell kann fast **jeder Sportler in jeder Sportart** in eine Überlastungssituation geraten, die sein muskulo-skeletales System bei wiederholten Belastungsreizen ohne ausreichende Erholung überfordert und dem Athlet Schaden zufügt.

Es handelt sich insgesamt um eine seltene Sportverletzung (1 % aller Sportverletzungen), wenngleich die Häufigkeit bei Läufern ansteigt (10-25 %) und bei weiblichen Läuferinnen die höchste Rate zeigt (bis 45 %). Eine Untersuchung aus Heidelberg an 19 Kindern und Jugendlichen mit insgesamt 21 Stressfrakturen zeigte bei einem mittleren Alter der Sportler von 14 Jahren, dass bei Ausdauersportlern vor allem der **Mittelfußbereich** und bei Sportlern mit häufigen **Stop-and-go**-Bewegungen das Schienbein häufigste Orte der Stressfraktur sind (*Niemeyer* et al. 2005).

Sehr häufig sind Crossläufer, Mittel- bis Langstreckenläufer und Marathonees betroffen (*Delvaux* et al. 2001). Verletzungen der knöchernen Ansätze der Sehnen an den Knochen als **Apophysenverletzungen** des heranwachsenden Skeletts betreffen vornehmlich jugendliche Läufer (*Paluska* 2005). Dass trotz Kenntnis um die Schwierigkeiten der Diagnosefindung und der Therapie Unzulänglichkeiten in der Behandlung von **Navikularestressfrakturen** am Fuß vorliegen, zeigt eine Untersuchung aus Australien (*Burne* et al. 2005). Nur zwei von 11 Athleten mit einer Navikularestressfraktur an der Fußwurzel erhielten die in der Literatur empfohlene Mindestpause von 6 Wochen ohne Belastung im Gipsschuh. Nur 6 der 11 Athleten (55 %) konnten auf ihr ursprüngliches Sportniveau zurückkehren. Nur 3 der 11 Athleten hatten in der Nachuntersuchung unauffällige Befunde in der bildgebenden Darstellung ihres Fußwurzelknochens.

Häufig werden Stressfrakturen spät erkannt, weil einerseits der Sportler erst gar keine medizinische Hilfe in Anspruch nimmt und sein Trainingspensum entsprechend einschränkt. Andererseits ist die medizinische Diagnosestellung, wie noch ausgeführt werden wird, keineswegs immer geradlinig und einfach. Bei Läufern sind insbesondere die Beine und Fußknochen von Stressfrakturen betroffen (*Brukner* et al. 1996). Die wiederholte, eintönige Belastung kann zu einer Überlastungsreaktion des Knochens und später zu einer Stressfraktur führen. Insbesondere auch heranwachsende Sportler mit hohen sportlichen Anforderungen geraten leicht in eine Situation, wo der Knochen beispielsweise nach einer Trainingsverschärfung überfordert sein kann und im Sinne einer Stressreaktion oder auch einer Stressfraktur reagiert.

Obwohl es keine enge Beziehung zwischen pro Woche zurückgelegten Kilometern und der Häufigkeit von Stressfrakturen gibt, existieren einige Hinweise. So zeigten 31 Laufsportler mit Stressfrakturen im Mittel eine wöchentliche Laufdistanz von 117 km (*Korpelainen* et al. 2001). Stressfrakturen am Becken, wie die des Schambeins, sind insbesondere bei Langstreckenläufern aufgetreten.

Die Bedeutung eines regelmäßigen Menstruationszyklus verdeutlichen folgende Zahlen: 49 % der Läuferinnen mit Stressfrakturen hatten weniger als 5 Monatsblutungen pro Jahr, 39 % hatten 6 bis 9 Monatsblutungen pro Jahr, 29 % hatten 10 bis 13 Monatsblutungen pro Jahr (*Barrow* & *Saha* 1988). Läuferinnen, die niemals die Pille als orales Kontrazeptivum eingenommen hatten, waren zweimal so häufig von Stressfrakturen betroffen wie Läuferinnen, die mindestens ein Jahr die Pille einnahmen. Der zuvor genannte Fall einer Kreuzbeinstressfraktur bei einer Läuferin ist sehr selten. Bislang sind diese Verletzungen nur für Läuferinnen beschrieben (*Johnson* et al. 2001).

Ellenbogenstressfrakturen bei Baseballspielern

Eine aktuelle Übersicht aus Indianapolis, Indiana, beschreibt fünf heranwachsende Baseballpitcher im mittleren Alter von 15 Jahren mit chronischen Ellenbogenschmerzen, bei denen eine **Ellenbogenepiphysenstressfraktur** nachgewiesen werden konnte, die nicht heilte (*Rettig* et al. 2006). Bei allen jungen **Baseballpitchern** war die offene Operation mit Wiedereinrichten des Bruches und Schraubenosteosynthese notwendig. Im Mittel 8,6 Wochen nach der Operation war das präoperative Bewegungsausmaß der Pitcher wieder erreicht, asymptomatisch hinsichtlich ihrer Beschwerden waren die Jungen nach 11 Wochen. In den Wochen 5 bis 7 nach der Operation wurde mit einem leichten Krafttraining begonnen. Das **Wurftraining (Pitching)** wurde im Mittel nach 15,6 Wochen gestartet (6 bis 28 Wochen). Alle fünf jungen Baseballpitcher konnten im Mittel nach 29 Wochen auf das gleiche sportliche Niveau wie vor der Verletzung zurückkehren.

Stressfrakturen des Brustkorbs

Bei Wurfsportlern sind auch Stressfrakturen der ersten Rippe beschrieben (*Coris* & *Higgins* 2005). Bei Ruderern sind **Rippenstressfrakturen** der Hauptgrund für Time-loss-Verletzungen, die den Ruderer vom Wassertraining abhalten (*Rumball* et al. 2005).

Stressfrakturen bei Turnerinnen

In einer Analyse von 24562 Athleten zeigten sich bei drei Eliteturnerinnen im Alter von 15 bis 17 Jahren Stressfrakturen des Sprungbeins (*Rossi & Dragoni* 2005). Die initialen Röntgenbilder konnten noch keine Veränderungen nachweisen, während die Szintigraphie, gefolgt von der Kernspintomographie die **Sprungbeinstressfrakturen** dieser drei Turnerinnen sämtlich nachweisen konnten.

Klinik der Verletzung

Einem Schmerz, der in seiner Dauer bzw. seinen Umständen nach ungewöhnlich ist, liegt häufig eine Stressreaktion bis hin zur Stressfraktur zugrunde. Die Diagnose ist eine klinische Entscheidung, die als Leitsymptom den Schmerz aufweist. Der Schmerz tritt zunächst während der Belastung auf. Im weiteren Krankheitsverlauf werden die Schmerzen dann während und nach der Belastung beklagt und schließlich bei weiterem Voranschreiten vor, während und nach der Belastung. Typisch ist die zunehmende Belastungsunfähigkeit für dynamische und besonders reaktive Trainingsformen wie z. B. Sprünge und Landungen. Der Zeitraum vom Beschwerdebeginn bis zur Belastungsunfähigkeit kann sowohl Stunden als auch Wochen oder Monate betragen. Akute Verlaufsformen mit plötzlichem Beschwerdebeginn oder einer akuten Verschlimmerung der Beschwerden können vorkommen.

Aus nach Sportverletzung?

In der Regel heilen Stressreaktionen und Stressfrakturen des Knochens folgenlos aus, jedoch kann insbesondere die späte Diagnose den Heilungsverlauf des ambitionierten Athleten verzögern. In Abhängigkeit von der Zuordnung der Stressfraktur zu Low-risk- oder High-risk-Stressfrakturen unterscheidet sich sowohl das Vorgehen, ob konservativ oder operativ, als auch der Heilungszeitraum. Jedoch ist immer mit einem Zeitraum von mindestens drei Wochen zu rechnen.

Low-risk- vs. High-risk-Stressfrakturen

Je nach betroffener anatomischer Lokalisation unterscheidet man Ermüdungsbrüche in Niedrig-Risiko- und Hoch-Risiko-Verletzungen (*Kaeding* et al. 2005).

- **Low risk fractures**, die mit relativ unkompliziertem und schnellem Verlauf zur Ausheilung gebracht werden können (*Kang* et al. 2005):
  - Außenknöchel
  - Fersenbein
  - 2.–4. Mittelfußknochen
  - Oberschenkelschaft

- **High risk fractures** zeichnen sich durch eine verzögerte Knochenbruchheilung und eher komplizierten, langwierigen Verlauf aus (*Young & McAllister* 2006):
  - Oberschenkelhals
  - Kniescheibe
  - Innenknöchel
  - Sesambeine
  - Sprungbeinhals
  - Os naviculare am Fuß
  - Proximaler 5. Mittelfußknochen
  - Schienbeinschaft

Übertherapie von **Niedrig-Risiko-Stressfrakturen** führt zu unnötigem Trainingsverlust, Untertherapie bei **Hoch-Risiko-Stressfrakturen** führt zu unnötig verlängertem Ausfall des Athleten und zu Schmerzen.

Arztvorstellung?

Auch ohne vorhergehendes Trauma sollte bei Schmerz, der länger als 48 Stunden besteht, unbedingt die **ärztliche Vorstellung** erfolgen. Stressreaktionen bis hin zur Stressfraktur zeichnen sich gerade durch das nicht-vorhandene Trauma aus. Erst der Arzt kann durch seine zielgerichtete Gesprächsführung unter Beachtung der Risikofaktoren (u. a. Dys- bis Amenorrhoe, Essstörung, Osteoporose, monotones, hochintensives, wiederholtes Training, gleicher Trainingsuntergrund) seine Verdachtsdiagnose formen, die ihn zur klinischen Untersuchung des Athleten führt.

Diagnostik

Die Befunde der klinischen Untersuchung fallen bei Stressreaktionen und Stressfrakturen häufig sehr diskret aus. Periostschwellungen können angetroffen werden. Die bildgebende Diagnostik beginnt mit der konventionellen Röntgendiagnostik.

Radiologische Kriterien für eine Stressfraktur im konventionellen Röntgenbild sind:
- Periostale Reaktion
- Endostale Verdichtung
- Fokale Sklerosierung
- Externe Kallusbildung

Frakturlinien können, müssen jedoch nicht, im konventionellen Röntgenbild vorhanden sein. Diese Frakturlinien sind oft von einer ausgeprägten perifokalen Sklerosierung umgeben, die auch mit periostaler Knochenneubildung assoziiert sein kann. Die endostale und periostale Kallusbildung ist im konventionellen Röntgenbild häufig erst nach 10–14 Tagen erkennbar, sodass weitere diagnostische Maßnahmen ergriffen werden müssen. Daher sind **konventionelle Röntgenuntersuchungen** in 60 % der Fälle initial nicht wegweisend (*Buckwalter & Brandser* 1997).

Die **Dreiphasenskelettszintigraphie** ist ein sehr sensibles Verfahren, dass auch frühzeitig bei Beschwerdebeginn an der schmerzenden Stelle die gesteigerte metabolische Aktivität des Knochens als Anreicherung des Tracers erkennen lässt. In der Szintigraphie können schon 6–72 h nach Symptombeginn Mehrbelegungen nachweisbar sein.

Die **Kernspintomographie** ist die derzeitige Methode der Wahl zur Aufdeckung und Klassifizierung von Stressreaktionen des Knochens bis hin zur Stressfraktur. Im T1-gewichteten Bild in der Kernspintomographie ist bei der Stressfraktur eine bandförmige Zone verminderter Signalintensität nachweisbar, die häufig im Knochenmark gelegen ist und bis zur Kortikalis verlaufen kann. Im T2-gewichteten Bild in der Kernspintomographie, vor allem bei gleichzeitiger Fettsättigung, sowie im STIR-Bild der Kernspintomographie sind oft Zonen hoher Signalintensität nachweisbar, die durch ein Ödem und die Einblutung in das Knochenmark verursacht werden.

Eine aktuelle Untersuchung aus der Duke University in Durham, North Carolina, an 26 asymptomatischen amerikanischen Collegebasketballern der National Collegiate Athletic Associtation (NCAA) studierte vor und nach einer Saison mittels Kernspintomographie die Mittelfüße der Basketballathleten, für die eine Mittelfußstressfraktur eine saisonbeendende Verletzung darstellen kann (*Major* 2006). Bei 6 der 52 asymptomatischen Füße (12 %) konnte nach der Saison in der Kernspintomographie ein Knochenmarködem als Zeichen einer Stressreaktion des Mittelfußknochens und Vorbote einer Stressfraktur nachgewiesen werden.

Grad	Röntgen	Szintigraphie	Kernspin-tomographie	Therapie
1	normal	milde Aufnahme an einer Kortikalis	positives STIR Signal	Pause für 3 Wochen
2	normal	moderate Aktivität, größere Läsion nach-weisbar	positives STIR Signal und in T2-Wichtung positiv	Pause für 3–6 Wochen
3	zarte Kontur-unterbrechung, ggf. periostale Reaktion	erhöhte Aktivität (> 50 % der Breite eines Knochens)	keine definitive Kortikalisunter-brechung, positive T1- und T2-gewich-tete Bilder	Pause für 12–16 Wochen
4	Fraktur oder periostale Reaktion	erhöhte Aktivität, bikortikale Aufnahme	Frakturlinie, Korti-kalisunterbrechung, positive T1- und T2-gewichtete Bilder	Pause > 16 Wochen

Tab. 9: Klassifikation der unterschiedlichen Grade der Stressreaktion des Knochens in der Bildgebung und die daraus abzuleitenden therapeutischen Ruhezeitenempfehlungen (in Anlehnung an *Arendt & Griffiths* 1997)

Therapie: konservativ oder operativ?

Diese Frage ist nicht pauschal für alle Formen von der Stressreaktion bis zur Stressfraktur an jeder Körperstelle für jede Sportart und jedwede Leistungsklasse des Athleten zu beantworten.

Wie eingangs erwähnt, handelt es sich bei der Stressreaktion des Knochens um eine erste Überlastungssituation des Knochens, die bei monotoner, gleichförmiger Belastung auftritt und häufig nur durch die Kernspintomographie erkennbar ist. Unabhängig von der Körperregion ist bei der Stressreaktion des Knochens ohne Kortikalisunterbrechung häufig die konservative Therapie mit initialer Ruhigstellung, zunächst Trainingspause, nach ca. 7 bis 10 Tagen dann Cross-Training in alternativer Sportart, denkbar und sinnvoll.

Low-risk-Stressfrakturen wie am Kalkaneus oder dem Mittelfußschaft können konservativ über 6 Wochen durch Trainingsmodifikation (z. B. beim Laufsportler kein Laufen, sondern Radfahren, Aquajogging und Schwimmen) zur Ausheilung gebracht werden.

Handelt es sich dagegen um eine manifeste Stressfraktur mit Kortikalisunterbrechung, so bietet es sich an, die Klassifikation in Low-risk- und High-risk-Ermüdungsfrakturen zu beachten. Betrachtet man die Mittelfußknochen, die beispielsweise bei Läufern, Fußballern und Ballett-Tänzern häufig betroffen sind, so sind Ermüdungsbrüche des zweiten bis vierten Mittelfußstrahls Low-risk-Frakturen, die mit relativ unkompliziertem und schnellem Verlauf, in der Regel in 3 bis 6 Wochen zur Ausheilung gebracht werden können. Mittelfußfrakturen am fünften Strahl dagegen sind High-risk-Frakturen, die häufig am günstigsten durch die operative Schraubenosteosynthese versorgt werden sollten. Die operative Versorgung ermöglicht eine frühzeitige Rehabilitation, da die konservative Therapie von Ermüdungsfrakturen des fünften Strahls des Mittelfußes häufig einen langwierigen und komplizierten Verlauf nehmen können.

High-risk-Stressfrakturen wie die des Os navikulare oder der Basis des fünften Mittelfußknochens werfen dagegen häufig noch therapeutische Probleme auf. Oft ist eine strikte Entlastung von 8 bis 12 Wochen bei konservativem Therapieregime notwendig, bis es zu einer Ausheilung kommt. Aus diesen Gründen der schnelleren Rehabilitation sollte eine Osteosynthese diskutiert werden.

Medikamentöse Therapie
bei Stressfrakturen/-reaktionen

Die Gabe der folgenden Medikamente und Vitamine erscheint bei allen Stressreaktionen und Stressfrakturen sinnvoll, wenngleich derzeit keine randomisierten, klinischen Studien die eine oder andere Therapie als eindeutig überlegen einschätzen. Unter Beachtung der angegebenen Höchsttagesdosis empfiehlt die **Deutsche Gesellschaft für Ernährung (DGE)**:

* Vitamin D3
  5–15 mg/d, Obergrenze 20 mg/d
* Kalzium
  1000 mg/d, Obergrenze 1500 mg/d
* Magnesium
  400 mg/d, Obergrenze 700 mg/d

Dr. Müller-Wohlfahrt empfiehlt bei Knochenverletzungen zusätzlich noch folgende Medikamente: Reparil® 3 x 2 Dragees, Traumanase® forte 3 x 2 Dragees oder Wobenzym® 2 x 10 Dragees und Oxano® 2 x 1 Kapsel täglich.

Medikamente, die bei Stressfrakturen eingesetzt werden können, sind exemplarisch aufgeführt:

* **Acetylsalicylsäure** 100–325 mg/d
  – Zirkulationsverbesserung der minderdurchbluteten Areale der Stressfraktur und auf diese Weise evtl. günstig wirkend, ähnlich der Zirkulationsverbesserung bei koronarer Herzerkrankung oder nach einem Schlaganfall
  – Acetylsalicylsäure hemmt in dieser niedrigen Dosierung die Thrombozytenaggregation durch Hemmung des Enzyms Cyclooxygenase. Die Hemmung geht über die Lebenszeit eines Blutplättchens, die im Mittel fünf Tage beträgt. Ein Thrombozyt hat keinen Zellkern und kann daher nicht das gehemmte Enzym Cyclooxygenase resynthetisieren.

* **Kalzitonin**
  – Sowohl Lachskalzitonin als auch synthetische Kalzitonine sind auf dem Markt verfügbar. Kalzitonin hemmt die Knochenresorption und stimuliert die knochenaufbauenden Osteoblasten. Lachs-Kalzitonin führt dosisabhängig zu einem Knochenmassenanstieg mit effektiven Dosen von 100-200 IU subkutan injiziert pro Tag. Über ein Nasenspray eingebrachtes Kalzitonin kann ebenfalls wirken, mit 50 IU/Tag über 5 Tage pro Woche bis zu 200 IU/Tag
  – Zusätzlich sind schmerzlindernde Effekte des Kalzitonins beschrieben

– Häufig treten Magen-Darm-Probleme bei der Einnahme auf

* **Bisphosphonate**
  – Sie hemmen die Osteoklasten, die den Knochen abbauen
  – 70 % der aufgenommen Bisphosphonate erscheinen direkt im Knochen, vor allem dort, wo erhöhter Umbau vorhanden ist. Dies ist besonders in Regionen mit Frakturen der Fall, was diese Substanzen auch bei Stressfrakturen attraktiv erscheinen lässt
  – Etidronat (z. B. Didronel®) 400 mg/Tag als Tablette für 2 Wochen, gefolgt von 1000 mg Kalzium/Tag für weitere 10 Wochen bei Osteoporose
  – Alendronat (z. B. Fosamax®) 10 mg/Tag kombiniert mit 1000 mg Calcium pro Tag
  – Pamidronat (z. B. Aredia®) 30 mg/Tag in einer Kurzinfusion intravenös über 1-4 Stunden alle drei Monate plus 1000 mg Calcium pro Tag
  – Clodronat (z. B. Ostac®) 800 mg/Tag als Tablette über drei Monate, gefolgt von 1000 mg Calcium pro Tag über weitere drei Monate bei Osteoporose
  – Ibandronat (z. B. Bondronat®) 2 mg intravenös alle drei Monate bei Osteoporose
  – Jeder zehnte Patient beklagt Magen-Darm-Beschwerden unter dieser Therapie

Präventiv sollte bei Läufern die Fußmuskulatur gestärkt werden. Inwieweit dies beispielsweise mit dem Laufschuh **Nike free**© erzielt werden kann, der auf jedwede Dämpfung verzichtet und dem Barfußlauf nachempfunden wurde, ist derzeit ungeklärt. Auch die Gewichtskontrolle, insbesondere bei weiblichen Athletinnen, ist im Lauf- und Turnsport essenziell. Ergänzende Maßnahmen können die **hyperbare Oxygenation (HBO)** in einer Überdruckkammer zur Erhöhung des physikalisch im Blut gelösten Sauerstoffs sowie die Anwendung einer Magnetfeldtherapie sein.

Rehabilitation

Die Art und Weise der Rehabilitation hängt von der Diagnose Stressreaktion, Low-risk-Stressfraktur oder High-risk-Stressfraktur ab. Der überbeanspruchte Knochen braucht auf jeden Fall eine ausreichende Zeit zur Regeneration, die je nach Lokalisation **mindestens 3 bis 12 Wochen** beansprucht.

Gerade das Cross-Training mit dem frühzeitigen Einsatz von Sportarten mit niedriger, jedoch vorhandener skeletaler Beanspruchung ist günstig. Die angewandten Sportarten sollten nicht mit der Verletzungssportart identisch sein. So kann der Laufsportler beispielsweise das Nordic Walking günstig in der Rehabilitation einsetzen, da die Gelenk- und Knochenbelastung deutlich geringer ist als beim Laufen.

Fallbericht: **Kreuzbeinermüdungsbruch bei einer jungen Läuferin**

Eine 22-jährige Läuferin mit einem wöchentlichen Laufpensum von 140 km beklagte ein höchst schmerzhaftes rechtes Kreuz-Darmbein-Gelenk. Sie bewältigte die 140 km pro Woche zur Hälfte auf Asphalt und im Gelände. Sprungübungen verschlimmerten den Schmerz. Es fanden sich keine neurologischen Ausfälle mit Ausstrahlung in das rechte Bein. Die initiale Therapie mit einem entzündungs- und schmerzhemmenden Medikament (Diclofenac 100 mg/d) brachte keine nachhaltige Verbesserung, wie auch eine örtlich angewandte Betäubungsspritze. In der nach 2 Wochen Beschwerdepersistenz durchgeführten Kernspintomographie zeigte sich dann eine Kreuzbeinstressfraktur rechtsseitig. Das Kreuz-Darmbein-Gelenk erschien ohne Auffälligkeiten. Wir führten eine konservative Therapie mit 2 Wochen totaler Entlastung durch, gefolgt von einer raschen Rehabiliation über weitere 5 Wochen mit gradueller Belastungssteigerung zunächst auf dem Cross-Trainer und durch Walking/Nordic Walking, später dann mit limitierten geringen Laufstrecken. In der siebten Woche nach Diagnosestellung betrug das Laufpensum bereits wieder 90 km/Woche (*Knobloch* et al. 2006).

Rückkehr zum Sport

Prinzipiell stellt die Stressreaktion des Knochens bis hin zur Stressfraktur keine karrierebeendende Verletzung dar. Der wesentliche Schlüssel zur Primär- und Sekundärprävention ist die Aufdeckung der Risikofaktoren eines gestörten Knochenstoffwechsels mit Optimierung des Knochenstoffwechsels beispielsweise mit Bisphosphonaten sowie Acetylsalicylsäure, und darüber hinaus das Cross-Training in alternativen Sportarten in der Rehabilitation. Die

Ausfallzeit hängt wie bereits angesprochen in erster Linie von der zugrunde liegenden Diagnose Stressreaktion, Low-risk- oder High-risk-Stressfraktur ab. Häufig fällt der Sportler mindestens drei Wochen bei einer Stressreaktion des Knochens aus. Bei komplizierten High-risk-Stressfrakturen kann die Ausfallzeit 12 bis 16 Wochen betragen.

Präventionsmöglichkeiten

Stressreaktionen bis hin zu Stressfrakturen entstehen auf dem Boden einer aufgehobenen Balance zwischen Belastung, Beanspruchung und Erholung des Knochens. Insofern gibt es zahlreiche Einflussfaktoren, die das Risiko minimieren helfen, erneut im Sinne einer **Sekundärprävention** an einer Stressreaktion bzw. Stressfraktur zu erkranken. Trainingsmonotonie muss aufgehoben werden, Variation ist der Schlüssel. Läufer sollten wie auch Fußballer unterschiedliches Schuhwerk auf **unterschiedlichsten** Untergründen wechselnd einsetzen, um das Fußskelett und die untere Extremität als Ganzes mit variablen Belastungsreizen zu fordern. Zwei Paar unterschiedliche Laufschuhe bzw. unterschiedliche Einlagen erscheinen in

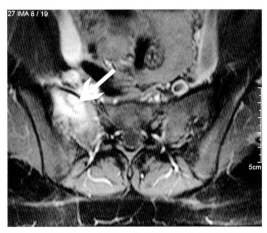 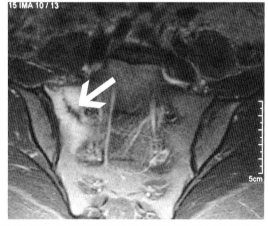

Abb. 19 a/b: Stressfraktur des rechten Kreuzbeins in der Kernspintomographie bei negativem Röntgenbild bei einer ambitionierten Läuferin (140 km/Woche)

dieser Hinsicht günstig. Weiterhin ist das Aufdecken der genannten Risikofaktoren Essstörung, Menstruationsunregelmäßigkeiten und Osteoporose bei weiblichen Athleten (female athletes triad) von entscheidender Bedeutung zur Sekundärprävention.

Ein höchst interessanter Ansatz wurde aus Kalifornien vorgestellt:

Prävention von Stressfrakturen
Eine Untersuchung der Stanford University in Kalifornien untersuchte bei 156 Läuferinnen und 118 Läufern im Alter zwischen 18 und 44 Jahren in einem einseitigen Fragebogen, ob und über welchen Zeitraum die Laufsportler in der Vergangenheit Ballsportarten ausgeübt hatten und inwiefern dies einen Einfluss auf das zukünftige Risiko einer Stressfraktur hatte (*Fredericson* et al. 2005). Sowohl bei Läuferinnen als auch bei Läufern war die Tatsache, dass sie Ballsportarten in der Vergangenheit ausgeübt hatten, mit einem um 50 % verminderten Risiko für eine Stressfraktur verbunden. Bei Läufern konnte durch jedes Jahr zusätzlichen Ballsport zum Laufsport das Risiko des Auftretens einer Stressfraktur um 13 % gesenkt werden. Die Risikoreduktion betrug für Frauen mit normen Zyklusfunktionen ebenfalls 13 %. Bei Frauen mit Regelauffälligkeiten konnte keine Risikoreduktion beobachtet werden. Je früher ein Läufer mit zusätzlichen Ballsportarten begonnen hatte, desto größer war sein Schutz gegenüber zukünftigen Stressfrakturen.

Je unterschiedlicher ein Athlet mit wechselnden Belastungen an sein Skelettsystem trainiert, desto eher ist er vor Überlastungszeichen des Knochens von der Stressreaktion bis hin zur manifesten Stressfraktur geschützt.

Kopfverletzungen im Sport

Verletzungsgeschichten

14.10.2006

Chelsea muss Sieg teuer bezahlen

München – Manchester United behauptete in der englischen Premier League die Tabellenführung. Punktgleich Zweiter ist der FC Chelsea, der für den 1:0-Sieg beim FC Reading allerdings einen hohen Preis bezahlen musste.

Die beiden Torhüter *Petr Cech* und *Carlo Cudicini* mussten nach Kollisionen mit Gegenspielern in ein Krankenhaus eingeliefert werden.

»Sie wurden ausgeknockt. *Cech* kann froh sein, dass er überlebt hat«, meinte ein aufgewühlter Coach *Jose Mourinho*, der das Einsteigen von Readings *Stephen Hunt* verurteilte.

Cudicini stieß in der Nachspielzeit mit *Ibrahim Sonko* zusammen. In der Schlussphase musste der englische Nationalmannschaftskapitän *John Terry* ins Tor.

Entwarnung bei *Cudicini* – OP bei *Cech*

Cudicini, der auf dem Platz mit dem Sauerstoffgerät beatmet werden musste und eine Gehirnerschütterung erlitt, konnte nach kurzer Behandlung das Krankenhaus allerdings wieder verlassen.

Nicht ganz so glimpflich kam *Cech* davon. Am Samstagabend noch wurde Tschechiens Nationaltorhüter in eine Spezialklinik in Oxford verlegt und musste sich wegen einer Schädelfraktur einem operativen Eingriff unterziehen.

»Die OP verlief erfolgreich, es ist aber noch zu früh, ein stichhaltiges Statement über seinen Zustand abzugeben«, hieß es in einer Mitteilung des Klubs.

Ballack noch gesperrt

Chelsea verdankte den Sieg einem Eigentor von Readings *Iver Ingimarsson* in der Nachspielzeit der ersten Halbzeit. *Michael Ballack* saß am Samstag das letzte Spiel seiner Rotsperre ab.

Beim 1:0 gegen den FC Liverpool am 17. September hatte der Mittelfeldstar Rot gesehen und wurde für drei Spiele gesperrt. Im nächsten Heimspiel gegen den FC Portsmouth steht *Ballack* wieder zur Verfügung. Chelseas *John Obi Mikel* sah in der 62. Minute Gelb-Rot. Auch Readings *Andre Stefan Bikey* musste vorzeitig vom Platz (83.).

(Quelle: www.sport1.de)

20.12.2005

Entschädigung für Trainer *Anwander*

Der deutsche Ski-Trainer *Markus Anwander* erhält von den französischen Trainern *Xavier Fournier* und *David Fine* sowie dem französischen Skiverband 112.000 Euro Schadensersatz. Das Oberlandesgericht Innsbruck sprach *Anwander* damit im Fall der vor vier Jahren im Pitztal bei einem nicht abgesprochenen Trainingslauf tödlich verunglückten französischen Rennläuferin *Regine Cavagnoud* von jeglicher Schuld frei. *Cavagnoud* war bei Tempo 80 auf *Anwander* geprallt. Der Coach erlitt damals lebensgefährliche

Verletzungen – darunter einen Schädelbasisbruch, einen Kieferbruch und innere Verletzungen.
(Quelle: www.sport1.de)

Verletzungsumstände

Kopfverletzungen treten im Sport nach Stürzen oder auch nach Kollisionen mit dem Gegner, dem Pfosten oder mit Hindernissen auf. Bei tödlichen Skiunfällen bei Kindern ist die Kollision die hauptsächliche Todesursache (*Xiang* et al. 2004). Bei ihnen sind in 67 % der Todesfälle schwerste Schädel-Hirn-Verletzungen die Todesursache auf der Skipiste. Der Anteil an Kopfverletzungen beträgt bei Erwachsenen im Vergleich unterschiedlicher Wintersportarten beim Carving-Alpinskifahrer 8,4 %, beim Normalskifahrer 6,9 %, beim Snowbladefahrer 5,3 % und beim Snowboarder 12,2 % (*Köhne* et al. 2005).

Verletzungssportarten

Kontaktsportarten wie Boxen, American Football, Eishockey, Fußball oder auch Rugby, Handball und Hockey sind häufig von Kopfverletzungen betroffen. Stürze treten häufig beim Radfahren, Reiten, Skifahren, Snow-

boardfahren, im Motorsport, beim Inline- und Rollerskating, aber auch beim Gerätturnen nach Sturz vom Gerät auf. Beim Inlineskating sind Kopfverletzungen in rund 6 % aller Verletzungen angegeben (*Pecht* et al. 2005).

Im **Radsport** ist das Tragen von Radhelmen von überlebenswichtiger Bedeutung. Die ernsthaftesten Verletzungen im Radsport betreffen den Kopf.

Schwere Schädel-Hirn-Traumen sind unmittelbar für das Versterben nach einem Radunfall verantwortlich.

Obwohl schon im Jahr 1988 gezeigt wurde, dass durch das Tragen von Schutzhelmen im **Radsport** das Risiko tödlicher Schädelverletzungen deutlich reduziert wird, fehlt dennoch die flächendeckende und allumfassende Anwendung dieser Kenntnisse im täglichen Straßenverkehr (*Wasserman* et al. 1988).

Die Traumaabteilung der University of British Columbia veröffentlichte 2006 eine 10-Jahres-Übersicht über die Verletzungshäufigkeit von Patienten nach **Mountainbike-Unfällen**, die sich in dortigen Emergency Rooms vorgestellt hatten (*Kim* et al. 2006). Es handelte sich um die Umgebung von Vancouver mit einer Reihe

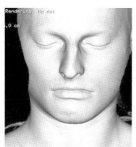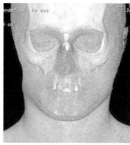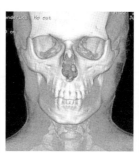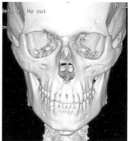

Abb. 20 a–d: Die moderne dreidimensional-reformierte Computertomographie kann schwere Mittelgesichtsverletzungen, wie sie auch bei Radunfällen auftreten können, nachweisen und in ihrem Ausmaß beurteilen helfen. Hier eine Serie von 4 sagittalen Schnitten ohne Nachweis von Mittelgesichtsverletzungen

von Mountainbike-Parks und Mountainbike-Trails.

Insgesamt wurden 1037 Unfälle mit Rädern identifiziert, wobei 399 Patienten insgesamt 1092 Verletzungen beim Mountainbikefahren erlitten.

Über die Studiendauer von 10 Jahren wurde eine Verdreifachung der Verletzungsrate von 2/100.000 Einwohner auf 6,7/100.000 Einwohner festgestellt.

Junge Männer waren am häufigsten von Mountainbike-Unfällen betroffen. Die häufigsten Verletzungen waren Gelenkverletzungen (47 %), gefolgt von Verletzungen des Schädels (12 %), der Wirbelsäule (12 %), des Brustkorbs (10 %), des Gesichts (10 %) und des Bauches (5 %). 38 % der Verletzungen und 66 % aller Patienten wurden operiert.

Ein Patient verstarb an seiner Verletzungskombination. Im Mittel waren die Mountainbiker 6 ± 13 Tage im Krankenhaus. 4 % aller mit dem

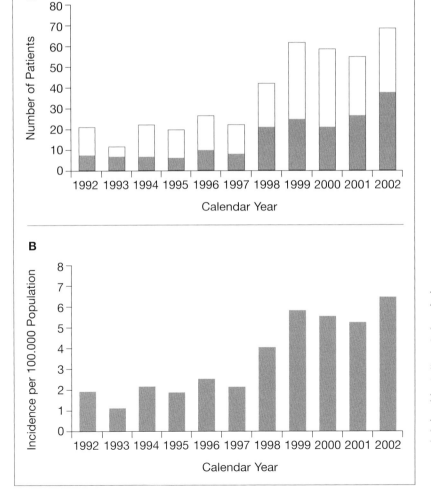

Abb. 21:
Anzahl der in ein kanadisches Trauma-center in British Columbia zugewiesenen Patienten (A) mit schweren Verletzungen (blauer Balkenanteil, AIS >3) und leichteren Verletzungen (weißer Anteil, AIS <3) sowie die Verletzungsinzidenz von Mountainbike-Unfällen pro 100.000 Einwohner im Zeitraum1992 bis 2002 (B)

Mountainbike Verunfallten wurden auf der Intensivstation im Mittel 5 ± 5 Tage betreut.
Aufgrund dieser alarmierenden Zahlen wurde ein Präventionsprogramm initiiert. Es erfolgte die Zusammenstellung eines 30-Sekunden-Spots für das Fernsehen sowie das Herstellen einer DVD mit Vorstellung der vier wesentlichen Überlebenskriterien beim Mountainbiken:

* Tragen eines Helms
* Kenntnis seiner eigenen Fähigkeiten im Gelände
* Ausreichendes Training, insbesondere vor herausfordernden Touren
* Kenntnis der Umgebung

Diese Informationen sind noch unter *www.injuryfreezone.com* nachzulesen. Insbesondere die Helmpräsenz ist unter den Mountainbikern höher als z. B. bei Straßen- oder Freizeitradfahrern. In der kanadischen Studie lag die Helmtragerate bei 85 % bei Verletzungen des Kopfes oder auch der Wirbelsäule. Am häufigsten war die Halswirbelsäule betroffen, wenn der Mountainbiker über den Lenker stürzte und auf dem Kopf landete.

Klinik der Verletzung

Der Grad der Bewusstseinsstörung bestimmt unmittelbar die Prognose einer Schädel-Hirn-Verletzung. Ein Score, der häufig Anwendung findet, ist die **Glasgow Coma Scale (GCS)**. Dieser Score beurteilt die bestmögliche Antwort eines Patienten bezogen auf

* Augen öffnen
* beste verbale Reaktion
* beste motorische Reaktion

Die Schwere einer Schädel-Hirn-Verletzung kann anhand der Summe der Punkte der Glasgow Coma Scale abgeschätzt werden:
GCS 13-15 Punkte: leichtes Schädel-Hirn-Trauma

GCS 9-12 Punkte: mittleres Schädel-Hirn-Trauma
GCS 3-8 Punkte: schweres Schädel-Hirn-Trauma

Bei einer Punktzahl < 9 wird die Empfehlung zur Intubation eines Notfallpatienten gegeben.

Man unterscheidet geschlossene von offenen Schädel-Hirn-Verletzungen, abhängig von der Tatsache, ob die Dura (harte Hirnhaut) durch den Unfall eröffnet wurde oder nicht. Beim geschlossenen Schädel-Hirn-Trauma unterscheidet man:

* Kompressions-/Impressionstrauma
* Akzelerations-/Dezelerationstrauma

Akzelerationstraumen, bei denen es zu einer Gewalteinwirkung auf den frei beweglichen Kopf kommt, wie bei einem Sturz oder Schlag, sind im Sport häufiger als Kompressionstraumen. Während der Schädel in seiner Bewegung gestoppt wird, bewegt sich das Gehirn mit der vorherigen Geschwindigkeit weiter. Dadurch schlägt das Gehirn an der knöchernen Hülle an und entwickelt einen **Coup-Herd**. Der größere Schaden ist jedoch auf der unmittelbaren Gegenseite vorhanden, wo es durch den Unterdruck zum Kollisionszeitpunkt zu Gefäß- und Gewebszerreißungen im Sinne eines **Contre-Coup-Herdes** kommt. Zentrale Hirnschäden im Bereich des Balkens, der Stammganglien und im Marklager treten bevorzugt nach sagittaler Gewalteinwirkung auf und verursachen dabei diffuse axonale Schädigungen. Rotationstraumen, wie nach einem Schlag gegen das Kinn, führen dagegen zu einer starken Relativbewegung zwischen Schädel und Gehirn und erzeugen auf diese Weise Gefäß- und Gewebszerreißungen mit intrazerebralen Blutungen (*Reuter* 2006).

Aus nach Sportverletzung?

Ein Sportler, der bewusstlos war, muss aus dem Wettkampf genommen werden. Jeder Athlet, der nach einem Schädel-Hirn-Trauma verlangsamt oder unkonzentriert erscheint und dem Wettkampfgeschehen nicht in gewohnter Art und Weise folgt, muss aus dem Wettkampf genommen werden. Schließlich sollte man bedenken, dass ein Athlet auch nach einem leichteren Schädel-Hirn-Trauma ohne Bewusstlosigkeit ein erhöhtes Risiko hat, ein erneutes Schädel-Hirn-Trauma zu erleiden.

Eine Analyse aus Denver, Colorado, aus dem Jahr 2003 analysierte insgesamt 274 tödliche Skiunfälle in den Jahren von 1980 bis 2001 in Colorado (*Xiang & Stallones* 2003). Von den 174 getöteten Alpinskifahrern erlitten 74 eine schwere Schädel-Hirn-Verletzung. 59 starben infolge von stumpfen Traumen als Polytrauma. 65 % der Todesfälle waren Folge einer Kollision:
* 91/113 kollidierten tödlich mit einem Baum
* 7/113 kollidierten tödlich mit einem anderen Skifahrer
* 4/113 kollidierten mit einem Markierungspfosten

Bei tödlich verletzten Skilangläufern in Colorado lagen in 16 % der Todesfälle schwere Kopfverletzungen vor. Überwiegend wurden Skilangläufer von Lawinen (84 %) getötet, während nur 5 % der alpinen Skifahrer in Colorado Lawinen zum Opfer fielen.

Arztvorstellung?

Eine Bewusstseinsstörung ist zwingend eine notärztliche Indikation. Bei traumatischer Herkunft der Bewusstlosigkeit ist zwingend der Rettungsdienst zu alarmieren, der dann den nächstgelegenen Notarzt unmittelbar zur Unfallstelle schickt. Bei jeder Bewusstlosigkeit ist die ärztliche Vorstellung zu empfehlen, da auch noch Stunden nach dem Unfall eine Bewusstseinseintrübung auftreten kann. Diese kann durch eine intrazerebrale Blutung bedingt durch ein epidurales oder auch subdurales Hämatom auftreten, welches unmittelbar eine neurochirurgische Intervention im Sinne einer operativen Trepanation erfordert.

Diagnostik

Neben der klinischen Einschätzung und Beurteilung des Patienten, u. a. anhand der Glasgow Coma Scale, führt die Erfassung des gesamten Verletzungsausmaßes eines ggf. mehrfach verletzten Patienten zur genauen Situationsabschätzung. Der **Computertomographie** kommt akut nach Schädel-Hirn-Verletzungen die wesentliche diagnostische Bedeutung zu, um Hirnparenchymverletzungen, intrazerebrale Blutungen oder auch Schädelfrakturen nachzuweisen. Die Computertomographie wird nach 6 Stunden wiederholt, da trotz Schädigung die sofort nach dem Unfallereignis durchgeführte Untersuchung den Befund unterschätzen lassen kann, da der tatsächliche Zustand gravierender sein kann, als er in der sofort nach dem Unfallereignis durchgeführten Untersuchung erscheint.

Ein **Epiduralhämatom** tritt bei ca. 6–10 % aller Schädel-Hirn-Traumen auf, in 90 % liegt gleichzeitig eine Schädelfraktur vor. Das epidurale Hämatom entsteht durch Zerreißung der Arteria meningea media, meist unilateral temporal. Abhängig vom Ausmaß der Blutung mit eventueller Mittellinienverlagerung und Einklemmung, aber auch in Abhängigkeit vom Alter des Patienten und den Begleitverletzungen liegt die Letalität bei 35–50 %. Bei epiduralen Blutungen infratentoriell erhöht sich die Sterblichkeitsrate auf über 70 %. Der oftmals geschilderte Verlauf mit initialer Bewusstlosigkeit, gefolgt von einem symptomfreien Intervall und nachfolgend rascher Eintrübung bis hin zum Koma des verletzten Patienten ist nur in 20 % der Fälle vorhanden.

Ein **Subduralhämatom** ist in 15 % aller Schädel-Hirn-Traumen anzutreffen, meist unilateral frontoparietal gelegen. Es entsteht durch Einriss von Brückenvenen, einer kortikalen Gefäß-

verletzung oder durch eine durchbrechende, intrazerebrale Blutung. Häufig kommen Subduralhämatome bei Rotationstraumen durch Einwirkung eines Schlags vor. Ein Subduralhämatom tritt in 70 % der Fälle isoliert und in 10 % der Fälle kombiniert mit einem Epiduralhämatom auf. 60 % der Patienten mit einem subduralen Hämatom werden innerhalb der ersten 6 Stunden nach dem Unfall klinisch auffällig durch Bewusstseinsstörungen oder andere neurologische Ausfälle, 11 % erst nach 24 Stunden.

Intrazerebrale Blutungen des Hirnparenchyms treten in 10–45 % aller Schädel-Hirn-Traumen auf, vorwiegend im Frontal- und Temporallappen. Zentrale Blutungen in Marklager, Stammganglien und Kleinhirn treten häufiger ohne Kontusionsblutungen auf und sind nicht selten Folge von direkten Schlägen. Kontusionsblutungen liegen bei bis zu 95 % aller tödlichen Hirnverletzungen vor.

Akutes Subduralhämatom	Chronisches Subduralhämatom
Bewusstseinsstörung 80 %	Kopfschmerzen 80 %
Anisokorie 51 %	Bewusstseinsstörung 53 %
Papillenödem 16 %	Hemiparese 45 %
Hemiparese 49 %	Papillenödem 24 %
Abduzensparese 5 %	Okulomotoriusparese 11 %

Tab. 10: Symptome des akuten und chronischen subduralen Hämatoms

Therapie: konservativ oder operativ?

Bei jedweder Bewusstlosigkeit erfolgt für gewöhnlich die stationäre Aufnahme und Vigilanzkontrolle über 24 Stunden. In diesem Zeit-

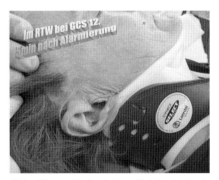 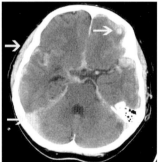 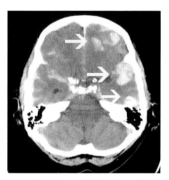

Abb. 22 a–c: Verlauf eines Schädel-Hirn-Traumas nach einem unbehelmten Radunfall bei einer 70-jährigen Radfahrerin nach Aufprall auf einen PKW mit einem initialen GCS von 12. (links) Eine diskrete Blutung aus dem rechten Ohr ist neben einer Verwirrtheit und einer retrograden Amnesie das einzige Symptom. (Mitte) Computertomographie des Schädels unmittelbar nach Aufnahme der spontan atmenden Patientin in das Krankenhaus mit Nachweis einer diffusen intrazerebralen Blutung mit Anprall von rechts und Coup sowie Contre-coup-Herden. (rechts) Kontroll-CCT 3 Stunden nach Aufnahme der nunmehr ateminsuffizienten Patientin mit notwendiger maschineller Beatmung und jetzt schon ausgeprägteren intrazerebralen multifokalen Blutungen

raum können auch nach initial unauffälliger zerebraler Schnittbildgebung noch Blutungen auftreten, die zur Eintrübung führen können.

Bei Epiduralblutungen und häufig auch bei Subduralblutungen erfolgt, insbesondere wenn diese raumfordernden Charakter haben, die neurochirurgische Anlage von einem oder mehreren Bohrlöchern mit einem Trepan.

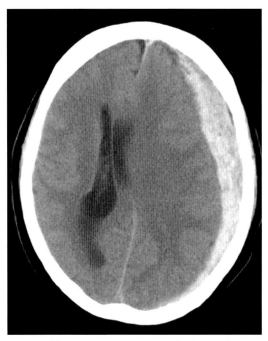

Abb. 23: Mittellinienverlagerung nach einem schweren epiduralen Hämatom mit verstrichenem Hirnventrikel

Bei maligner Hirnschwellung kann sogar die Kraniektomie ein- oder beidseitig erfolgen. Dabei werden große Teile der Schädelkalotte entfernt und eingefroren, um das pathologische geschwollene Gehirn zu entlasten. Nach Abschwellung kann dann der Knochendeckel wieder replantiert und mit Knochenzement eingepasst werden. Dies sind jedoch schwerste Schädel-Hirn-Verletzungen.

Rehabilitation

In Abhängigkeit des Schweregrades einer Schädel-Hirn-Verletzung kommt, ähnlich wie bei den Wirbelsäulenverletzungen, bei neurologischen Ausfällen in der Rehabilitation der neurologischen Frührehabilitation eine entscheidende Bedeutung für den weiteren Genesungsprozess zu.

Rückkehr zum Sport

Sportler, die ein Schädel-Hirn-Trauma mit Bewusstseinsstörung erleiden, sind aus dem Wettkampf zu nehmen. Auch sollte am selben Tag kein Sport mehr getrieben werden. Kontaktsport sollte mindestens eine Woche pausiert werden, bei längerer Bewusstlosigkeit auch länger. Nach zwei Schädel-Hirn-Traumen mit Bewusstlosigkeit länger als 1 Minute muss der Sportler für mindestens einen Monat vom Wettkampfsport pausieren. Sport darf erst wieder bei vollständiger Beschwerdefreiheit in Ruhe und unter Belastung erfolgen. Hat ein Sportler mehr als 2 Schädel-Hirn-Traumen erlitten, sollte eine Saison vorzeitig beendet werden, um weiteren Schaden abzuwenden.

Im Fußball korrelieren kognitive Defizite mit der Anzahl der Kopfbälle und Schädel-Hirn-Traumen. Ein mittelhart geschossener Ball aus 10 m Entfernung besitzt eine Wucht von 100 kPa. Eine schwedische Studie aus Umea in Mittelschweden untersuchte 44 Elitefußballspielerinnen vor und nach einem Wettkampfspiel und bestimmte die Anzahl der Kopfbälle während des Spiels sowie die Konzentrationen der Neuroproteine S-100 und NSE (*Stalnacke* et al. 2006). Die S-100-Konzentration stieg nach dem Spiel signifikant an ($0{,}11 \pm 0{,}05$ µg/l auf $0{,}18 \pm 0{,}11$ µg/l, p = 0.000), genauso wie das NSE ($9{,}05 \pm 1{,}6$ µg/l auf $10{,}14 \pm 1{,}7$ µg/l, p = 0,001). S-100 korrelierte signifikant mit der

Anzahl der Kopfbälle während des Spiels (r = 0,430, p= 0,004) wie auch mit der Anzahl traumatischer Ereignisse während des Spiels im Sinne von Kollisionen mit einem Gegenspieler und Stürzen (r = 0,517, p < 0,001). In einem kontrollierten Experiment aus München mit Kopfballtraining über 55 Minuten konnte die These einer erhöhten S-100-Konzentration bis zu 360 Minuten nach Kopfbällen untermauert werden (*Mussack* et al. 2003).

Veränderungen des S-100-Proteins konnten auch bei 26 männlichen Eishockeyspielern und 18 Basketballspielern von derselben schwedischen Arbeitsgruppe aus Umea zuvor herausgearbeitet werden (*Stalnacke* et al. 2003). Bei einem Eishockeyspieler, der während des Spiels eine Gehirnerschütterung davontrug, wurde ein erhöhter S-100-Wert gegenüber den unverletzten Spielpartnern nachgewiesen. Möglicherweise kann in der Zukunft die Bestimmung des S-100 Proteins eine Aussage über den gegenwärtigen Status des Zentralnervensystems liefern.

Präventionsmöglichkeiten

Das Tragen eines Helms ist von außerordentlich wichtiger präventiver Bedeutung für Kopfverletzungen und kann nicht genug betont werden. In vielen Sportarten gibt es Beweise, wie sehr Helme Kopfverletzungen reduzieren helfen können. Exemplarisch seien einige Sportarten kurz genannt.

Im **alpinen Skilauf** ist der Gebrauch von Skihelmen in den letzten Jahren deutlich ansteigend, wobei diese Bewegung im Wesentlichen aus den USA nach Europa importiert ist. In 29 nordamerikanischen Skiresorts wurden 3525 erwachsene Skifahrer und Snowboarder in der Saison 2002 und 2978 Skifahrer und Snowboarder in der Saison 2001 befragt. Die Helm-

tragequote ist zunehmend und bei Snowboardern höher als bei Skifahrern.

In einer Fall-Kontroll-Studie aus Quebec an 1082 alpinen Skifahrern und Snowboardern mit Kopf- und HWS-Verletzungen sowie 3295 gesunden Kontrollwintersportlern wurde die Odds ratio für das Helmtragen bestimmt (*Hagel* et al. 2005). Für Wintersportler mit Kopfverletzung ergab sich eine Odds ratio von 0,71, was eine 29 % Reduktion von Kopfverletzungen beim Helmtragen anzeigt. Wenn eine schwere Kopfverletzung vorlag, die die medizinische Bergung durch den Rettungsdienst aus dem Skigebiet nach sich zog, erhöhte sich die Reduktion auf 56 % (Odds ratio 0,44).

Prädiktor	Prävelenz des Helmtragens
18–25 Jahre	23,4 %
25–35 Jahre	19,4 %
36–45 Jahre	16,9 %
46–55 Jahre	15,8 %
> 55 Jahre	27,1 %
Männer	21,3 %
Frauen	16,4 %
Anfänger	10,3 %
Moderater Fahrer	14,3 %
Experte	27,9 %
Snowboarder	30,6 %
Alpiner Skifahrer	17,0 %
Colorado	22,4 %
USA-Südwest	16,5 %
USA-Nordwest	23,2 %
Kalifornien	15,0 %

Tab. 11: Helmtragequote in nordamerikanischen Skigebieten im Jahr 2002 mit statistisch signifikanten univariaten Prädiktoren (*Andersen* et al. 2004)

Unter Kindern und Jugendlichen ist die traumatische, schwerste Schädel-Hirn-Verletzung in 67 % der Fälle die Todesursache auf der Skipiste (*Xiang* et al. 2004). Kollisionen sind die hauptsächliche Todesursache. In italienischen Skigebieten wurde für Kinder unter 14 Jahren eine generelle Helmpflicht verhängt, was in meinen Augen nur zu begrüßen ist. Aufgrund der vorliegenden überzeugenden Beweise ist auch für die deutschsprachigen Alpen nicht nur für Kinder unter 14 Jahren, sondern auch für alpine Skifahrer und Snowboarder jeden Alters das Helmtragen zur Prävention schwerer Schädel-Hirn-Verletzungen zu empfehlen.

Im **Radsport** ist das Tragen von Radhelmen von überlebenswichtiger Bedeutung. Die ernsthaftesten Verletzungen im Radsport betreffen den Kopf.

Schwere Schädel-Hirn-Traumen sind unmittelbar für das Versterben nach einem Radunfall verantwortlich.

Die Anstrengungen der Industrie an das Helmdesign des Radfahrerhelms sind immens vorangetrieben worden. Moderne Radhelme leiten den Luftstrom in kühlender Weise über den Kopf. Die aerodynamische Form, wie sie insbesondere z. B. beim Straßenzeitfahren bei der Tour de France beobachtet wird, kann sogar die Stromlinienverhältnisse und damit die Leistung des Radsportlers erhöhen. Näheres zur Prävention von schwersten Kopfverletzungen finden Sie im Kapitel über das Polytrauma im Sport.

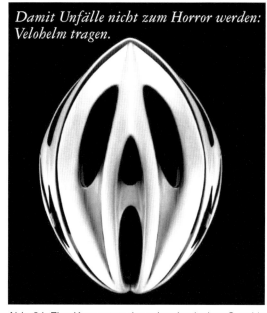

Abb. 24: Eine Kampagne der schweizerischen SuvaLiv

Ellenbogenverletzungen im Sport

Frakturen im Bereich des Ellenbogens

Verletzungsgeschichten

17.05.2006

Lahms Genesung wird zum Wettlauf mit der Zeit

Mannheim – Viel schlechter hätte die WM-Vorbereitung für die deutsche National-mannschaft kaum beginnen können. Die Verletzung von *Philipp Lahm* überschattete das 7:0 im Trainingsspiel gegen den FSV Luckenwalde am Dienstag und die Ankunft zum Regenerations-Trainingslager auf Sardinien. Der Bayern-Verteidiger erlitt bei einem Sturz auf den linken Ellbogen einen Teilabriss der Sehne und des Seitenbandes und wurde bereits am Mittwoch im Klinikum München-Bogenhausen operiert. Seine Genesung wird nun zum Wettlauf mit der Zeit und Bundestrainer *Jürgen Klinsmann* dürfte *Lahm* vermutlich in sein Abendgebet einschließen, denn Alternativen gibt es praktisch keine. »Er ist für uns fast unverzichtbar«, sagte Co-Trainer *Joachim Löw*. Und erst in zwei Wochen kann der Münchner wieder ins Mannschaftstraining einsteigen, also knapp eine Woche vor dem WM-Eröffnungsspiel gegen Costa Rica.

Frust beim Trainer-Team

Ein Ausfall *Lahms*, der seit seinem Comeback zu Jahresbeginn nach zwei Kreuzbandrissen sofort gesetzt war im DFB-Team, würde *Klinsmann* also extrem hart treffen. Entsprechend verständlich war der Frust unmittelbar nach dem Vorfall.

»Wir waren am Dienstagabend alle sehr niedergeschlagen wegen dieser Geschichte. Da hatten wir sogar ein bisschen Wut, dass das ausgerechnet in so einem Spiel passiert ist«, erzählte *Löw*.

Auch *Klinsmann* gab zu, »dass die Verletzung dem Worst Case« sehr nahe kommt: »Das wünscht man sich natürlich nicht so kurz vor einer WM. Aber ein Spiel oder auch ein Training birgt immer die Gefahr, dass man sich verletzen kann. Trotzdem denken wir jetzt erstmal positiv.«

Ob es sich dabei um Wunschdenken handelt, werden die nächsten drei Wochen zeigen.

Operation gut verlaufen

Die Operation bei *Dr. Ludwig Seebauer* am Mittwoch in München ist nach Aussage des linken Verteidigers gut verlaufen:

»Es war so, dass der Muskel vom Knochen abgerissen ist und der wurde jetzt wieder festgenäht. Außerdem war noch ein Innenband leicht betroffen, das hat man auch gemacht und es ist alles gut verheilt und gut verlaufen.«

Schock überwunden

Im ersten Moment sei er zwar geschockt gewesen, »dass überhaupt eine Operation nötig ist. Aber dann habe ich gleich positiv gedacht: Fußballspielen hat hat ja wenig mit dem Arm zu tun.«

Auch wenn er im Trainingslager in Genf (21. bis 30. Mai) noch nicht das volle Pensum absolvieren kann, sei es für ihn wichtig, »dass ich bei der Mannschaft dabei bin«.

Nicht der erste Rückschlag

Der Münchner hatte sich am Dienstababend beim Freundschaftsspiel der DFB-Auswahl gegen den Verbandsligisten FSV Luckenwalde (7:0) einen Teilabriss der Sehne und des Bandes im linken Ellenbogen zugezogen.

Es war ein erneuter Rückschlag für *Lahm*, nachdem er bereits im vergangenen Jahr wegen eines Ermüdungsbruches im Fuß und eines Kreuzbandrisses im Knie monatelang ausgefallen war.

(Quelle: www.sport1.de)

Verletzungsumstände

Häufig führen Stürze auf die Hand bei gebeugtem oder auch überstrecktem Ellenbogengelenk zu akuten Ellenbogenverletzungen, die je nach Rasanz auch häufig mit einer begleitenden Fraktur verkompliziert sein können. Häufige Verletzungen am Ellenbogen sind:

- Distale suprakondyläre Oberarmfraktur
- Ellenbogenfraktur
- Radiusköpfchenfraktur
- Band- und Sehnenläsionen am Ellenbogen
- Luxationen
- Luxationsfrakturen

Nach einem Sturz auf den gestreckten Unterarm mit nach dorsal gerichteter Kraft auf den distalen Humerus ist gerade bei Kindern die **suprakondyläre Humerusfraktur** häufig. Dadurch kommt es zur posterioren Dislokation des distalen Humerusfragments. Ähnlich den Verletzungen beim Kind treten **Radiusköpfchenfrakturen** vor allem beim Sturz auf die Hand bei gestrecktem Ellenbogen in Pronationsstellung des Unterarms auf. Das Radiusköpfchen wird dann auf das Capitulum humeri gedrückt. In Abhängigkeit vom Varus- bzw. Valgusstress

kommt es eher zu Hals-, zentralen Impressions- oder Trümmerfrakturen bzw. zu Rand- oder Meißelfrakturen.

Verletzungssportarten

Der Ellenbogen ist im Sport im Vergleich mit anderen Lokalisationen wie dem Kniegelenk oder dem oberen Sprunggelenk seltener durch Verletzungen betroffen. Besonders häufig jedoch haben Wurfsportler wie Baseballpitcher, Handballspieler (insbesondere der Handballtorwart mit dem »handball goalie elbow«), Speerwerfer oder auch Tennisspieler Ellenbogenprobleme.

Klinik der Verletzung

Je nach Alter und Verletzungstyp sind unterschiedliche pathologische Befunde in der klinischen Untersuchung denkbar. Bei der **Ellenbogenluxation** erscheint das Hueter-Dreieck, das von beiden Epikondylen und der Olekranonspitze gebildet wird, bei Ellenbogenflexion, nicht mehr existent.

Achsabweichungen sind, soweit dies möglich ist, am gestreckten Ellenbogen mit supiniertem Unterarm zu beurteilen. **Schleimbeutelentzündungen** am Ellenbogen sind meist dorsal lokalisiert mit Rötung, Schwellung und Schmerz.

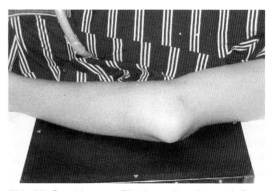

Abb. 25: Geschlossene Ellenbogenluxation nach Sturz bei einem Jugendlichen

Verletzungen des **Radiusköpfchens** werden häufig als Schmerz in der Tiefe des Ellenbogengelenks mit Schmerzverstärkung bzw. Bewegungsunfähigkeit für die Umwendbewegung des Unterarms angegeben. Die normale Supination/Pronation liegt bei 90° - 0° - 90°. Die mediale Stabilität des Ellenbogens wird mit einem Valgusstress von vorn am leicht gebeugten Ellenbogen geprüft. Die seitliche Aufklappbarkeit wird von hinten am retrovertierten, pronierten und ebenfalls leicht gebeugten Arm untersucht. Die Bizepssehne wird am besten ertastet, wenn man den Patienten bei gebeugtem Ellenbogen gegen Widerstand supinieren lässt. Zur Untersuchung der Tricepssehne lässt man gegen Widerstand den Ellenbogen strecken. Rasch einsetzende starke Schwellung und schmerzhafte Bewegungseinschränkung des Ellenbogengelenks deuten auf eine Fraktur hin.

Aus nach Sportverletzung?

Je nach Art der Ellenbogenverletzung muss zumindest akut mit einem Ausfall des Athleten bzw. Sportlers gerechnet werden. Die Dauer des Ausfalls hängt dann in erster Linie vom Verletzungsausmaß und der möglicherweise notwendigen Operation und Rehabilitation ab, sodass pauschal kein Zeitraum angegeben werden kann. Bei Frakturen im Ellenbogenbereich ist jedoch häufig von einer Wettkampfpause von mindestens 8 bis 12 Wochen auszugehen.

Arztvorstellung?

Ellenbogenverletzungen, die mit einer gewissen Rasanz entstanden sind, sollten auf jeden Fall zur ärztlichen Vorstellung führen. Rasche Schwellung und starker Schmerz sowie Bewegungsunfähigkeit und Umwendunfähigkeit sind Zeichen für eine schwere Verletzung des Knochens, die eine ärztliche Vorstellung unumgänglich erscheinen lassen.

Diagnostik

Konventionelle Röntgenbilder des Ellenbogengelenks streng in zwei Ebenen gehören zur Standarddiagnostik. Typische indirekte Frakturzeichen am Ellenbogengelenk sind das vordere und hintere »**fat pad sign**«. Auf dem seitlichen Röntgenbild kann beim gesunden Ellenbogen zwar das vordere, nicht jedoch das hintere Fettpolster als »fat pad sign« erkannt werden. Deshalb ist ein sichtbares hinteres »fat pad sign« ein gutes Indiz für eine knöcherne Verletzung. Ab einem Gelenkerguss von ca. 5 ml ist dieses Zeichen positiv. Weiterhin kann ein **angehobener Fettstreifen** des M. supinator durch ein Hämatom im Bereich des Collum radii bzw. durch einen intraartikulären Erguss bedingt sein.

Bei Verdacht auf eine Verletzung des Radiusköpfchens kann eine **Radiusköpfchenspezialaufnahme** als Zielaufnahme angezeigt sein. Bei Radiusköpfchenfrakturen sollte das Handgelenk mit geröntgt werden, um eine **Essex-Lopresti-Verletzung** auszuschließen, bei der eine Radiusköpfchenfraktur in Verbindung mit einer Verletzung der interossären Membran (IOM) sowie des distalen Radioulnar-Gelenkes auftritt, meist infolge eines Hochrasanztraumas. Bei Luxationen sollte der Unterarm mit abgebildet werden, um eine **Monteggia-Verletzung** (Olekranonfraktur und Radiusköpfchenluxation) auszuschließen.

Die **Olekranonfraktur** führt über den Zug des M. triceps zu einer Dislokation der Frakturenden (vgl. Abb. 26). Die **Mayo-Klassifikation** unterteilt drei Schweregrade:

- Typ I : nicht-disloziert, stabil (einfach oder mehrfragmentär)
- Typ II: disloziert, stabil (einfach oder mehrfragmentär)
- Typ III: disloziert, instabil (einfach oder mehrfragmentär)

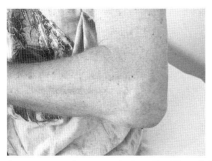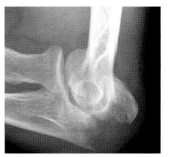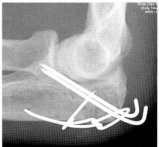

Abb. 26 a–c: Olekranonfraktur Typ III nach Sturz beim Inlineskating ohne Ellenbogenprotektor (links), im konventionellen seitlichen Röntgenbild (Mitte) und nach operativer Zuggurtungsosteosynthese (rechts)

Die dreidimensional reformierte Computertomographie kann sehr plastisch Frakturen im Ellenbogenbereich abbilden, sodass der Operateur ein exzellentes Bild vom Frakturverlauf erhält, um die optimale Versorgungsstrategie für den Patienten zu entwickeln.

Suprakondyläre Humerusfrakturen treten in 60 % aller Frakturen in der Ellenbogenregion auf. In fast allen Fällen liegt eine Überstreckung des Ellenbogens nach Sturz auf den ausgestreckten Arm vor. Begleitende Gefäß- und Nervenläsionen sind häufig, was zur sofortigen operativen Revision führen sollte.

Fallbeispiel: Ein 8-jähriger Junge ist von einem Kletterseil auf eine Matte gesprungen und dabei mit dem linken überstreckten Arm auf der Matte aufgeschlagen. Es bestand bei Aufnahme in der unfallchirurgischen Notaufnahme eine sichtbare Fehlstellung knapp oberhalb des Ellenbogens, die Ellenbogenbeweglichkeit war schmerzbedingt komplett aufgehoben. Die Hand war blass, sowohl die Arteria radialis als auch die Arteria ulnaris weder palpabel noch mit der Duplexsonographie nachweisbar. Hypästhesien lagen nicht vor. Die notfallmäßige Reposition und

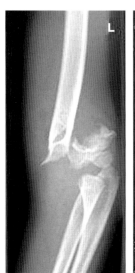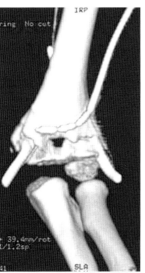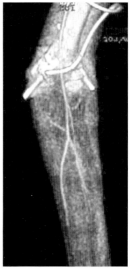

Abb. 27 a–c: Röntgenbild mit Nachweis der suprakondylären Humerusfraktur bei einem 8-jährigen Jungen nach Sturz auf den überstreckten Ellenbogen. (Mitte) Nach sofortiger Reposition und Retention Durchführung der 3D-reformierten Computertomographie mit Gefäßdarstellung am Oberarm (rechts)

operative Versorgung konnte die Unterarm-
durchblutung wiederherstellen, was durch
die 3D-Computertomographie postoperativ
illustriert wurde.

Radiusköpfchenfrakturen betreffen den proximalen Radius und können die radiale Gelenkfläche des proximalen Radioulnargelenks betreffen. Sie treten bei ca. 20 % aller Ellenbogenverletzungen auf, bei Patienten unter 60
Jahren sind es 62 % aller Ellenbogenfrakturen.

Die **Mason-Klassifikation** kennt vier Schwe-
regrade der Radiusköpfchenfraktur:
* Mason I : monofragmentär, undisloziert,
  intra- oder extraartikulär
* Mason II: monofragmentär, disloziert,
  intra- oder extraartikulär
* Mason III: Trümmerfraktur
* Mason IV: zusätzliche Luxation

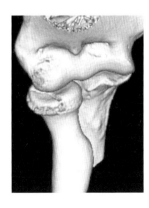

Abb. 28:
Radiusköpfchenfraktur
im konventionellen
Röntgenbild und in der
3D-Reformation in der
Computertomographie

Therapie: konservativ oder operativ?

Absolute Operationsindikationen bestehen bei:
* Gefäßverletzungen
* Nervenschäden
* Offenen Frakturen
* Instabilen Luxationsfrakturen
* Dislozierten intraartikulären Frakturen

Die Reposition bei einer **suprakondylären Humerusfraktur** verläuft in vier Schritten:
1. Längszug am gestreckten und supinierten
   Unterarm
2. Korrektur der Seitenverschiebung und
   Verdrehung
3. Dorsaler Daumendruck auf das periphere
   Fragment
4. Beugung des Unterarms mit Pronation

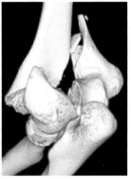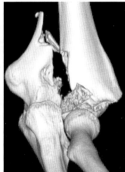

Abb. 29 a/b: 3D-Reformationen einer suprakondylären
Humerusfraktur bei einem 7-jährigen Kind nach Sturz

Die Retention der reponierten Fraktur kann im
»**cuff and collar**« erfolgen, sicherer ist jedoch
häufig die Kirschner-Draht-Spickung mit Ruhigstellung im gespaltenen Oberarmgips. Bei
Gefäß- bzw. Nervenläsion ist die offene Revision zwingend über einen lateralen Zugang in
Seit- oder Bauchlage des Kindes durchzuführen.
Eine **Olekranonfraktur** wird typischerweise
durch eine Zuggurtungsosteosynthese mit
Kirschner-Drähten und Cerclagen operativ versorgt (vgl. Abb. 26 c).
Radiusköpfchenfrakturen Typ I mit einer Stufe von weniger als 2 mm können grundsätzlich
konservativ behandelt werden, durch Ruhigstellung über 2 bis 3 Wochen im Oberarmgips
ggf. nach Ellenbogengelenkspunktion zur Erhöhung des Bewegungsumfangs. Radiusköpfchenfrakturen Typ II mit mehr als 2 mm Dislokation bzw. Meißelfrakturen sollten am güns-

tigsten mit Kleinfragmentschrauben versorgt werden. Typ III Frakturen werden unter Abrunden der Osteotomieränder reseziert. Auch eine **Radiusköpfchenprothese** findet in Einzelfällen hier Anwendung.

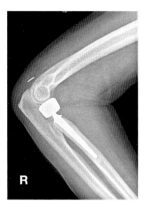

Abb. 30:
Radiusköpfchenprothese nach Mason IV Radiusköpfchentrümmerfraktur mit Luxation

Rehabilitation

Für gewöhnlich beginnen in der 6. bis 8. Woche nach der Fraktur die Frakturlinien zu verschwinden. Nach 10 bis 12 Wochen ist dieser Vorgang abgeschlossen. Eine **verzögerte Heilung** liegt vor, wenn nach 12 bis 16 Wochen noch Frakturspalten nachweisbar sind. Reizkallus ist als Hinweis auf eine lokale Instabilität nach osteosynthetischer Versorgung zu deuten. Im Zeitraum von 6 bis 8 Wochen nach der Operation darf keine Belastung des Ellenbogens stattfinden, Vollbelastung ist erst nach 8 bis 12 Wochen möglich, die Metallentfernung kann frühestens nach 12 bis 18 Monaten erfolgen.

Rückkehr zum Sport

In Abhängigkeit vom Verletzungstyp ist prinzipiell die Rückkehr zum Sport möglich. Je nach ausgeübter Sportart ist eine Ausfallzeit für den Wettkampfsport von mindestens 6 bis 8 Wochen nach Frakturentstehung jedoch häufig nicht zu umgehen.

Präventionsmöglichkeiten

Unfallvermeidung als Sturzprävention ist von äußerster Bedeutung in der Prävention von Frakturen im Ellenbogenbereich. Der geschilderte Fall der Olekranonfraktur trat nach einem Sturz rücklings direkt auf den nicht durch einen Protektor gesicherten Ellenbogen auf. Hätte der Patient Ellenbogenprotektoren getragen, wäre es vermutlich nicht zur Fraktur gekommen.

Tennisellenbogen – Epikondylitis humeri radii

Verletzungsumstände

Laterale Schmerzen am Ellenbogen sind häufig und zehnfach häufiger als am medialen Epikondylus. In 75 % der Fälle ist der dominante Arm betroffen (*Leach* et al. 1987). *Allander* beschreibt eine altersabhängige Häufigkeit des Tennisellenbogens zwischen 1 % und 3 % der Gesamtbevölkerung (*Allander* 1974). Das jährliche Vorkommen eines Tennisellenbogens in dieser schwedischen Studie lag bei 1 %. Weniger als die Hälfte aller Menschen mit Schmerzen am lateralen Ellenbogen werden von einem Arzt gesehen.

Am 26. Mai 1873 veröffentlichte *Dr. F. Runge* aus Nassau in der Berliner Klinischen Wochenschrift seinen Beitrag »Zur Genese und Behandlung des Schreibekrampfes« (*Runge* 1873). Dort heißt es: »Im Laufe des verflossenen Jahres kamen einige Fälle von Schreibekrampf in meine Behandlung, welche so ausgezeichnet charakterisiert waren, dass eine nähere Schilderung derselben um so mehr dankbar erscheint, als über das Wesen dieser Affektion die Ansichten noch sehr variieren. […] Die Affektion ist von vorn herein mit heftigen Schmerzen verlaufen, welche zunächst den Vorderarm und die Hand ergreifen, bei fortgesetzter Anstrengung aber auf Oberarm und bis in die Schulter verbreiten. […] Bei genauer Betastung ist am Condylus externus des Oberarms gerade an der Stelle, wo Supinator longus, Extensor carpi und digitorum communis ansetzen, eine kleine Stelle, welche nicht nur sehr schmerzhaft, sondern auch beim Druck heftige Reflexbewegungen auslöst. Die Schmerzen bei fortgesetztem Drucke pflanzen sich auf die Hand und Oberarm fort. Offenbar ist das Periost des Condylus externus humeri der Sitz einer chronischen Entzündung. […]

Der Ansatzpunkt der Mm. Pronator longus, Extensor carpi radialis longus und Extensor digitorum communis ist der Sitz der chronischen Entzündung; die alternierenden Contractionen dieser Muskeln üben eine fortwährende Zerrung auf den Herd der Entzündung aus, den sich Patient dadurch zu mildern sucht, dass er durch tonische Contraction einzelner Muskeln den Locus affectus fixiert. Trotzdem breitet sich die Erregung von der erkrankten Stelle bei fortdauernder Anstrengung in die nächste Umgebung weiter aus, die Muskeln werden hyperämisch.«

Dies ist beachtlich für das Jahr 1873, wenn man bedenkt, dass die sogenannte Neovaskularisation mit der Farbdoppler-Sonographie erst 2006 am Tennisellenbogen beschrieben wurde, worauf noch später im Artikel die Sprache kommen wird. Auch die Therapieansätze von *Dr. Runge* sind bemerkenswert: »Ich applicierte deshalb auf der schmerzhaften Stelle in Cauterium, welches die ganze Haut etwa wie ein Zehngroschenstück gross zerstörte. Mit der späteren Vernarbung trat auch, ich vermuthe durch Fortschreiten des Veröungsprocesses der Gefässe in die Tiefe, eine vollständige Beseitigung der schmerzhaften Stelle des Periost ein. Ich brauche kaum zu erwähnen, dass Patient den Arm ununterbrochen in der Binde tragen musste, da Ruhe ein Factor ist, welchen man bei der Heilung dieser Affection nie entbehren kann, jedoch dauerte die Ruhe nur 6 Wochen bis zur vollständigen Vernarbung der geätzten Stelle. Nach dieser Kur war und blieb der Patient von jeder krampfhaften Affection vollständig frei, wie er mir noch ein Jahr später bezeugte. Der Vorsicht halber liess ich natürlich in der ersten Zeit das Schreiben sehr einschränken.«

Demnach war *Dr. Runge* der erste Kollege, der eine lokale Kauterisierung im Sinne einer externen Sklerosierung durchführte, mit einem follow-up von einem Jahr.

Bei Tennisspielern ist häufig eine fehlerhafte Schlagtechnik verletzungsauslösend. Vor allem der inkorrekt ausgeführte Rückhandschlag führt häufig zum Tennisellenbogen. Schäden an der Innenseite des Ellenbogens im Sinne eines Golferellenbogens können auch beim Tennisspieler auftreten, vorzugsweise bei fehlerhaften Vorhand-Schlagtechniken. Wenn bei sehr guten Tennisspielern Beschwerden an der Innen- oder Außenseite des Ellenbogens auftreten, so liegt häufig die Ursache in einem stark angeschnittenen Aufschlag. Bei Freizeittennisspielern liegt der Fehler oft darin, dass sie bei Rückhandschlägen im Handgelenk beugen, anstatt den Schlag aus Arm und Schulter heraus bei gestrecktem Handgelenk durchzuführen. Der Rückschlag eines Tennisballs, der mit einer Geschwindigkeit von 50 km/h ankommt, entspricht theoretisch dem Heben eines Gewichts von 25 kg. Die beim Auftreffen des Balls auf den Schläger einwirkenden Kräfte müssen auf den gesamten Körper des Sportlers verteilt werden. Darüber hinaus beobachtet man bei Freizeitspielern auch häufig technisch falsche Schläge, mit dem Ergebnis, dass Drehkräfte und Vibrationen auf die Gewebe einwirken.

Der Tennisellenbogen ist ein Überlastungsschaden der radial inserierenden **Extensorensehnen** des Unterarms. Die wiederholte Vorderarmrotation ist krankheitsauslösend, eine Bewegung, wie sie auch Schreiner oftmals durchführen und deshalb entsprechend erkranken (*Patten* 1995). Ossäre Begleitreaktionen sind selten, Weichteilverkalkungen werden jedoch beobachtet. Histologisch gelingt der Nachweis einer Gefäßproliferation und einer fokalen hyalinen Degeneration (*Regan* et al. 1992). Besonders oft betroffen ist der M. extensor carpi radialis brevis.

Verletzungssportarten

Typischerweise ist, wie der Name besagt, der Tennissportler vom Tennisellenbogen als Überlastungsschaden betroffen. Aber auch in anderen Racketsportarten wie Squash, Badminton, Tischtennis und im Golfsport sind diese Beschwerden häufig. Schließlich können auch berufliche, monotone, repetitive Tätigkeiten wie bei Elektrikern oder Zimmerleuten, aber auch bei Reinigungskräften zu solchen Problemen führen.

45 % aller Tennisspieler, die täglich spielen, und 25 % derjenigen, die ein- bis zweimal pro Woche spielen, leiden unter einem Tennisellenbogen als Überlastungsschaden. Besonders häufig wird er bei Sportlern jenseits des 45. Lebensjahres beobachtet.

Auch im Segelsport ist die Epikondylitis humeri radii als Überlastungsfolge von intensiver Schotarbeit beschrieben (*Schwall* 2005). Das sogenannte »Ausreiten« ist die häufigste Ursache chronischer Sehnenreizungen, gefolgt vom sogenannten »Pumpen« beim Segeln. Im Sportschießen wird beim Pistolenschießen der Tennisellenbogen beobachtet (*Schuchardt* et al. 2003).

Klinik der Verletzung

Die Beschwerden treten beim Tennisellenbogen im Bereich des lateralen Epikondylus auf, dem knöchernen Fortsatz an der Außenseite des El-

lenbogens. Hier findet die Streckmuskulatur für die Finger und das Handgelenk ihren sehnigen Ursprung. Folgende Muskeln sind häufig betroffen:

- M. extensor carpi radialis brevis
- M. extensor digitorum communis
- M. extensor carpi radialis longus
- M. extensor carpi ulnaris

Da diesen kräftigen Streckmuskeln nur eine sehr kleine Ursprungsfläche zur Verfügung steht, ist die pro Fläche einwirkende Zugkraft sehr hoch.

Die Schmerzen finden sich vorwiegend an der Ellenbogenaußenseite, sie können aber auch bis hinauf zur Schulter bzw. bis hinab zum Handgelenk ausstrahlen. Darüber hinaus kann eine Schwäche am Handgelenk beobachtet werden, die so ausgeprägt sein kann, dass selbst das Anheben eines Tellers oder einer Kaffeetasse, das Öffnen einer Autotüre, das Auswringen eines nassen Lappens oder ein Händedruck nicht möglich sind. Bei der Streckbewegung im Handgelenk nach oben (Dorsalflexion) gegen Widerstand wird ein Schmerz am lateralen Epikondylus beklagt. Auch die Streckbewegung der Finger gegen Widerstand kann den Schmerz am Ellenbogen auslösen, da ja der M. extensor digitorum communis betroffen ist.

Aus nach Sportverletzung?

Der Tennisellenbogen ist eine klassische Insertionstendinopathie, die auf dem Boden einer monotonen Überlastung als chronischer Sportschaden auftritt. Racketsportler über 45 Jahre sind besonders häufig betroffen. Der Tennisellenbogen hat wie alle anderen Sehnenerkrankungen (Erkrankungen der Kniesehne, der Achillessehne oder auch der plantaren Faszie bei plantarer Fasziitis) einen langwierigen, häufig chronisch verschleppten Verlauf. Entscheidend ist die zielgerichtete Diagnostik bei einem erfahrenen Arzt und die kombinierte Durchführung unterschiedlicher Therapiemaßnahmen über mindestens 12 Wochen, ergänzt durch die Verhaltensmodifikation im Training, Abbau von Trainingsmonotonie etc.

Arztvorstellung?

Ich empfehle bei Problemen des Tennisellenbogens die ärztliche Vorstellung, da nur sie die Diagnostik und Abgrenzung zu anderen Problemen des Ellenbogens ermöglicht. Der häufig chronische Verlauf des Tennisellenbogens als Überlastungsschaden bedingt oft den langwierigen und schwierigen Heilungsverlauf, sodass zur Abwendung eines chronischen Schmerzsyndroms und zur rascheren Rehabilitation die ärztliche Vorstellung auf jeden Fall sinnvoll ist.

Diagnostik

Neben der klinischen Untersuchung mit oftmals vorhandenem Provokationsschmerz am Ellenbogen und proximalen Unterarm bei Dorsalextension des Handgelenks gegen Widerstand beklagen manche Patienten auch eine Schmerzempfindlichkeit in einem Hautareal streckseitig über dem Handgelenk. Die Kraftmessung mit dem Dynamometer kann bei der Diagnostik der Epikondylitis humeri radii hilfreich sein (*Dorf* et al. 2007). Während bei ellenbogengesunden Probanden die Grobkraft, mit dem Dynamometer erfasst, bei Ellenbogenstreckung und 90° Flexion keinen Unterschied aufweist, so zeigen sich bei Epikondylitispatienten signifikante Unterschiede in Abhängigkeit von der Ellenbogenposition. Bei 90° Flexion war bei Epikondylitis die Grobkraft um 29 % gegenüber gestrecktem Ellenbogengelenk erhöht. Der betroffene Arm hatte rund 50 % der Kraft der gesunden Gegenseite bei Ellenbogenextension und 69 % der Kraft bei 90° Ellenbogenflexion. Im Weiteren ist ein 8-prozentiger

Unterschied zwischen Extension und 90° Flexion in 83 % akkurat zwischen betroffener und nicht-betroffener Extremität zu unterscheiden. Die Terminologie sollte eher von einer **komplizierten und fehlgeschlagenen Heilung** bei Sehnenbeschwerden als von einer Tendinitis sprechen, da nach wie vor der schlüssige Nachweis einer Entzündungskomponente im Rahmen von Sehnenbeschwerden aussteht.

> Chronische Sehnenbeschwerden (Tendinopathie) können als fehlgeschlagene Heilung einer überlasteten Sehne verstanden werden. Schwellung, Rötung und Belastungs-, später auch Ruheschmerz sind die typischen Zeichen der Sehnenerkrankung. Es besteht ein fließender Übergang von der gesunden Sehne über die chronisch geschädigte Sehne zum kompletten Sehnenriss. Mikroskopische Studien konnten nachweisen, dass in allen gerissenen Sehnen Zeichen des Sehnenverschleißes vorliegen.

Die Diagnose Tennisellenbogen wird vor allem **klinisch** gestellt. Die vorgebrachten Beschwerden, ergänzt durch den Stresstest bei Handgelenksstreckung gegen Widerstand mit Schmerz am sehnigen Ansatz im Bereich des Epikondylus humeri radii, bestimmen das Bild. Ein Röntgenbild ist nur bei wenigen Patienten notwendig, wo der Verdacht auf eine knöcherne Läsion oder Exophyten bzw. die Notwendigkeit zur Differentialdiagnostik besteht.

In der konventionellen Graustufensonographie finden sich typischerweise bei der Tendinopathie hypoechogene Echomuster am Ansatz der Extensor carpi communis Sehne. Folgende Charakteristika sind in der Graustufensonographie häufig (*Levin* et al. 2005):
- Verkalkungen am Ansatz der Sehne des M. extensor carpi communis

- Sehnenverdickung
- Angrenzende Knochenunregelmäßigkeiten
- Fokale hypoechogene Muster
- Diffuse Heterogenität

Die **Farbdoppler-Sonographie** und vor allem die Power-Doppler-Sonographie können – in Analogie zur erkrankten Achilles- und Patellarsehne – Zonen der pathologisch gesteigerten Durchblutung am Ort des Schmerzes auch in Ruhe nachweisen.

Die sogenannte **Neovaskularisation** ist das Korrelat der Erkrankung und ist durch begleitende, feinste Nervenfasern für den Schmerz auch bei der Epikondylitis verantwortlich (*Zeisig* et al. 2006). Im Bereich dieser Neovaskularisation zeigen die Kapillargefässe eine hohe Dichte von Schmerzrezeptoren und Schmerzmediatoren wie Substanz P und CGRP. Im Gegensatz zur Farbdoppler-Sonographie zeichnet sich die Power-Doppler-Sonographie durch ei-

ne noch bessere Visualisierung von Gefäßen mit langsamer Blutflussgeschwindigkeit aus. Deshalb kann die Power-Doppler-Sonographie insbesondere bei der Visualisierung der Neovaskularisation entscheidende Vorteile bieten.

Die **Kernspintomographie (MRT)** spielt in der Abgrenzung von radialen oder ulnaren Epikondylitisbeschwerden zu Bandläsionen, Muskelläsionen oder auch Schleimbeutelentzündungen eine wesentliche Rolle. Die MRT zeigt in den meisten Sequenzen ein erhöhtes Signal im Bereich der Extensorenursprünge. Besonders häufig ist der M. extensor carpi radialis brevis betroffen. Interessanterweise finden sich Signalveränderungen nicht nur an der symptomatischen, sondern auch an der asymptomatischen Seite (bei 55 % der Patienten auf T1-gewichteten und bei 27 % auf T2-gewichteten Sequenzen). Der M. anconaeus reagiert bei der Epikondylitis humeri radialis häufig mit. **Steroidinjektionen** kurz vor einer MRT-Untersuchung können zu Signalveränderungen am Epikondylus führen, die das Ausmaß der Erkrankung überschätzen lassen. Diese Veränderungen können bis zu einem Monat bestehen bleiben.

Therapie: konservativ oder operativ?

Der Grund für die verzögerte Sehnenheilung ist die langsame metabolische Rate der Sehnenzellen (Tenozyten) mit einer Turn-over-Zeit von 50 bis 100 Tagen.

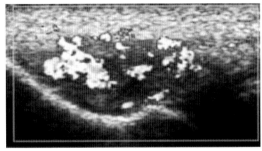
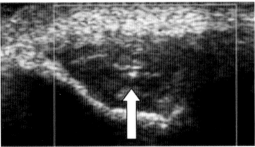

Abb. 31: Neovaskularisation (oben) im Bereich des sehnigen Ansatzes der Unterarmstreckmuskulatur beim Tennisellenbogen nachgewiesen mit der Farbdoppler-Sonographie (nach *Zeisig* et al. 2006)

Der Tennisellenbogen sollte als Insertionstendinopathie wie andere Sehnenerkrankungen primär konservativ behandelt werden. Eine Reihe von konservativen Therapiemaßnahmen ist bereits in kontrollierten und z. T. randomisierten Studien am Tennisellenbogen direkt geprüft worden.

Die bewiesenen günstigen Therapieoptionen, die bei anderen Körperlokalisationen erfolgreich beschrieben sind, wie das exzentrische Krafttraining, die Stoßwellentherapie oder auch die gezielte Sklerosierung der Neovaskularisation, können deshalb auch beim Tennisellenbogen angewendet werden. In der folgenden Tabelle 12 sind einige Therapiemöglichkeiten exemplarisch zusammengestellt, die mit einer Therapiedauer von mindestens 12 Wochen angewendet werden sollten, um nachhaltige Effekte zu erzielen.

Im akuten Stadium sollte die **PECH-Behandlung** über 3 bis 4 Tage konsequent eingesetzt werden. Durch die (temporäre) Beseitigung der auslösenden Ursache, die Kryotherapie samt Kompression und die Hochlagerung kann die pathologisch gesteigerte Durchblutung am sehnigen Ansatz der Unterarmmuskulatur am Epikondylus deutlich reduziert werden. Die Kryotherapie sollte am besten intermittierend 3 x 10 Minuten eingesetzt werden, wie es im Kapitel PECH-Behandlung vorgestellt wird. Gegen eine allgemeine sportliche Tätigkeit wie Laufen, Radfahren oder auch Schwimmen spricht auch im akuten Stadium nichts.

Als Faustregel kann gelten, dass der Sportler dann wieder mit Belastungen anfangen kann, wenn er in der Lage ist, den durch Händedruck ausgelösten Schmerz zu ertragen.

1) Ein **exzentrisches Training** der Handgelenkstrecker kann empfohlen werden. Dabei kann beispielsweise der Thera-Band Flex-Bar Anwendung finden. Ich empfehle die Supination und Pronation mit dem Thera-Band Flex-Bar in Armvorhebhalte mit 6 x 15 Wiederholungen pro Tag über mindestens 12 Wochen täglich durchzuführen.

Konservativ	Minimal-invasiv	Operativ
Exzentrisches Krafttraining (6 x 15 Wdh./d über 12 Wochen)	Sklerosierung der Neovaskularisation mit Power-Doppler-kontrollierten Polidocanolinjektionen	Arthroskopisches Sehnendebridement
Ellenbogenorthese, z. B. Sporlastic Epi-Hit®		Offen chirurgisches Sehnendebridement nach *Hohmann*
Kryotherapie (3 x 10 min/d)		
Ellenbogentaping		
Botulinumtoxininjektion		
Transkutanes Nitroglycerin (2 x 0,8 mg/d über 6 Monate)		
Stoßwellentherapie		
Kinesiotaping		

Tab. 12:. Eine Übersicht aktueller konservativer, minimal-invasiver und offen chirurgischer Therapiemöglichkeiten beim Tennisellenbogen

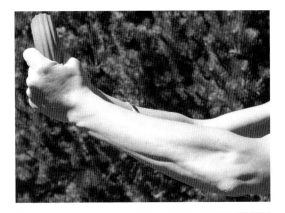

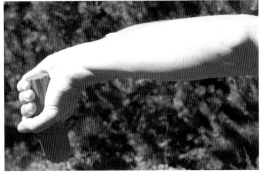

Abb. 32 a/b: Exzentrisches Krafttraining zur Therapie des Tennisellenbogens mit dem Thera-Band® Flex-Bar®

2) **Dynamische Übungen** können mit einem **Thera-Band® Hand-Trainer** durchgeführt werden.

3) Auch Dehnungsübungen im Handgelenk als Stretching können ergänzend sinnvoll sein. Das Handgelenk wird bis zu einem Winkel von 90° gebeugt, die andere Hand kann zum Gegenhalten eingesetzt werden. Dabei ist der Ellenbogen des betroffenen Arms völlig gestreckt zu halten, der Unterarm sollte leicht nach innen rotiert sein (in Pronation). Das gebeugte Handgelenk wird dann so weit wie möglich gestreckt und in dieser Position für 4 bis 6 Sekunden gehalten. Nach 2 Sekunden Pause erneute Streckung für 6 bis 8 Sekunden mit 15 Wiederholungen pro Tag.

Die lokale Therapie mit **Nitroglyzerinpflastern** wurde in Form einer prospektiven, randomisierten, doppelblinden Studie an 86 Patienten in Ergänzung zu einem standardisierten konservativen Trainingsprogramm untersucht (*Paoloni* et al. 2003). Es erfolgte die Gabe von 1,25 mg Nitroglyzerin transdermal über 24 Stunden täglich am Ort des Schmerzes. 500 mg Paracetamol-Tabletten wurden im Falle von Nitro-Kopfschmerz verordnet. 63 % der Patienten in der Nitroglyzeringruppe beklagten Kopfschmerzen, 21 % eine Dermatitis. Nur 35 % der Patienten in der Nitroglyzerinpflastergruppe hatten über 6 Monate keinerlei Nebenwirkungen. Die Patienten in der Nitroglyzeringruppe hatten nach 2 Wochen bei Aktivität signifikant weniger Schmerz, reduzierte Druckschmerzhaftigkeit nach 6 und 12 Wochen und eine Erhöhung der Handgelenksstreckkraft nach 24 Wochen. Nach 6 Monaten waren 81 % der Patienten in der Nitroglyzerin + Standardtherapiegruppe gegenüber 60 % der Patienten in der Standardtherapiegruppe asymptomatisch bei Aktivitäten des täglichen Lebens.

Ich empfehle derzeit die Anwendung von Nitroglycerinspray topisch (z. B. Coranginspray) mit 2 x 2 Sprühstößen à 0,4 mg/d über mindestens 6 Monate am Ort des Schmerzes durchzuführen. Ab Woche 6-8 darf mit einer günstigen Beeinflussung des Kollagenstoffwechsels gerechnet werden.

Eine randomisiert-kontrollierte, doppelblinde Studie an 60 Patienten untersuchte den Einfluss einer einzelnen **Botulinumtoxin Typ A Injektion** (60 Einheiten) gegenüber Placebo (*Wong* et al. 2005). Das Schmerzniveau reduzierte sich nach 4 Wochen von 65 auf 25 im Vergleich zu 66 auf 51 in der Placebogruppe. Die Griffstärke veränderte sich nicht signifikant in dieser Studie. Vier Patienten in der Botox-Gruppe beklagten jedoch Fingerschwächen.

Basierend auf der in der Farbdoppler- und Power-Doppler-Sonographie nachweisbaren Neovaskularisation am Ort des Schmerzes kann die gezielte Sklerosierungstherapie mit Polidocanol erfolgen. In einer ersten Untersuchung konnte diese Therapie am Ellenbogen – farbdopplersonographisch gesteuert – mit einigem Erfolg bei einer kleinen Gruppe von bislang 11 Patienten durchgeführt werden (*Zeisig* et al. 2006, vgl. Abb. 33). In einer randomisierten Cross-over-Studie mit 32 Patienten und 36 Tennisellenbogen zeigte die Power-Doppler-kontrollierte Injektion von Polidocanol im Vergleich zu einer Kombination aus Lidocain und Adrenalin eine signifikante Schmerzreduktion nach 3 und 12 Monaten (*Zeisig* et al. 2008). Mittlerweile sind auch 2-Jahres-Daten der intratendinösen Injektionstherapie veröffentlicht (*Zeisig* et al. 2008). Dabei zeigten sich 17 von 20 Patienten mit gutem klinischen Ergebnis hinsichtlich Schmerzreduktion und Zunahme der Alltagsaktiväten.

xion. Diese Sklerosierung mit Polidocanol wird im Abstand von 6-8 Wochen 3- bis 5-mal wiederholt und sollte von einem exzentrischen Krafttraining (z. B. Thera-Band Flex-Bar) über 12 Wochen flankiert sein, um auch einen nachhaltigen Umbau der überlasteteten Sehnenstruktur zu erreichen.

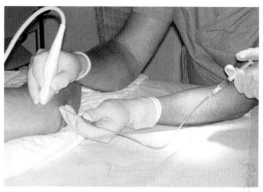

Abb. 33: Direkte Sklerosierung mit Polidocanol der Neovaskularisation (farbdopplersonographisch gesteuert) durch die Arbeitsgruppe von *Alfredson* in Umea, Mittelschweden (*Zeisig* et al. 2006)

Interessant ist derzeit die Frage, ob jenseits der verwendeten injizierten Substanz, sei es Polidocanol, sei es Lidocain mit Adrenalin oder auch Kortison, nicht die Farb- bzw. Power-Doppler-kontrollierte Injektion an den Ort der Neovaskularisation der entscheidende Faktor der Injektionstherapie ist (*Knobloch* et al. 2008). Eine ungezielte, nicht-Doppler-kontrollierte Injektion bei der Epikondyltis ist im Vergleich zur Farb- bzw. Power-Doppler-kontrollierten Injektion unterlegen.

Die Sklerosierungstherapie mit Polidocanol erfolgt bei mir titriert und zielgenau mit bis zu 2 ml Polidocanol 0,25 %, das mit einer feinen Spritze unter Power-Doppler-Kontrolle an die Neogefäße gespritzt wird, bis kein gesteigerter Blutfluss mehr in der schmerzenden Region feststellbar ist. Der Ellenbogen ruht in 90° Fle-

Patienten mit einer Epikondylitis zeigen eine deutliche schlechtere Propriozeption des Ellenbogengelenks (*Juul-Kristensen* et al. 2008).

Die Erkennung von Winkelgraden bei passiver Bewegung des Ellenbogens ist bei der Epikondylitis mit 1.8° vs. 1.1° bei gesunden Ellenbogen signifikant verschlechtert. Basierend auf dieser Kenntnis untersuchen wir derzeit, ob ein Vibrationstraining der oberen Extremität mit einem elastischen flexiben Fitnessstab (Flexi-Bar-Stab) in einer randomisierten Studie bei Patienten mit Epikondylitis sinnvoll eingesetzt werden kann. Erste Zwischenergebnisse suggerieren eine deutliche Schmerzreduktion durch ein tägliches Vibrationstraining von nur rund 5 Minuten Dauer.

Etwa 5 % aller Patienten mit Tennisellenbogen haben trotz ausgiebiger konservativer Therapie anhaltende Beschwerden, die die Aktivitäten des täglichen Lebens deutlich einschränken. Es gibt eine Reihe **operativer Maßnahmen** zur Behandlung des Tennisellenbogens. Die laterale Ablösung der Sehnenursprünge der Extensoren von Handgelenk und Fingern wurde von *Hohmann* schon 1933 beschrieben (*Hohmann* 1933). Es handelt sich dabei um eine relativ einfache operative Technik.

Die Operation kann unter Lokal-, Regional- oder Allgemeinnarkose erfolgen. Die jeweilige Operationstechnik ist dabei identisch. Der Chirurg löst bei korrekter Präparationstechnik am Ellenbogen die Muskeln von Gelenk, Kapseln und Knochen. Direkt über dem lateralen Epikondylus wird eine leicht gebogene, etwa 4 cm messende Inzision angelegt, die von 1 cm proximal des lateralen Epikondylus bis 3 cm distal davon reicht. Der Extensorenursprung wird nahe an seiner Einstrahlung in den lateralen Epikondylus durchtrennt. Die Ablösung beginnt an der Spitze des lateralen Epikondylus und wird nach distal weiter geführt. Der Extensorenursprung wird vom lateralen Epikondylus so weit abgelöst, bis die Synovia des Radiohumeralgelenks sichtbar wird. Man kann mutmaßen, dass bei dieser Denervierungsoperation am Epikondylus auch Einfluss auf die gesteigerte Neovaskularisation genommen wird und auf diese Weise der Operationserfolg bedingt sein könnte.

Die prospektive Untersuchung der vorgestellten Operationsmethode zeigte bei 37 % der Patienten bereits nach 6 Wochen ein exzellentes oder gutes Ergebnis. Das gleiche Resultat wurde bei 70 % der Patienten nach einem Jahr und bei 89 % nach 5 Jahren erreicht. Ein Vergleich des Ergebnisses verschiedener operativer Techniken, die in der Literatur beschrieben wurden, weist keine Überlegenheit eines bestimmten Verfahrens nach. Vergleichende randomisiert-kontrollierte Studien der unterschiedlichen Operationstechniken existieren nicht.

Operationstechnik	Erstautor	Jahr
Kauterisierung der Sehnen des Gebiets	Runge	1873
Exzision der radiohumeralen Bursa	Osgood	1922
Fasziotomie der Unterarmextensoren	Fischer	1923
Aufteilung des Extensorenursprungs	Hohmann	1926
Exzision des Synoviarandes	Trethowan	1929
Freilegung des subtendinösen Raums	Hughes	1950
Resektion des Lig. anulare	Boxworth	1955
Entfernung der Kalkablagerungen	Van Demark	1956
Denervation des Radiuhumeralgelenks	Kaplan	1959
Verlängerung der ECRB-Sehne	Garden	1961
Exzision von Narbengewebe im subtendinösen Raum	Goldie	1964
Freilegung des N. radialis	Roles	1972

Tab. 13: Historischer Überblick über Verfahren zur operativen Therapie der Epikondylitis humeri radii

In ca. 3,6 % der operativen Eingriffe zur Therapie der Epikondylitis humeri radii treten **Komplikationen** auf: 1,6 % Infektionen, 1,4 % Wundheilungsstörungen, 0,6 % Einschränkungen der Ellenbogenfunktion.

Dunn und Mitarbeiter aus Illinois zeigten kürzlich bei 139 konsekutiven Patienten in einer Fallserie die operativen Ergebnisse der Nirschltechnik (mini open technique) mit einem Nachuntersuchungszeitraum von 10 bis 14 Jahren (*Dunn* et al. 2008). Dabei zeigte sich eine Verbesserungsrate von 97 %. Die Patientenzufriedenheit lag bei 8,9 auf einer Skala bis 10 (höchst zufrieden). Ähnlich gute klinische Ergebnisse werden auch durch die arthroskopische Resektion am Epicondylus humeri radialis berichtet (*Baker* et al. 2008). Jedoch existieren derzeit keine randomisierten Studien, beispielsweise zum Vergleich der operativen Maßnahmen mit der Sklerosierungstherapie bei der Epikondylitis.

Die Farbdoppler- und die Power-Doppler-Sonographie konnten die Neovaskularisation am Ort des Schmerzes nachweisen helfen. Hybrid-Verfahren sind in diesem Zusammenhang denkbar, wie die Kombination der Power-Doppler-Sonographie im Operationssaal zur gezielten minimal-invasiv durchgeführten Operation. Für die Patellatendinopathie ist diese Kombination im Operationssaal jüngst beschrieben worden (*Willberg* et al. 2007). Auch an der Achillessehne ist die minimal-invasive, gezielte Elektrokoagulation zur kontrollierten Zerstörung der Neovaskularisation in einer Pilotstudie an 11 Patienten beschrieben (*Boesen* et al. 2006). Insofern wäre auch der Einsatz der Farbdoppler- bzw. der Power-Doppler-Sonographie im Operationssaal bei der Epikondylitisoperation denkbar und ohne Schwierigkeiten einsetzbar. Durch die intraoperative Visualisierung wäre, ohne Blutsperre wohlgemerkt, die

gezielte, ggf. arthroskopische Denudierung der Neogefässe denkbar. Inwiefern jedoch dieses operative Hybridverfahren mit überlegenen klinischen Erfolgsraten assoziiert wäre, ist zukünftigen kontrolliert-randomisierten Studien vorbehalten.

Rehabilitation

Der Tennisellenbogen als Insertionstendinopathie entsteht typischerweise aufgrund monotoner Überlastung des sehnigen Ansatzes der Unterarmstreckmuskulatur. Die überwiegende Mehrzahl der Patienten kann durch die kombinierte konservative Therapie mit einem exzentrischen Krafttraining plus topisch Nitroglycerinspray plus Sklerosierungstherapie mit Polidocanol, ggf. kombiniert mit der Stoßwellentherapie, innerhalb von 3 bis 6 Monaten eine deutliche Beschwerdelinderung und eine deutliche Zunahme der Alltagsaktivitäten erreichen. Häufig wird jedoch nicht genügend Zeit für eine ausreichende Rehabilitation eingeräumt, sodass zu früh wieder mit Trainings- und Wettkampfbelastungen begonnen wird.

Rückkehr zum Sport

Der Tennisellenbogen hat als chronischer Überlastungsschaden prinzipiell eine günstige Prognose, jedoch droht das Risiko der **Chronifizierung des Schmerzes**, wenn nicht frühzeitig adäquat therapiert wird und das auslösende Verhalten nicht grundlegend verändert wird. Der spontane Verlauf dauert häufig 8 bis 12 Monate.

Wichtig ist, dass stärkere Belastungen erst wieder aufgenommen werden, wenn Beweglichkeit und Kraft vollkommen wiederhergestellt sind. Nach einer operativen Therapie sollte mit dem Tennisspielen erst nach 8 bis 10 Wochen wieder begonnen werden.

In Analogie zu einer randomisierten Studie bei Achillestendinopathie (*Silbernagel* et al. 2007) empfehle ich den begleitenden Sport neben den vorgenannten Therapiemaßnahmen schmerzadaptiert bis zu einer Schmerzstärke von VAS 5 auf einer Skala bis 10. 10 bedeutet unerträglicher Schmerz, 0 bedeutet Schmerzfreiheit.

Bezüglich der **Heilungszeit** besteht ein Gradient vom Kopf zum Fuß: je weiter fußwärts die Beschwerden an einer Extremität vorliegen, desto schneller ist mit einer Heilung zu rechnen. Dennoch ist der Heilungsverlauf im Rahmen von Sehnenbeschwerden nach wie vor protrahiert. Im Falle von Achillessehnenbeschwerden ist mit 4 bis 6 Monaten zu rechnen, bei Patellasehnenbeschwerden wie auch beim Tennisellenbogen mit 6 bis 8 Monaten, bei Rotatorenbeschwerden an der Schulter sogar mit 8 bis 12 Monaten Heilungszeit.

Präventionsmöglichkeiten

Im Tennissport sind nach *Per Renström* folgende Aspekte zu beachten (*Peterson & Renström* 1987):

- Gute Beinarbeit, damit der Spieler den Ball stets in einer optimalen Stellung erreicht
- Der Ball sollte mit dem Schläger richtig und zum rechten Zeitpunkt getroffen werden.
- Schulter und gesamter Körper sollten bei jedem Schlag beteiligt werden, damit es nicht zu einem plötzlichen »Abbremsen« der Bewegung beim Treffen des Balls kommt. Der Schlag sollte korrekt mit gestrecktem Handgelenk durchgezogen werden.
- Die Oberfläche des Tennisplatzes sollte langsam sein, um die Geschwindigkeit des Balls zu reduzieren. Bei schnellen Bodenbelägen, wie beispielsweise Gras oder Kunststoff, wird die Aufschlagskraft des

Balls auf den Schläger verstärkt. Damit wächst auch für den Sportler die Belastung seines Arms.

- Der Ball sollte leichtgewichtig sein. Feuchte Bälle oder Bälle mit zu geringem Luftdruck werden schwer.
- Besonders wichtig ist die richtige Ausrüstung. Der Schläger ist individuell unter Berücksichtigung der Spieltechnik auszuwählen. Ein Gelegenheitsspieler sollte nur einen leichten Schläger verwenden, da schwere Rackets eine höhere Belastung bedeuten. Der Schläger sollte gut ausbalanciert sein. Wichtig ist auch eine leichte Führung bei komplizierten Schlägen, etwa bei der Ausführung von Bogenschlägen.
- Ein sehr straff gespannter Schläger verstärkt Aufschlags- und Spannungskräfte. Aus diesem Grunde sollte auch die Bespannung dem individuellen Können angepasst werden. Sie sollte auf keinen Fall zu straff sein. Beim Auftreten des Tennisellenbogens sollte bei Fortführung des Tennisspiels die Bespannung gelockert werden. Darmbespannungen führen im Allgemeinen zu einer besseren Elastizität und zu geringeren Vibrationen als Nylonbespannungen.
- Besondere Sorgfalt ist auch der Auswahl eines gut und bequem in der Hand sitzenden Griffs zu widmen. Eine nicht angemessene Griffstärke des Tennisschlägers wird häufig als ein Risikofaktor für Überlastungsschäden am Ellenbogen und Unterarm bei Tennisspielern angesehen (*Hatch* et al. 2006). Die Handmessmethode nach *Nirschl* wird von vielen Tennisschlägerherstellern verwendet, um dem Spieler eine angemessene Griffstärke zu empfehlen. In dieser aktuellen kalifornischen Studie stellte man die Hypothese auf, dass eine ¼ Inch Veränderung der nach *Nirschl* empfohlenen Griffstärke beim Tennisschläger keine Veränderung der Unterarmmuskelaktivität bewirke.

Aus diesem Grunde wurden 16 asymptomatische kalifornische Tennisspieler der ersten und zweiten Division in diese Studie eingeschlossen. Sie absolvierten mit drei unterschiedlichen Griffstärken (die nach *Nirschl* empfohlene sowie ¼ Inch darüber und ¼ Inch darunter) Grundschläge mit gleichzeitiger elektromyographischer Aufzeichnung der Muskelaktivität an folgenden Muskeln:

– M. extensor carpi radialis longus
– M. extensor carpi radialis brevis
– M. extensor digitorum communis
– M. flexor carpi radialis
– M. pronator teres

Die elektromyographische Untersuchung an den genannten fünf Muskeln des Unterarms konnte über insgesamt ½ Griffstärken keine signifikanten Veränderungen der motorischen Aktivierung feststellen. Daher schlussfolgern die Autoren, dass möglicherweise erst Veränderungen jenseits ¼ Inch Griffstärke, wenn überhaupt, Veränderungen der motorischen Antwort auslösen. Insgesamt sehen die Autoren aufgrund ihrer Ergebnisse die Assoziation zwischen Veränderungen der Griffstärke und lateraler Epikondylitis eher geschwächt.

Ein großer »sweet spot« ist wahrscheinlich von Vorteil. Hierunter versteht man die Aufschlagfläche des Schlägers, in deren Bereich mathematisch gesehen die geringsten Drehkräfte auftreten. Wird der Ball außerhalb dieser Fläche getroffen, so treten verstärkt unerwünschte Drehkräfte und Vibrationen auf.

Golferellenbogen – Epikondylitis humeri ulnaris

Der muskulotendinöse Übergang am medialen Epikondylus besteht aus der Flexor-Pronator-Gruppe. Von der radialen zur ulnaren Seite des Ellenbogens trifft man auf den M. pronator te-

res, den M. flexor carpi radialis, den M. palmaris longus, den M. flexor digitorum superficialis und schließlich ulnarseitig den M. flexor carpi ulnaris. Die Sehnen des M. pronator teres und des M. flexor carpi radialis entspringen dem anterioren Aspekt des medialen Epikondylus. Sie werden während der Beschleunigungsphase der Wurfbewegung beansprucht. Bei professionellen Wurfsportlern ist eine Hypertrophie dieser Muskelgruppe bekannt: 50 % haben eine Flexionskontraktur und 30 % haben eine erhöhte Valgusachse im Vergleich zur nichtdominanten Ellenbogenseite (*Barnes* et al. 1978, *King* et al. 1969).

Die enge räumliche Nähe des Nervus ulnaris zum medialen Epikondylus bedingt gelegentlich eine Neuritis bzw. eine Kompression des N. ulnaris Der Nerv tritt durch das mediale intermuskuläre Septum und verläuft auf dem medialen Trizeps. Der N. ulnaris passiert nach distal posterior den medialen Epikondylus, um im kubitalen Tunnel zwischen dem Humerus und dem ulnaren Kopf des M. flexor carpi ulnaris weiter nach distal zu ziehen.

Nirschl unterteilt den medialen Epikondylus in drei Zonen:

• Zone 1: proximal des medialen Epikondylus
• Zone 2: medialer Epikondylus
• Zone 3: distal des Epikondylus medialis

Nirschl fand in der Zone 3 bei operativer Revision mit Nervus-ulnaris-Symptomen die häufigsten Kompressionen (*Nirschl* 1985).

Verletzungsumstände

Der Golferellenbogen wurde erstmals von *Henry J. Morris* im Lancet 1882 beschrieben (*Morris* 1882), der diese Beschwerden vor allem bei der Rückhand im Tennis beobachtet hatte. Der Golferellenbogen ist etwa zehn Mal seltener als der Tennisellenbogen. Wenn man jedoch bedenkt, dass 1 bis 3 % der Allgemeinbevölkerung an einem Tennisellenbogen leiden, so ist der Golferellenbogen mit 1/10 der zuvor genannten Häufigkeit eine oft vorkommende Überlastungserscheinung. Typischerweise sind Athleten im Alter von 40 bis 50 Jahren betroffen, wenngleich Berichte über das Vorkommen im Alter von 12 bis 80 Jahren bekannt sind. Ähnlich wie beim Tennisellenbogen erfahren 75 % der Patienten mit Golferellenbogen ihre Beschwerden am dominanten Arm.

Während des Golfspielens wird der Schläger mitten im Abschlag abrupt gestoppt, wenn der Rasen, der Sand oder auch eine Wurzel getroffen wird. Die wiederholten Schwungübungen als Imitationsübung beim Golfsport führen zu einer Belastung der Unterarmbeugemuskulatur, die ganz wesentlich den Golfschläger fixiert. Die mediale Epikondylusapophyse wird durch wiederholten Zug durch die Unterarmflexoren und den M. pronator teres entsprechend gereizt. Beim Baseballwurf überschreiten die Spitzenwinkelgeschwindigkeit und die Valguskräfte die Sehnenstärke insbesondere in der Beschleunigungsphase der Wurfbewegung. Diese Kräfte

werden auf den M. flexor pronator übertragen, später dann auf den Epikondylus medialis und das tiefe mediale Kollateralband. Die höchste Muskelaktivierung beim Tennisspiel wurde beim Aufschlag in der Beschleunigungsphase im M. pronator teres nachgewiesen (*Morris* et al. 1989). Die Flexor-Pronator-Gruppe scheint während des Transfers des Momentums und der Kraft auf den Ball die optimale Positionierung des Unterarms zu gewährleisten. Im Tennis scheint insbesondere bei Vorhandschlägen und Aufschlägen eine mediale Belastung aufzutreten. Im Golf wird die mediale Epikondylitis typischerweise beim »hitting from the top« beobachtet, wenn ein exzessiver Valgusstress des dominanten Ellenbogens auftritt und dies die Flexor-Pronator-Gruppe überbeansprucht (*McCarrol* et al. 1982).

Verletzungssportarten

Ganz eindeutig ist Golf eine Sportart, in der Probleme am ulnaren Epikondylus des Oberarms entstehen, wie der Name »Golferellenbogen« zweifelsfrei suggeriert. Aber auch andere Racketsportarten wie Tennis, Squash, Badminton oder auch Baseball können die Probleme eines Golferellenbogens im Sinne einer Überbeanspruchung auslösen.

In den USA wird die Epikondylitis humeri ulnaris im Baseball »little leaguer's elbow« bzw. »pitcher's elbow« genannt. Beim »little leaguer's elbow« handelt es sich um eine mediale Traktions-Apophysitis, die typischerweise junge Werfer im Alter zwischen 9 und 12 Jahren betrifft. Der beim Wurf auftretende Valgusstress führt zu einer Hypertrophie des medialen Epikondylus und zu Mikroverletzungen der M. flexor pronator Gruppe. Trainingsfehler mit zu hohen Wurfintensitäten, schlechter Pitching-Technik und unzureichender Erwärmung spielen hier die entscheidende auslösende Ursache.

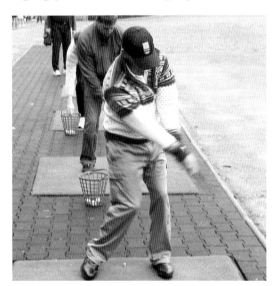

Abb. 34: Der Golferellenbogen ist zehnfach seltener als der Tennisellenbogen

Aber auch Quarterbacks im American Football, Tennis- oder auch Violinspieler sind betroffen und vor allem der Baseballpitcher wegen der hochenergetischen Valguskräfte, die beim Wurf auf den Ellenbogen einwirken. Auch Bowling, Bogenschießen, Gewichtheben und Speerwurf sind von der medialen Epikondylitis betroffen. Auf den Ellenbogen wirken bei Wurfgeschwindigkeiten bis 40 m/s schon bei Highschool-Pitchern im Baseball mit bis zu 10.000 Wiederholungen pro Jahr enorme Anforderungen, die entsprechend zu Mikrorissen und zu Auslockerungen des medialen Kollateralbands und in der M. flexor pronator-Gruppe führen.

Klinik der Verletzung

Die Sportler beklagen Schmerzen am medialen Epikondylus am Oberarm, also der Innenseite des Ellenbogens. Häufig wird der Punkt des maximalen Schmerzes 5 mm distal und anterior des Zentrums des medialen Epikondylus beschrieben.

Der sehnige Ansatz der Unterarmbeugemuskulatur ist bei dieser Insertionstendinopathie betroffen. Die Patienten beklagen Schmerzen beim Auf- und Zuschrauben von Gläsern. Auch beim Golfspielen führt der Abschlag zu Schmerzen am medialen Ellenbogen, der bei Handgelenksflexion und Pronation ausgelöst werden kann. Folgende Muskeln sind beim Golferellenbogen betroffen:

- M. pronator teres
- M. flexor carpi radialis
- M. palmaris longus
- z.T. M. flexor carpi ulnaris
- M. flexor digitorum superficialis

Aus nach Sportverletzung?

Der Golferellenbogen ist als Insertionstendinopathie zwar gutartig, jedoch sind im Vergleich zum Tennisellenbogen, als Epikondylitis auf der Außenseite des Ellenbogens, die Ergebnisse der Therapiemaßnahmen mindestens dreimal schlechter. Insgesamt spricht der Golferellenbogen schlechter als andere Insertionstendinopathien, wie Tennisellenbogen, Patellaspitzensyndrom oder auch plantare Fasziitis, auf konservative wie auch operative Maßnahmen an.

Arztvorstellung?

Der Golferellenbogen als Insertionstendinopathie ist ein klassischer Überlastungsschaden. Gerade die schlechteren Resultate bei der Golferellenbogentherapie im Vergleich zur Tennisellenbogentherapie sollten jedoch den Sportler auf keinen Fall abschrecken, einen Arzt aufzusuchen, um die Chronifizierung der Beschwerden bis hin zum chronischen Schmerzsyndrom frühzeitig abwenden zu können.

Diagnostik

Der Ellenbogenflexionstest kann eine Mitreaktion des Nervus ulnaris anzeigen. Dabei wird der Ellenbogen in maximaler Flexion, der Unterarm in Pronation und das Handgelenk in Streckstellung für 30 bis 60 s gehalten. Tritt ein Ellenbogenschmerz kombiniert mit einer Taubheit bzw. Parästhesie im Ring- und Kleinfinger auf, so ist dieses Zeichen positiv. Die eingangs beschriebene Nirschl-Einteilung der Zonen des Nervus ulnaris in Bezug auf den Epikondylus medialis ist klinisch bei der Überprüfung des Hoffman-Tinel-Zeichens mit Beklopfen des Nervs von Bedeutung. Ein positives Tinel-Zeichen in der Nirschl-Zone 1 liegt häufig bei kongenitaler Subluxation des Nervus ulnaris proximal des medialen Epikondylus vor. In der Nirschl-Zone 2 ist häufig die Kompression durch freies Gewebe, Exophyten oder durch eine rheumatoide Arthritis bedingt. Ein positives Tinel-Zeichen in der Nirschl-Zone 3 deutet auf eine Kompression des Nervus ulnaris zwischen den beiden Köpfen des M. flexor carpi ulnaris hin (*Plancher* et al. 1996).

Neben der **klinischen Untersuchung** mit Provokation der Schmerzen bei Anspannung der Unterarmbeugemuskulatur im Bereich des Epikondylus humeri ulnaris steht die Sonographie an erster Stelle in der Diagnostik des Golferellenbogens.

Die **Sonographie** kann am sehnigen Ansatz eine hypoechogene Textur als Zeichen der Insertionstendinopathie nachweisen. Auch peritendinöse Flüssigkeit als Saum kann begleitend beobachtet werden. Die **Farbdoppler-Sonographie** ermöglicht den Nachweis einer pathologisch gesteigerten Kapillardurchblutung an der schmerzenden Insertion der Unterarmbeugemuskulatur am Epikondylus humeri ulnaris.

Die konventionelle **Röntgendiagnostik** bei medialer Epikondylitis ist häufig normal – bei 20 bis 25 % der Patienten können jedoch Weichteilverkalkungen im Bereich des medialen Epikondylus nachgewiesen werden. Wurfsportler können mediale ulnare Exophyten und mediale Kollateralbandverkalkungen aufweisen (*Jobe* et al. 1994).

Die **Kernspintomographie (MRT)** spielt bei der Abgrenzung von radialen oder ulnaren Epikondylitis-Beschwerden von Bandläsionen, Muskelläsionen oder auch Schleimbeutelentzündungen eine wesentliche Rolle. Steroidinjektionen können zu Signalveränderungen am Epikondylus führen, die das Ausmaß der Erkrankung überschätzen lassen, falls die MRT unmittelbar nach einer Steroidinjektion durchgeführt wird. Diese können bis zu einem Monat bestehen bleiben. Beim Heranwachsenden findet sich ein diskretes Knochenmarködem und eine leichte Unregelmäßigkeit der Apophysenlinie. Bei Erwachsenen mit abgeschlossenem Größenwachstum findet sich in der MRT eine Verdickung und Signalveränderung des gemeinsamen Muskelursprungs.

Therapie: konservativ oder operativ?

Der Golferellenbogen sollte wie auch der Tennisellenbogen und andere Sehnenerkrankungen primär konservativ behandelt werden. Während für den Tennisellenbogen eine Reihe von konservativen Therapiemaßnahmen bereits in kontrollierten und z.T. randomisierten Studien getestet wurden, liegen deutlich weniger Daten für die mediale Epikondylitis vor. Jedoch können durch die identische Krankheitsursache der **Neovaskularisation**, die an anderen Lokalisationen (Supraspinatussehne, Kniesehne, Achillessehne und plantaren Faszie) bewiesenen, günstigen Therapieoptionen auch beim Golferellenbogen entsprechend angewendet werden.

Die Sklerosierungstherapie wird von einer Arbeitsgruppe aus Umea jedoch nicht beim Golferellenbogen angewendet, aus Sorge um Irriationen des Nervus ulnaris durch die Sklerosierung mit Polidocanol. Nach Ausschöpfung der übrigen konservativen Therapieoptionen mit exzentrischem Krafttraining, topisch Nitroglycerin, Stoßwellentherapie und Kälteanwendung sowie Orthesen wende ich in Einzelfällen die Sklerosierungstherapie auch beim Golferellenbogen an, ohne derartige Nervus-ulnaris-Irriationen beobachtet zu haben.

Beim »**little leaguer's elbow**« sollte für 2 bis 3 Wochen die PECH-Behandlung ggf. unterstützt durch systemische NSAR-Medikation, wie Diclofenac (unter 14 Jahren besser Paracetamol) eingesetzt werden. Für 6 bis 12 Wochen darf kein Wurftraining erfolgen. Das im nachfolgenden beschriebene **exzentrische Krafttraining** ist sinnvoll. Wenn die Apophyse im Vergleich zur Gegenseite disloziert ist, bzw. wenn eine

Valgusinstabilität im Ellenbogengelenk vorliegt, sollte die operative Schraubenfixation erfolgen.

Die **Kryotherapie** mit 3 x 10 Minuten Anwendung sollte akut eingesetzt werden. Die **PECH-Behandlung**, wie sie ausführlich im entsprechenden Kapitel vorgestellt wurde, sollte bei Akutschmerzen beim Golferellenbogen eingesetzt werden. *Dr. Müller-Wohlfahrt* empfiehlt die zusätzliche Anwendung folgender ergänzender Substanzen:

*   Traumeel® 3 x 1 Tablette pro Tag
*   Wobenzym® 2 x 10 Dragees pro Tag
*   Bio-Magnesin 3 x 2 Dragees pro Tag
*   Vitamin E
*   Aspirin plus C® insgesamt über 10 Tage

Das im Kapitel Tennisellenbogen vorgestellte **exzentrische Krafttraining** mit dem Thera-Band® Flex-Bar sollte auch in der Therapie des Golferellenbogens Anwendung finden. Auch die Verwendung von **Orthesen** kann beim Golferellenbogen Linderung bringen. Die Anwendung von **transdermalen Nitroglyzerinpflastern** wie auch die Injektionstherapie mit **Botulinumtoxin A** sind aufgrund des Pathomechanismus prinzipiell sinnvoll und für den Patienten vermutlich auch beim Golferellenbogen vorteilhaft. Auch die gezielte minimal-invasive Sklerosierung mit Polidocanol unter Power-Doppler-Kontrolle erscheint in meinen Augen geeignet. Es liegen jedoch gegenwärtig noch keine publizierten Daten zu diesen Therapieformen beim Golferellenbogen vor.

Rehabilitation

Wie beim Tennisellenbogen handelt es sich auch beim Golferellenbogen um eine chronische Überlastung der sehnigen Ansatzstrukturen am Ellenbogen. Der Verlauf ist häufig langwierig mit Tendenz zur Chronifizierung. Reha-bilitationszeiten von 3 bis 6 Monaten sind realistisch.

Rückkehr zum Sport

Wie der Tennisellenbogen ist auch der Golferellenbogen prinzipiell eine Erkrankung mit günstiger Prognose. Man sollte jedoch bedenken, dass es sich um einen chronischen Überlastungsschaden handelt, und insofern die Tendenz zur Chronifizierung vorhanden ist. Die klinische Erfahrung zeigt schlechtere Rehabilitationsergebnisse beim Golferellenbogen gegenüber dem Tennisellenbogen, wenngleich derzeit keine Kopf-zu-Kopf-Vergleichsstudien vorliegen, die diese klinische Erfahrung belegen. Dennoch ist die Aufklärung des Patienten über den häufig chronischen Verlauf und die schlechtere therapeutische Behandelbarkeit wichtig.

Präventionsmöglichkeiten

Da es sich beim Golferellenbogen um einen chronischen Überlastungsschaden handelt, sind Technikfehler als auslösende Ursache der Beschwerden häufig. Es wurde bereits beschrieben, dass typischerweise beim »hitting from the top« der Golferellenbogen beobachtet wird, da dabei ein exzessiver Valgusstress des dominanten Ellenbogens auftritt und dies die Flexor-Pronator-Gruppe überbeansprucht (*McCarrol* et al. 1982). Beim Baseballwurf überschreiten die Spitzenwinkelgeschwindigkeit und die Valguskräfte die Sehnenstärke insbesondere in der Beschleunigungsphase der Wurfbewegung. Diese Kräfte werden auf den M. flexor pronator übertragen, später dann auf den Epikondylus medialis und das tiefe mediale Kollateralband. Insofern erscheint die Technikmodifikation beim Golfsport genauso wie bei Wurfsportarten zur Vermeidung des Golferellenbogens essenziell.

Handgelenksfraktur im Sport

Das Handgelenk besteht aus dem Radiokarpalgelenk zwischen Handwurzelknochen und Speiche, der Handwurzel und dem Discus articularis auf der ulnaren Seite sowie dem distalen Radioulnargelenks zwischen distalem Radius und Ulna. Drei Bewegungsdimensionen sind im Handgelenk möglich:

*   Adduktion/Abduktion
*   Supination/Pronation
*   Flexion/Extension

Die Stabilität ist durch ligamentäre Strukturen und die Gelenkkapsel gewährleistet. Die palmaren Bänder sind stärker ausgebildet. Die Kraftübertragung auf den Unterarm erfolgt in Neutralstellung, d. h. bei normaler Radius- und Ulnalänge zu 80 % über den Radius und zu 20 % über das Ulnakarpalgelenk mit dem Discus triangularis bzw. TFCC-Komplex (triangular fibrocartilage complex).

Verletzungsgeschichten

3.10.2006 (www.sport1.de)

126 Tagen ohne Tennis: 2. Operation macht Mut

Exakt 126 Tage nach seiner verletzungsbedingten Aufgabe in der 3. Runde der French Open am 29. Mai in Paris und 77 Tage nach dem ersten operativen Eingriff am linken Handgelenk hat sich *Nicolas Kiefer* am gestrigen Montag in Berlin einer zweiten Operation unterziehen müssen. Unter Vollnarkose wurde dieses Mal der Problembereich geöffnet und festgestellt, dass es bei der durch den Sturz im Zweitrundenspiel der French Open

gegen den Franzosen *Marc Gicquel* zugezogenen Bandverletzung zu einer Einklemmung zwischen Band und Knochen gekommen war. Hier wurde nun durch die Operation eine Entlastung geschaffen.

Die Ursachen für die anhaltenden Beschwerden im linken Handgelenk, die seit Wochen kein Training zuließen, waren zuvor erneut in einer speziellen Kernspin-Tomographie untersucht worden. Hierbei bestätigte sich der Verdacht, dass die Verletzung durch die am 17. Juli in Ravensburg durchgeführte Arthroskopie nicht geheilt werden konnte.

In Berlin fand sich nun ein Spezialist für Bandverletzungen am Handgelenk, der *Kiwi* mit seinem Eingriff Mut und Hoffnung für die Zukunft machte: »In den vergangenen Wochen war ich zeitweise schon sehr niedergeschlagen und frustriert. Nun aber bin ich wieder Optimist. Das Jahr ist gelaufen. Aber ich bin sicher, dass ich schon bald wieder mit Reha- und Tennistraining beginnen kann, und setze alle meine Zuversicht auf das kommende Jahr. Auch wenn ich 2006 damit über sieben Monate kein Turniertennis gespielt habe, sehe ich das Jahr nicht als verloren an. Ich habe viel gelernt und komme gestärkt zurück.«

Vorerst trägt *Kiwi* nun wieder eine Gipsschiene am Handgelenk und wird sich in den nächsten Tagen und Wochen der ständigen Beobachtung des operierenden Arztes unterziehen: »Überstürzen werde ich nichts. Ich habe nichts zu verlieren.«

Verletzungsumstände

Typisch ist der Sturz auf die dorsal extendierte Hand oder auch ein Schlag oder Tritt gegen die Hand. In Abhängigkeit von Beugung bzw. Streckstellung des Handgelenks zum Zeitpunkt des Unfalls entstehen unterschiedliche Frakturverläufe.

Verletzungssportarten

Auslöser für die distale Radiusfraktur sind häufig Stürze bei Wintersportarten wie alpiner Skilauf, Snowboarding, Telemarkskilauf, aber auch bei Trendsportarten wie beim Inlineskaten. Eine Umfrage unter 258 FIS Weltcup-Snowboardern ergab Handgelenksverletzungen als vierthäufigste Verletzung mit 8 % nach Knieverletzungen (18 %), Schulterverletzungen (13 %) und Rückenverletzungen (13 %) (*Torjussen* et al. 2006). Beim Inlineskating führt die Handgelenksverletzung klar die Verletzungsverteilung mit 53 % an. Der Sturz erfolgt typischerweise auf den ausgestreckten Arm mit axialer Krafteinleitung (*Pecht* et al. 2005).

Nur ca. 25 % der Patienten mit einer distalen Radiusfraktur beim Inlineskaten trugen Handgelenksprotektoren.

In einer Analyse unter 91 US-amerikanischen Notaufnahmeeinheiten wurden 206 Sportler nach Inlineskatingunfällen in einer Case-control-Studie untersucht (*Schieber* et al. 1996). Handgelenksverletzungen standen an Nummer eins mit 32 % und 25 % aller Verletzungen waren Handgelenksfrakturen. Nur 7 % aller verletzten Inlineskater trugen einen kompletten Satz Protektoren, 46 % trugen überhaupt keine Protektoren. Nur 33 % trugen Handgelenksprotektoren, 45 % Knieprotektoren und 20 % einen Helm.

Zwischen Inlineskating und Rollerskating gibt es keinen Unterschied in der Häufigkeit von Handgelenksbrüchen. Bei beiden Sportarten wurden in einer dänischen Studie 25 % Handgelenksfrakturen beobachtet (*Houshian* et al. 2000). Nahezu jede Handgelenks- und Ellenbogenfraktur ereignete sich bei Skatern ohne Protektoren, wobei die Inlineskater tendenziell häufiger als die Rollerskater Protektoren trugen (z. B. 15 % vs. 7 % Handgelenksprotektoren). Aber auch Stürze bei Läufern, bei Nordic Walkern im Gelände, beim Reitsport oder beim Mountainbiking führen zu diesem Verletzungsbild. 75 % aller Unterarmfrakturen betreffen den distalen Radius bzw. die distale Ulna.

Es existieren zwei Altersgipfel:
* 6 bis 10 Jahre
* 60 bis 69 Jahre

Klinik der Verletzung

Typisch ist der Schmerz im Handgelenksbereich, der den Sportler zum Arzt führt. Häufig besteht initial nur eine geringgradige Schwellung mit schmerzhafter Bewegungseinschränkung hinsichtlich der Handgelenksbeugung und -streckung wie auch für die Umwendbewegung des Unterarms. Eine »**Bajonettstellung**« kann durch Längenverlust infolge einer Einstauchung des Radius auftreten, die sogenannte »**Gabelstellung**« durch eine Abkippung des distalen Speichenfragments nach dorsal.

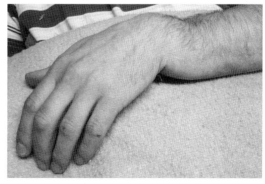

Abb. 35: Bajonettstellung bei einer distalen Radiusfraktur

Sensibilitätsstörungen betreffen am häufigsten den N. medianus im Sinne eines akuten Karpaltunnelsyndroms nach Einblutung bzw. Druckerhöhung im Karpaltunnel.

Die Einteilung der distalen Radiusfraktur nach *Frykman* findet vor allem in den USA Anwendung.
Ferner unterscheidet man nach *Tscherne* und *Oestern* generell zwischen offenen bzw. geschlossenen Frakturen.

Grundsätzlich ist eine Einteilung in stabile und instabile Frakturen sinnvoll. Nach *Jesse Jupiter* gelten folgende Kriterien für eine Instabilität:
* dorsale Trümmerzone
* Mehrfragmentfraktur
* Verlust der Speichenlänge von mehr als 2 mm
* Dorsalabkippung des peripheren Fragments um mehr als 20°
* Dorsal oder palmar verschobene Kantenfragmente
* begleitende Fraktur der Elle
* Instabilität im distalen Radioulnargelenk
* Tendenz zur erneuten Verschiebung nach Einrichtung der Fraktur

Aus nach Sportverletzung?

Die Rehabilitationszeit hängt vom Frakturverlauf, den Begleitverletzungen sowie der gewählten konservativen oder operativen Therapie ab. Mit einem frischen Radiusbruch kann die sportliche Aktivität nicht oder nur unter größten Schmerzen fortgeführt werden. Im Mittel sollte bei der Akutverletzung, je nach ausgeübter Sportart, Niveau, Frakturtyp und Verfahrenswahl, mit einem verletzungsbedingten Ausfall von minimal 4 bis 8 Wochen gerechnet werden.

Arztvorstellung?

Aufgrund der Schmerzen im Handgelenk nach einem Sturz sollte selbst bei nur diskreter Schwellung die ärztliche Vorstellung zur klinischen Untersuchung und zur konventionellen Röntgendiagnostik erfolgen. Die häufige Ausheilung mit Achsabweichungen und resultierender Handgelenksarthrose droht vor allem, wenn überhaupt keine ärztliche Vorstellung erfolgte.

Frykman-Typ	Frakturlokalisation	Mit distaler Ellenfraktur ?
I	Extraartikulär	nein
II	Extraartikulär	ja
III	Intraartikulär (radiokarpal)	nein
IV	Intraartikulär (radiokarpal)	ja
V	Intraartikulär (radioulnar)	nein
VI	Intraartikulär (radioulnar)	ja
VII	Intraartikulär (radiokarpal und radioulnar)	nein
VIII	Intraartikulär (radiokarpal und radioulnar)	ja

Tab. 14: Klassifikation der distalen Radiusfraktur nach *Frykman*

geschlossene Frakturen (Grad 0-III)	
Grad 0	fehlende oder unbedeutende Weichteilverletzung, indirekter Verletzungsmechanismus, einfache Frakturformen (z. B. Unterschenkelfraktur des Skifahrers)
Grad I	oberflächliche Schürfung oder Kontusion durch Fragmentdruck von innen, einfache bis mittelschwere Frakturform (z. B. OSG-Luxationsfraktur)
Grad II	tiefe kontaminierte Schürfung sowie Haut- oder Muskelkontusion durch direkte Krafteinwirkung, drohendes Kompartmentsyndrom mit mittelschweren bis schweren Frakturformen (z. B. Zweietagenfraktur der Tibia bei Stoßstangenanprall)
Grad III	ausgedehnte Hautkontusion, -quetschung oder Zerstörung des Muskulatur, subkutanes Décollement, manifestes Kompartmentsyndrom, Verletzung eines Hauptgefäßes, schwere Frakturformen (z. B. Trümmerfraktur)
offene Frakturen (Grad I-IV)	
Grad I	Durchspießung der Haut, unbedeutende Kontamination, einfache Frakturformen
Grad II	Durchtrennung der Haut, umschriebene Haut- und Weichteilkontusion, mittelschwere Kontamination, alle Frakturformen
Grad III	ausgedehnte Weichteildestruktion, häufig Gefäß- und Nervenverletzungen, starke Wundkontamination, ausgedehnte Knochenzertrümmerung (z. B. Schussbruch, offene Frakturen mit Gefäßverletzungen der großen Extremitätenarterien)
Grad IV	totale und subtotale Amputation, Durchtrennung der wichtigsten anatomischen Strukturen, vollständige Ischämie

Tab. 15: Klassifikation der geschlossenen und offenen Frakturen nach *Tscherne* und *Oestern*

Diagnostik

Klassischerweise wird die distale Handgelenksfraktur durch die **konventionelle Röntgendiagnostik in zwei Ebenen** genau beschrieben. Die Palmarneigung der radialen Gelenkfläche liegt bei bis zu 12°, die Ulnarabschrägung der distalen Radiusgelenkfläche zwischen 15° und 25°. Das Längenverhältnis vom Radius (Spitze des Proc. styloideus) und der Gelenkfläche der Ulna liegt bei 9 bis 12 mm.
Colles-Fraktur: Fraktur mit Dislokation des distalen Fragments **nach dorsal**, häufig kombiniert mit einem Abriss des Processus styloideus ulnae nach Sturz auf die dorsalextendierte Hand. Sie ist der häufigste Frakturtyp überhaupt.
Smith-Fraktur: Bei dieser Fraktur ist das distale Fragment nach **palmar** disloziert (Reverse-Colles-Fraktur). Sie ist das typische Bild nach Sturz auf die gebeugte Hand oder nach einem direkten Schlag von dorsal.
Barton-Fraktur: Hierbei handelt es sich um die Absprengung eines dorsalen Gelenkfragments.
Reverse-Barton-Fraktur/Goyrand Smith-II-Fraktur: Volare Absprengung eines Gelenkfragments

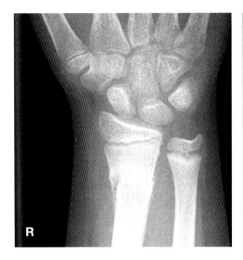 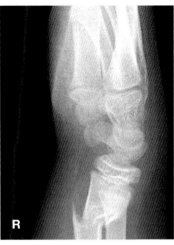

Abb. 36 a/b:
Kindliche distale
Radiusfraktur mit noch
nicht geschlossener
Wachstumsfuge und
dorsaler Abkippung des
dorsalen Fragments
(Colles-Fraktur)

Chauffeur-Fraktur: Absprengung des Processus styloideus radii

Die-punch-Fraktur: Impression der Fossa lunata des Radius

Galeazzi-Fraktur: Kombination einer Fraktur des distalen Radiusdrittels und mit einer Luxation im distalen Radioulnargelenk

Grad	Größe der Gelenkstufe
0	kleiner als 1 mm
1	1–2 mm
2	2–3 mm
3	größer als 3 mm

Tab. 16: Stufenbildung im Radiokarpalgelenk bei Radiusfrakturen

Die dreidimensional reformierte **Computertomographie** kann insbesondere bei komplexeren Handgelenksfrakturen sinnvoll eingesetzt werden, um die räumliche Anordnung der multiplen Knochenfragmente zueinander zu beurteilen (vgl. Abb. 37).

Therapie: konservativ oder operativ?

Die **konservative Therapie** erfolgt bei allen nicht-dislozierten, extraartikulären Frakturen durch die Bruchspaltanästhesie mit entsprechender Reposition im Aushang unter Bildwandlerkontrolle mit Anlage einer dorsalen Gipsschiene. Nach 4 bis 7 Tagen wird nach Abschwellung auf einen zirkulären Gips gewechselt. Regelmäßige, engmaschige Röntgenkontrollen des Handgelenks sind bei der konserva-

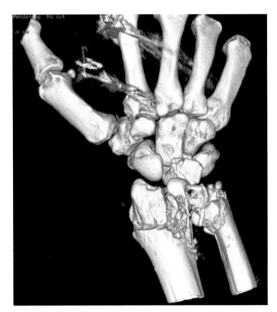

Abb. 37: Distale Radiustrümmerfraktur mit begleitender Lunatumfraktur in der 3D-Reformation der Computertomographie

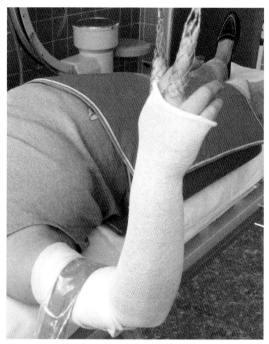

Abb. 38: Geschlossene Reposition im Aushang einer extraartikulären distalen Radiusfraktur unter Bildwandlerkontrolle

tiven Therapie einer Radiusfraktur jedoch unerlässlich, um ein **sekundäres Abkippen** der Fraktur frühzeitig zu erkennen und dann operativ einzugreifen. Ein probates Schema ist die Röntgenkontrolle am Tag 4, Tag 7, Tag 11 und Tag 14.

Die **operative Therapie** erfolgt bei allen offenen Frakturen, bei allen intraartikulären Frakturen sowie bei instabilen extraartikulären Frakturen, die konservativ im Gips nach Reposition nicht zu stabilisieren sind. Dabei existieren ein Vielzahl unterschiedlicher Operationsmethoden. Die **Kirschner-Draht-Osteosynthese als perkutane Spickung** erlaubt eine gewisse Kontrolle von 2 bis 3 Fragmentfrakturen, wobei jedoch die zusätzliche Sicherung mit einer Unterarmgipsschiene notwendig ist. **Drahtdislokation und Drahtinfektion** sind mögliche Komplikationen dieser Therapiemaßnahme. Ei-

ne Drahtentfernung ist nach 6 Wochen angezeigt.

Der **Fixateur externe** reponiert und stabilisiert die Fraktur durch Ligamentotaxis. Dadurch kann sowohl die Achse wie auch die Länge kontrolliert werden. Intraartikuläre Fragmente können aber nur indirekt fixiert werden. Deshalb wird zur besseren Kontrolle von intraartikulären Fragmenten der Fixateur externe häufig mit der perkutanen Kirschner-Draht-Osteosynthese kombiniert. Die Entfernung des Fixateur externe erfolgt nach 6 bis 8 Wochen, bei Kombination mit der Kirschner-Draht-Osteosynthese häufig nach 4 bis 6 Wochen. Der Fixateur externe wird insbesondere bei osteoporotischem Knochen eingesetzt, wie die folgende Abbildung mit beidseitigem Fixateur externe nach beidseitiger Radiusfraktur zeigt.

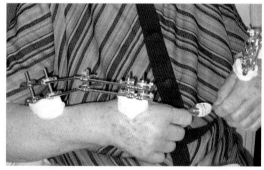

Abb. 39: Beidseitige simultane Radiusfraktur mit Fixierung durch Fixateur externe über 6 Wochen beim Öffnen eines Schokoladenbonbons

Die **Platten- und Schraubenosteosynthese** erlaubt die offene exakte Reposition und eine anatomische Rekonstruktion. Substanzdefekte werden bei der Osteosynthese mit autologer Spongiosa gefüllt. Die Osteosynthese ist für gewöhnlich bewegungsstabil, sodass auf die weitere Fixierung im Gips häufig verzichtet werden kann. Die Materialentfernung sollte nur bei Leidensdruck nach frühestens 6 bis 9 Monaten durchgeführt werden.

Mögliche **Komplikationen** sind:

* **Frakturheilung in Fehlstellung.** Sie ist die häufigste Komplikation überhaupt. Diese kann extraartikulär sein, charakterisiert durch eine metaphysäre Abknickung und einen Längenverlust des Radius, oder intraartikulär mit Inkongruenz im Handgelenk. Die resultierenden Deformitäten sind nicht immer symptomatisch, können aber häufig die operative Revision bedingen.
* **Verschiebung des Kraftflusses von radial nach ulnar nach Ausheilung in Verkürzung.** Wenn die Ausheilung in nicht-anatomischer Form erfolgt, so kann die verkürzte Speiche zu einem relativen Vorschub der Elle führen (Ulnavorschub), was zu einer Umleitung des Kraftvektors auf das Handgelenk und den Unterarm führt. Bei regelrechter anatomischer Lage trifft 80 % der Kraft auf den Radius und 20 % auf die Ulna auf. Bei einer Speichenverkürzung von 2,5 mm steigt die Belastung der Ulna um den Faktor 2,3.
* **Kompressionszeichen des Nervus medianus.** Bei Taubheit im Bereich des Nervus medianus muss sofort die offen-chirurgische Revision mit Freilegung des Nervus medianus im Karpaltunnel mit Karpaldachspaltung erfolgen. Persistierende Kompressionssymptome werden häufiger bei Frakturen gefunden, die in Fehlstellung ausheilen.
* **Arthrosezeichen** treten in bis zu 30 % der Fälle nach distaler Radiusfraktur auf. Dabei scheint nicht so sehr das Ausmaß der Fehlstellung, sondern das Ausmaß der initialen Dislokation und das Alter zum Zeitpunkt des Unfalls einen Einfluss auf das Auftreten der Handgelenksarthrose zu haben.
* **Sehnenverletzungen** treten insbesondere an der Sehne des **M. extensor pollicis longus** als Ischämiefolge auf. Ursache kann eine fehlverheilte Fraktur, ein scheuerndes Implantat oder die direkte Zerstörung der Seh-

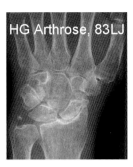

Abb. 40:
Fortgeschrittene
Handgelenksarthrose

ne bei perkutaner Spickdrahtosteosynthese sein. Daraus resultiert häufig ein beträchtliches funktionelles Defizit, wenn das Sehnenproblem nicht adressiert wird. Die Streckfähigkeit im Daumenendgelenk ist aufgehoben, sodass größere Gegenstände nicht mehr zu umgreifen sind.

* **Beweglichkeitseinschränkung.** Häufig wird die eingeschränkte Umwendbarkeit des Unterarms, die normalerweise 90° - 0° - 90° beträgt, nach distalen Radiusfrakturen vom Sportler einschränkender und belastender wahrgenommen als eine Einschränkung der Handgelenksbeugung und -streckfähigkeit.
* **Morbus Sudeck (chronic regional pain syndrome, CRPS).** Diese Komplikation wird in bis zu 18 % der Fälle nach Radiusfrakturen beobachtet. Das Krankheitsbild wurde 1900 vom Hamburger Chirurgen *Paul Sudeck* erstbeschrieben. Es handelt sich um eine schmerzhafte Funktionsstörung der Hand, die alle Gewebe des Handgelenks und des Unterarms betrifft. Wesentliche Ursache des Morbus Sudeck ist Schmerz. Fortbestehende Schmerzen insbesondere nach brüsken Repositionsmanövern, eine deutliche Schwellneigung, Störungen der Durchblutung, der Hauttrophik und der Schweißsekretion sowie eine Osteoporose werden beim M. Sudeck beobachtet. Die Frühdiagnose dieser Funktionsstörung ist entscheidend und kann beispiels-

weise mit der Dreiphasenszintigraphie mit Mehrbelegung der betroffenen Extremität erfolgen. Jegliche Irritation der Hand ist zu vermeiden. Eine multimodale Therapie mit intensiver Physiotherapie unter umfangreicher Schmerztherapie ggf. unter Plexusanästhesie, die häufig stationär ablaufen sollte, kann den Morbus Sudeck günstig beeinflussen, wenngleich es sich um ein schwer zu behandelndes Syndrom handelt.

Häufig können auch Begleitverletzungen an Bändern und Sehnen bei Radiusfrakturen auftreten. Eine Übersicht bietet Tabelle 17.

Rehabilitation

Bei **konservativer Therapie** verbleibt der Gips für 3 bis 4 Wochen. Eine sportliche Belastung kann dann im Anschluss starten. Die Wettkampffähigkeit wird je nach Sportart ab der 6. Woche erreicht. Bei **operativer Therapie** verbleibt bei Kirschner-Draht-Osteosynthese die Gipsschiene für 4 bis 8 Wochen. Bei Schrauben- bzw. Plattenosteosynthese kann nach einer kurzen initialen Ruhigstellung auf einer Gipsschiene zur Abschwellung über 3 bis 4 Tage die sofortige passive Mobilisation des Handgelenks beginnen. Die möglicherweise raschere Rehabiliation erfolgt in Abhängigkeit von der Osteosynthese, der Fraktur, der Knochenqualität und der ausgeübten Sportart. Die aktive assistierte Bewegungstherapie startet in der 2. Woche, die Arbeitsbelastung nach der 6. Woche.

Rückkehr zum Sport

Die Mehrheit der extraartikulären Radiusfrakturen heilen mit gutem bis sehr gutem klinischem Ergebnis aus. Bei intraartikulären Frakturen hängt das Ergebnis sowohl vom Frakturtyp, von der Knochenqualität als auch vom gewählten operativen Stabilisationsverfahren ab. Die anatomische Rekonstruktion und die stabile Fixation bilden die besten Voraussetzungen für ein optimales Ergebnis für den verletzten Sportler. Dennoch ist bei 20 bis 30 % der Verletzten mit einer unbefriedigenden anatomischen und funktionellen Ausheilung auszugehen. Häufig limitieren Schmerzen, Bewegungseinschränkungen und Kraftminderung die

Begleitverletzung	Diagnostik	Therapie und Zugangsweg
Einriss des TFCC zentral	MRT, Arthroskopie	Debridement, bevorzugt arthroskopisch
TFCC-Abriss ulnar bzw. volar	MRT, Arthroskopie	Refixation, Naht (arthroskopisch, ggf. offen)
TFCC-Abriss radial	MRT, Arthroskopie	Konservativ mittels Oberarmgips (ggf. Refixation)
Proc. styloideus ulnae Abriss mit Dislokation	Röntgendiagnostik	Naht mit Fadenanker, Mini-Schraube, Zuggurtung
SL-Band-Ruptur	Röntgen- und Stressaufnahmen, MRT, Arthroskopie	Transfixation in Kombination mit einer geeigneten Bandnaht

Tab. 17: Häufige Begleitverletzungen bei distalen Radiusfrakturen (nach *Frank & Marzi* 2004)

Sportfähigkeit. Voraussetzungen für ein gutes funktionelles Ergebnis sind:

- der vollständige Längenausgleich der Speiche
- die Wiederherstellung der korrekten Achsverhältnisse
    - D.p- 30° Gelenkwinkel und seitlicher Gelenkwinkel 10° nach *Böhler*
- Rekonstruktion der Gelenkfläche

Präventionsmöglichkeiten

Sturzprävention ist von äußerster Bedeutung in der Prävention der Handgelenksfraktur, wie z. B. die Analyse von Inlineskatingunfällen durch *Schieber* et al. (*Schieber* et al. 1996) verdeutlicht. So sollte in Sportarten, in denen Handgelenksprotektoren vorhanden sind wie beim Inlineskaten oder beim Skateboardfahren, diese auch ordnungsgemäß und angepasst getragen werden, wenn der Sport ausgeübt wird. *Jörger* und Mitarbeiter berichteten (*Jörger* et al. 2007) über einen tödlichen Inlineskateunfall eines 60-jährigen Fahranfängers mit Protektoren an der oberen und unteren Extremität, jedoch ohne Helm, der auf einer Bergabfahrt zu Fall kam und mit dem ungeschützten Schädel auf den Asphalt schlug. Der Inlineskater erlag seinen schweren Schädelverletzungen mit einer okzipitalen Berstungsfraktur mit akuten Subduralhämatomen.

Die Odds ratio für eine Handgelenksverletzung lag bei 10,4 (95 % Konfidenzintervall 2,9 bis 36,9), was bedeutet, dass das Risiko eine Handgelenksverletzung ohne Protektor zu tragen mehr als zehnfach erhöht ist.

Auch das Risiko für Ellenbogenverletzungen war zehnfach erhöht, wenn keine Ellenbogenprotektoren getragen wurden. Ein ähnliches Bild bezüglich der niedrigen Rate des Tragens von Protektoren zeigten Studien aus Kanada und North Carolina (*Beirness* et al. 2001). Unter 877 Inlineskatern wurden Handgelenksprotektoren nur von 25 % getragen. Helme wurden in 13 % genutzt, Ellenbogenprotektoren in 14 % und Knieprotektoren in 10 %.

Nicht ungewöhnlich ist in der Praxis auch das Aufteilen einer Schutzausrüstung beim Inlineskating auf zwei Sportler, wobei unglücklicherweise der Sportler meist auf den ungeschützten Gelenken zu Fall kommt und sich entsprechend verletzt.

Kahnbeinfraktur im Sport

Das Kahnbein (Os scaphoideum) besitzt eine zentrale Rolle als Handwurzelknochen. Das Kahnbein hat proximal die direkte Verbindung zur Speiche, lateral zum Os lunatum (Mondbein) und distal zum Os capitatium (Kopfbein), zum Os trapezium und zum Os trapezoideum. Die Blutversorgung des Kahnbeins ist spärlich und erfolgt nur über den distalen Pol über den Ramus superficialis der A. radialis.

Insbesondere bei proximalen Frakturen des Kahnbeins sind daher Durchblutungsprobleme zu erwarten. Die wichtigsten beiden Haltebänder sind das radioskaphoidale Band zwischen Kahnbein und Radius sowie das **skapholunäre Band (SL-Band)** zwischen Kahnbein und Mondbein.

Verletzungsgeschichten

Ein 52 Jahre alter Powerlifting-Athlet (BMI 40,7: 180 cm, 132 kg) stellte sich in unserer handchirurgischen Ambulanz mit seit 2 Monaten bestehenden Handgelenksschmerzen vor (*Knobloch* et al. 2006). Er bereitete sich seinerzeit für die Powerlifting World Championship in Miami vor und führte seit 26 Jahren Powerlifting durch mit den drei Disziplinen: a) squat lifting, b) bench pressing und c) dead lifting. Er war 1996 und 1997 Weltmeister im Powerlifting und führte zwei Trainingeinheiten pro Woche über 2 Stunden durch mit einer Last von 15 Tonnen pro Trainingssitzung. Die Schmerzen im Handgelenk traten auf, nachdem der Athlet eine Langhantel von 280 kg im Bankdrücken stemmte, jedoch den rechtsseitigen Griff verlor und das Gewicht der Langhantel auf das Daumengrundgelenk schlug und es dabei zur Überstreckung des Daumens kam. Die Trainingseinheit musste der Athlet bei einem Schmerzniveau von VAS 8/10 beenden. Er suchte jedoch keinen Arzt auf, sondern führte nach dreitägiger PECH-Behandlung erneut Bankdrücken durch. Nach zwei Monaten stellte sich der Athlet dann mit dem Bild einer Scaphoidfraktur Typ C in unserer handchirurgischen Ambulanz vor. Es erfolgte die Osteosynthese mit einer Herbert-Schraube samt Knochenspaninterposition nach *Matti-Russe*. Durch ein fortgeführtes Training im Gips kam es jedoch im weiteren Verlauf zu keiner ausreichenden Stabilisierung, sodass eine Revisionsoperation notwendig wurde.

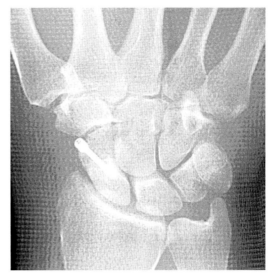

Abb. 41: Erneuter Kahnbeinbruch nach Koordinationsverlust einer 280 kg Langhantel beim Bankdrücken, operativer Versorgung mit Beckenspaninterponat und Herbert-Schraube und Dislokation durch fortgeführtes Training im Gips

März 2006. Freiburg (dpa) – Deutschlands bester Nordischer Kombinierer *Georg Hettich* ist erfolgreich an der gebrochenen linken Hand operiert worden.

Wie sich erst jetzt herausstellte, hatte sich der Olympiasieger bereits im vergangenen Oktober einen Kahnbeinbruch zugezogen, der aber lange Zeit nicht entdeckt worden war. »Ich hatte immer wieder einmal Schmerzen«, sagte *Hettich* der Badischen Zeitung, Freiburg. »Aber ich hätte nie gedacht, dass da etwas gebrochen ist.«

Er habe an eine hartnäckige Verstauchung geglaubt, erklärte der dreifache Medaillengewinner der Olympischen Winterspiele von Turin. Bei einer Routine-Untersuchung Ende Mai in München hätten die Ärzte aber entdeckt, dass die Hand gebrochen war. Die Operation erfolgte nun in der Freiburger Universitätsklinik, *Hettich* muss sechs bis acht Wochen einen Gips tragen. »Natürlich hinke ich nun im Training für die neue Saison hinterher«, sagte der 27-Jährige. »Aber ich will wenigstens versuchen, mich beim Radfahren und Joggen konditionell fit zu halten.«

Die Kombinierer absolvieren im August ein 16-tägiges Trainingslager in Neuseeland. »Die Idee dazu kam von uns Sportlern«, sagte *Hettich*. «immer nur Ramsau und Dachsteingletscher ist auf Dauer nicht so spannend.«

20.01.2007 www.sport1.de

Keppler erleidet Kahnbeinbruch

Stephan Keppler hat sich beim Training zur alpinen Weltcup-Abfahrt der Männer im französischen Val d'Isere am Samstag nach erster Diagnose einen Kahnbeinbruch an der Hand und schwere Prellungen im Hüftbereich zugezogen.

Der 23-Jährige war bei einem Sprung schwer gestürzt.

Nach Informationen des DSV muss *Keppler* voraussichtlich nicht operiert werden. »Bei optimalem Heilungsverlauf ist ein Start bei der WM in Are wohl möglich«, sagte DSV-Sprecher *Ralph Eder*. Die WM in Schweden findet vom 3. bis 18. Februar statt.

Verletzungsumstände

Typisch für einen Kahnbeinbruch ist der Sturz auf die dorsal extendierte Hand. Dabei kommt es zu einer axialen Krafteinwirkung und zu einem Hebelmechanismus. Mit zunehmender Streckung im Handgelenk nimmt der distale Kahnbeinabschnitt eine vermehrt ungeschützte Lage ein. Der proximale Kahnbeinteil befindet sich in einer vergleichsweise geschützten Position. Aus dieser anatomischen Begebenheit erklärt sich, dass für den Frakturmechanismus neben der Dorsalextension des Handgelenks auch die Abduktionsrichtung der Handwurzel bedeutsam ist. Bei der Radialduktion kommt er zur palmaren Kippung des Kahnbeins, bei der Ulnaduktion entsprechend zur Aufrichtung des Kahnbeins. Das ergibt:

- Radialduktion/Dorsalextension: distale Kahnbeinfraktur
- Ulnarduktion/Dorsalextension: mehr proximale Kahnbeinfraktur

Es gibt Hinweise, dass eine Last von 200 kg oder mehr als Äquivalent notwendig ist, um zu einer Fraktur des Kahnbeins zu führen (*Englert* et al. 2006). Der vorgestellte Fall des Powerlifters mit der Last von 280 kg belegt diese Vorstellung. Häufig wird diese Verletzung als Prellung bzw. Verstauchung bagatellisiert und es kommt häufig auch nicht zur ärztlichen Vorstellung mit entsprechenden Konsequenzen für den Heilungsverlauf.

Auch Motocrossfahrer können infolge der Hyperextension des Handgelenks, beispielsweise nach Landungen nach einem Sprung, Kahnbeinfrakturen davontragen, wie wir jüngst an drei jungen Motocrossfahrern in unserer eigenen Klinik dokumentieren konnten. In allen Fällen war es bei der Landung zu einem Abrutschen mit Hyperextension des Handgelenks gekommen.

Kahnbeinbrüche können jedoch auch Folge einer Überlastung in Form einer Stressfraktur sein. So existieren Einzelfallberichte über Stressfrakturen des Kahnbeins bei vier Turnern, einem Golfspieler und einem Badmintonspieler (*Inagaki* et al. 1997, *Hanks* et al. 1989, *Englert* et al. 2006, *Manzione* et al. 1981, *Brutus* et al. 2004).

Beim Turnen ist die repetitive Hyperextension des Handgelenks mit entsprechender Lastübertragung bei Stützelementen wie am Pauschenpferd oder kurzzeitig auch beim Pferdsprung von Bedeutung. Dennoch wird die These der Ermüdungsfraktur des Kahnbeins nicht überall geteilt, da manche Autoren der Auffassung sind, dass das Kahnbein während der Handgelenkbewegung zu mobil sei, als dass es eine Stressfraktur als Folge monotoner Überlastung erleiden könne.

Wichtig erscheint, dass in der Historie bei Handgelenksschmerz – insbesondere wenn er in der Tabatiere auftritt – neben dem typischen Sturzereignis beim Sportler die Scaphoidfraktur in die Überlegung mit einbezogen wird. Auch das schmerzhafte Abstützen auf einer Tischplatte mit Hyperextension des Handgelenks sollte hellhörig machen. Wiederholte Hyperextensionsbewegungen des Handgelenks, wie sie beim Kunstturnen mit axialer Last oder auch beim Motocross auftreten können, sollten in der körperlichen Untersuchung das Augenmerk auch auf das Kahnbein lenken.

Verletzungssportarten

Im Vergleich zur distalen Radiusfraktur, der häufigsten Fraktur des Menschen überhaupt, ist die Kahnbeinfraktur rund zehnmal seltener. Die Handwurzelknochen sind in folgender Häufigkeit von Frakturen betroffen:

- Os scaphoideum   79 %
- Os triquetrum   14 %
- Os trapezium   2,3 %
- Os hamatum   1,5 %
- Os lunatum   1,4 %
- Os pisiforme   1,0 %
- Os capitatum   1,0 %
- Os trapezoideum   0,2 %

Typischerweise sind junge, körperlich aktive Männer von der Kahnbeinfraktur betroffen. Der Altersgipfel liegt zwischen dem 15. und 40. Lebensjahr. Im Gegensatz dazu liegt der Altersgipfel der distalen Radiusfraktur bei 50 bis 70 Jahren bzw. bei Kindern bei 6 bis 10 Jahren.

Kahnbeinfrakturen entstehen typischerweise nach Sturz auf die dorsal extendierte Hand, wie es beim Fußball, Handball, Eishockey oder auch beim Inlineskaten beobachtet werden kann. Die Kollision des Handball- oder Fußballtorhüters mit dem Pfosten kann eine Scaphoidfraktur nach sich ziehen.

Auch beim Gewichtheben kann, wie beschrieben, eine Kahnbeinfraktur beobachtet werden. Kahnbeinbrüche können jedoch bei Kunstturnern als Folge der Hyperextension im Handgelenk im Stützverhalten beispielsweise am Pauschenpferd oder auch beim Stütz am Barren oder Pferdsprung auftreten.

Schließlich gibt es auch Einzelfallberichte von Scaphoidfrakturen mit Hyperextension im Handgelenk ohne wesentliche axiale Last, wie beim Badminton beschrieben.

Klinik der Verletzung

Häufig existiert nur eine leichte Schwellung des Handgelenks über den Handwurzelknochen. Die Druckschmerzhaftigkeit kann vor allem über der sogenannten **Tabatiere** ausgelöst werden, jener Mulde die durch zwei Daumenstrecksehnen gebildet wird. Weiterhin findet sich häufig ein axialer Stauchungsschmerz des gestreckten Daumens gegen die Handwurzel. Daneben beklagen viele Patienten Schmerzen beim Aufstützen auf einer Tischplatte, etwa wenn sie sich von einem Tisch erheben wollen und sich entsprechend abstützen, mit Dorsalextension des Handgelenks.

Oft sind die Beschwerden aber nicht sehr stark ausgeprägt, sodass dieser Bruch manchmal gar nicht bemerkt wird bzw. die Symptome einfach übergangen werden. – Das ist allerdings ein folgenschwerer Fehler, denn die Nicht-Behandlung führt meist zur Pseudarthrose mit ihren unangenehmen Folgen.

Aus nach Sportverletzung?

Ein Kahnbeinbruch führt akut nicht in allen Fällen dazu, dass sich der verletzte Sportler bei einem Arzt vorstellt, um beispielsweise radiologisch den Ausschluss einer Kahnbeinfraktur zu führen. Das einleitende Fallbeispiel des Kraftsportlers zeigt sogar, dass mit einer Kahnbeinfraktur im Leistungssport und unter Schmerzen sogar Bankdrücken absolviert werden kann, wenngleich das natürlich nicht das angestrebte und gewünschte Verhalten darstellt. Die Sportfähigkeit ist insbesondere in Ballsportarten und allen weiteren manuellen Sportarten wie beispielsweise beim Kunstturnen unmittelbar eingeschränkt. Der Sport kann unmittelbar häufig nicht fortgeführt werden.

Arztvorstellung?

Aufgrund der häufig nur milden Beschwerden und der geringen Schwellung ist die Vorstellung beim Arzt selten. Mit anderen Worten: Häufig werden die Symptome als Prellung bagatellisiert und es erfolgt keinerlei ärztliche Vorstellung. Dies ist jedoch für den Sportler insofern ungünstig, da bei nicht-ordnungsgemäßer Diagnosestellung und maßgeschneiderter Therapie mit Ruhigstellung und ggf. Operation eine nicht-heilende Pseudarthrose als Falschgelenk des Kahnbeins entstehen kann.

Die schlechte Gefäßversorgung des Kahnbeins und möglicherweise begleitender Nikotinkonsum seitens des Patienten verschlechtern die Situation noch weiter. Insonfern empfehle ich jedem mit Schmerzen im Bereich der Handwurzel, der Tabatiere oder auch beim Aufstützen auf einer Tischplatte die ärztliche Vorstellung zum Ausschluss einer Kahnbeinfraktur oder auch der nicht selten übersehenen **SL-Band-Läsion**.

Diagnostik

Unbedingt erforderlich zur Diagnose ist das Röntgen, wobei vier Aufnahmen von der Handwurzel angefertigt werden (**Scaphoid-Quartett**). Dabei werden folgende Abbildungsebenen eingestellt:
- dorsopalmare Aufnahme
- seitliche Aufnahme
- schrägradiale Aufnahme
- schrägulnare Aufnahme

Bei Verdacht auf eine **skapholunäre Dissoziation**, einer Verletzung, die häufig übersehen wird, sollte die beidseitige Röntgenaufnahme der Handwurzel im Faustschluss bei maximaler Ulnaadduktion und danach in maximaler Radialadduktion erfolgen, um ein Auseinander-

weichen des Kahnbeins vom Mondbein nachweisen zu können, was bis 2 mm als normal,
über 4 mm als eindeutig pathologisch im Vergleich zur Gegenseite beschrieben wird.

Sollten zwar die klinischen Symptome einer
Kahnbeinfraktur bestehen, diese aber konven-
tionell radiologisch nicht nachweisbar sein,
empfehle ich eine hochaufgelöste Computertomographie bzw. MRT-Untersuchung. Eine pro-
bate Alternative wäre, die verletzte Hand einzu-
gipsen und nach 10 Tagen erneut Röntgenbilder
anzufertigen.

Durch die Schnittbildverfahren kann die Diagnose jedoch direkt am Unfalltag erfolgen. Die
Computertomographie ist zur Erfassung des
Frakturverlaufs, der Fragmentdislokation und
auch zur Darstellung der Trümmerzonen am
besten geeignet. Die **Kernspintomographie**
hat die höchste Sensitivität für Ödeme des Knochenmarks. Diese »**bone bruises**« sind trabe-
kuläre Mikrofrakturen als flächenhaftes Ödem
des Knochenmarks erscheinend. Sie gefährden
die Stabilität des Kahnbeins jedoch nicht, sodass keine spezielle Therapie der »bone bruises« notwendig ist. Ohne Frakturlinie darf keine Fraktur angenommen werden!

Die **Knochenszintigraphie** ist eher im späteren
Behandlungsverlauf angezeigt, um Durchblu-

Frakturlokalisation am Kahnbein	Häufigkeit
Proximales Kahnbeindrittel	15 %
Mittleres Kahnbeindrittel	60 %
Distales Kahnbeindrittel	15 %
Tuberculum ossis scaphoidei (extraartikulär)	10 %

Tab. 18: Häufigkeiten der Kahnbeinfraktur in Abhängigkeit der anatomischen Lokalisation

tungs- und Heilungsverhältnisse aufzuklären.
Ein negativer Szintigraphiebefund ab dem dritten Tag nach dem Trauma schließt eine Kahnbeinfraktur aus. Viele, aber nicht alle Patienten
mit initial negativem Röntgen-, aber positivem
Szintigraphiebefund weisen in der späteren Diagnostik eine Fraktur auf.

Für die Klassifikation und die Prognose ist die
Einteilung nach *Herbert* von Bedeutung. Diese Einteilung in **stabile Kahnbein-A-Frakturen** und **instabile Kahnbein-B-Frakturen** ist
von entscheidender Bedeutung, da in 50 % der
Fälle eine instabile Kahnbein-B-Fraktur in eine
Pseudarthrose übergeht. Stabile Kahnbein-A-
Frakturen können konservativ, im Gipsverband
ruhiggestellt, zur Ausheilung gebracht werden,
während instabile B-Frakturen operativ versorgt werden sollten.

Parameter	Stabile Kahnbeinfrakur (Typ A)	Instabile Kahnbeinfraktur (Typ B)
Lokalisation	im mittleren oder distalen Drittel	im proximalen Drittel
Frakturspalt	<1 mm	>1 mm
Fragmentzahl	nur 2 Fragmente	3. Fragment, Trümmerzone
Fragmentdislokation	nein	ja
Karpale Instabilität	nein	DISI-Konfiguration im Seitbild

Tab. 19: Kriterien für die Stabilität einer frischen Kahnbeinfraktur

Insbesondere die spärliche, von distal-dorsal und distal-volar über Äste der Arteria radialis einstrahlende Gefäßversorgung des Skaphoids sorgt bei fehlender Gefäßversorgung des proximalen Pols insbesondere bei Frakturen in diesem Bereich als B3-Fraktur für eine hohe Rate von Pseudarthrosen, sodass ein operatives Vorgehen klar indiziert erscheint (*Gelberman* et al. 1983).

Bei **Kindern** bis 14 Jahre ist die Scaphoidfraktur mit 3 % aller Frakturen der Hand selten, bei unter 10-Jährigen noch seltener. Wenn sie auftritt, wird sie im distalen Skaphoiddrittel bzw. extraartikulär am Tuberculum ossis scaphoidei beobachtet. Die MRT sollte bei Kindern der Computertomographie aus strahlenmedizinischen Gründen vorgezogen werden.

Häufig treten Scaphoidfrakturen in Kombination mit einer **perilunären Luxationsfraktur** auf, wie die Röntgenbilder und die 3D-Reformation dieses Patienten zeigen, der unter einen 500 kg schweren Radreifen eines Baggers geraten ist (Abb. 42).

Therapie: konservativ oder operativ?

Für die Klassifikation und die Prognose ist die Einteilung nach *Herbert* von Bedeutung. Diese Einteilung in stabile Kahnbein-A-Frakturen und instabile Kahnbein-B-Frakturen ist von entscheidender Bedeutung, da in 50 % der Fälle eine instabile Kahnbein-B-Fraktur in eine Pseudarthrose übergeht. Stabile Kahnbein-A-Frakturen können konservativ im Gipsverband ruhiggestellt zur Ausheilung gebracht werden, wenn dieser als Unterarmgipsverband mit Daumeneinschluss für 6 bis 12 Wochen angelegt wird. Instabile B-Frakturen werden operativ versorgt, häufig mit kanülierten Schrauben, die später nicht entfernt werden.

Rehabilitation

In der Regel sind Kahnbeinfrakturen innerhalb von acht Wochen geheilt, allerdings kann die knöcherne Heilung auch 12 bis 16 Wochen dauern. Manche Frakturen sind trotz dieser langen Gipsfixierung nicht geheilt und es kommt zur Ausbildung einer Pseudarthrose (= Nicht-Heilung mit der Bildung eines Falschgelenkes).

Die **Pseudarthrose** des Kahnbeins ist ein ernstes Problem, welches üblicherweise mit massiver Handgelenksarthrose, starken Schmerzen und Schwäche endet. Es erfordert operative Eingriffe bis hin zur Handgelenksversteifung. Es ist offensichtlich, dass die meisten Pseudarthrosen durch eine unzureichende Gipsruhigstellung entstehen. Oft kommt es aber auch zur Ausbildung einer Pseudarthrose, weil eine Verletzung des Kahnbeines nicht erkannt wurde.

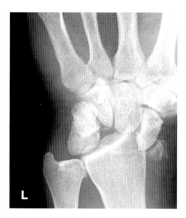 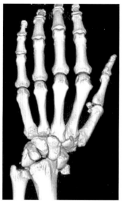 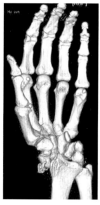

Abb. 42 a–c: Perilunäre Luxationsfraktur mit Scaphoidfraktur im konventionellen Röntgenbild (links), in derdreidimensionalen Reformation der Computertomographie

Herbert-Typ der Scaphoidfraktur	Pathoanatomie	Therapie
A1 (stabil)	Fraktur des Tuberculum ossis scaphoidei	Konservativ
A2 (stabil)	Nicht-dislozierte Fraktur in Kahnbeinmitte	Konservativ oder Schraubenosteosynthese
B1 (instabil)	Distale Schrägfraktur	Perkutane oder offene Schraubenosteosynthese
B2 (instabil)	Instabile dislozierte Querfraktur in Kahnbeinmitte	Perkutane oder offene Schraubenosteosynthese
B3 (instabil)	Fraktur des proximalen Kahnbeinpols	Offene Schraubenosteosynthese von dorsal
B4 (instabil)	Stark dislozierte Fraktur	Offene Schraubenosteosynthese von palmar oder dorsal
C	Verspätete bzw. verzögerte Heilung > 6 Wochen	Offene Schraubenosteosynthese, ggf. Beckenspaninterponat nach *Matti-Russe*
D1	Manifeste Pseudarthrose > 6 Monate, fibrös verbunden	Offene Schraubenosteosynthese, ggf. Beckenspaninterponat nach *Matti-Russe*
D2	Manifeste Pseudarthrose > 6 Monate, sklerotisch	Offene Schraubenosteosynthese, ggf. Beckenspaninterponat nach *Matti-Russe*

Tab. 20: Einteilung der Kahnbeinfrakturen nach *Herbert*, Pathoanatomie und mögliche Therapieoptionen

Fraktur-typ	Anzahl	Fixierung exzellent	Fixierung gut	Fixierung schlecht	Knochen-span	Zeitdauer postoperativer Gips
B	22	20	2	0	2	15 Wochen
C	21	20	1	0	0	4 Wochen
D	38	37	1	0	9	4 Wochen
D2	77	54	21	2	70	28 Wochen
Gesamt	158	131	25	2	81	43 Wochen

Tab. 21: Ergebnisse der operativen Versorgung von Kahnbeinfrakturen von *Herbert* und *Fisher* in der Erstpublikation »Management of the fractured scaphoid using a new bone screw« in J Bone Joint Surg [Br] (1984) 66, 114-23

Kahnbeinbrüche treten vor allem bei jungen und aktiven Menschen durch einen Sturz auf das Handgelenk auf (zum Beispiel beim Radfahren, Inline-Skaten, Ski fahren oder auch durch einen Sturz auf der Straße). Um den Kahnbeinbruch nun heilen zu lassen, werden diese Menschen für Wochen und Monate im Gips ruhiggestellt und damit aus dem Arbeitsprozess, und natürlich auch aus ihrem sportlichen Leben, ausgegliedert.

Rückkehr zum Sport

Die Kahnbeinfraktur ist eine schwere Handwurzelverletzung, die keinesfalls zu bagatellisieren ist, drohen doch bei nicht adäquater Diagnostik und Therapie deutliche Einbußen der Handfunktion mit unmittelbaren Auswirkungen auf die Sportfähigkeit des Athleten. Patienten, die mittels der perkutane Schraubenosteosynthese operiert werden, können je nach ausgeübter Sportart nach fünf Wochen wieder Sport treiben und sind dann auch voll arbeitsfähig. Patienten, die nur gegipst werden, brauchen durchschnittlich acht Wochen, um wieder arbeiten zu können und durchschnittlich 14 Wochen, bis sie wieder voll sportfähig sind.

Präventionsmöglichkeiten

Wie bei der Prävention der distalen Radiusfraktur ist Sturzprävention von entscheidender Bedeutung. In einer Analyse unter 91 US-amerikanischen Notaufnahmeeinheiten wurden 206 Sportler nach Inlineskatingunfällen in einer Case-control-Studie untersucht. Handgelenksverletzungen standen in der Häufigkeit mit 32 % an erster Stelle, 25 % aller Verletzungen waren Handgelenksfrakturen. Nur 7% aller verletzten Inlineskater trugen einen kompletten Satz Protektoren, 46 % trugen überhaupt keine Protektoren. Nur 33 % trugen Handgelenksprotektoren, 45 % trugen Knieprotektoren, 20 % einen Helm. Ein ähnliches Bild bezüglich der niedrigen Rate des Tragens von Protektoren zeigten Studien aus Kanada und North Carolina (*Beirness* et al. 2001). Unter 877 Inlineskatern wurden Handgelenksprotektoren nur von 25 % getragen. Helme wurden in 13 % genutzt, Ellenbogenprotektoren in 14 % und Knieprotektoren in 10 %. Im Motocross könnte neben einem Handschuh, der insbesondere die Hyperextension verhindern soll, auch ein Unterarmmuskeltraining helfen, die häufige Hyperextension durch entsprechend entwickelte Unterarmmuskulatur günstig zu beeinflussen.

Skidaumen

Der Stabilität des Daumengrundgelenks kommt beim Greifen kleinerer Gegenstände, aber auch beim kräftigen Zugreifen, eine außerordentlich große Bedeutung zu. Die Kapsel wird durch Bänder und Muskeln verstärkt. Am oberflächlichsten liegen das radiale und das ulnare phalangoglenoidale Band. Beide verlaufen zwischen der Basis des Grundglieds zum jeweiligen radialen bzw. ulnaren Sesambein. Das eigentliche Kollateralband zieht schräg vom Mittelhandköpfchen nach unten an die Grundgliedbasis. Es liegt dorsal der Extensions-Flexionsachse, so dass es in Streckstellung des Gelenks entspannt ist. Das akzessorische Kollateralband verhält sich genau umgekehrt. Es zieht vom seitlichen Rand des Mittelhandköpfchens proximal des wahren Kollateralbands zum ulnaren bzw. radialen Sesambein sowie zur palmaren Platte.

Dieser Bandapparat wird durch drei Muskeln am Daumengrundgelenk stabilisiert:
- M adductor pollicis
- M. flexor pollicis brevis
- M. abductor pollicis brevis

Verletzungsumstände

Die forcierte Abspreizung des Daumens im Sinne einer Abduktionsverletzung führt zur Verletzung des ulnaren Seitenbands des Daumengrundgelenks. Das Band reißt am häufigsten distal an der Basis des Grundglieds, sehr viel seltener proximal am Köpfchen des ersten Mittelhandköpfchens oder intraligamentär. In bis zu 25 % der Fälle liegt ein distaler knöcherner Ausriss des Bands vor. Kinder erleiden häufig Epiphysenverletzungen in diesem Bereich, da

der Bandapparat eine höhere Zugfestigkeit als die Epiphyse hat.

Der klassische Unfallmechanismus ist der Sturz auf den ausgestreckten und abgespreizten Daumen mit dem Skistock in der Hand. Dabei wird der Skistockgriff zum Hypomochlion, über den das Daumengrundgelenk ausgehebelt wird und das ulnare Seitenband reißt.

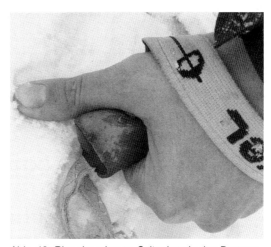

Abb. 43: Riss des ulnaren Seitenbands des Daumengrundgelenks (Skidaumen) beim Sturz auf den abgespreizten Daumen. Der Daumen wird über den Skistockgriff als Hypomochlion ausgehebelt, wenn, was häufig ist, beim Sturz der Stock bis zuletzt gehalten wird.

Verletzungssportarten

Campbell beschrieb die Verletzung des ulnaren Seitenbands 1955 als »gamekeeper's thumb«. Der englische »gamekeeper« ist jedoch nicht der Torhüter, sondern der Wildhüter, der sich im Rahmen einer Berufsverletzung die Bandruptur beim Töten von verwundeten Kaninchen zuzog.

Die Verletzung des ulnaren Seitenbands des Daumengrundgelenks ist die häufigste Bandverletzung im Handbereich überhaupt. Auch beim Nordic Walking ist der »Nordic Walking Daumen« die häufigste Verletzungsart (*Knobloch* et al. 2006).

In einer eigenen Untersuchung fanden wir eine Gesamtverletzungsrate nach 29160 Stunden Gesamtexposition von 0,926/1000 Stunden Exposition (vgl. Tab. 22).

Verletzung	Verletzungsrate/ 1000 Stunden Exposition
Gesamt-verletzungsrate	**0,926**
Obere Extremität	**0,549**
Untere Extremität	**0,344**
Sturz	0,240
Distorsion des ulnaren Seitenbands des Daumens am Metacarpophalangealgelenk	0,206
Schulterdistorsion	0,171
Schulterluxation	0,069
Distale Radiusfraktur	0,034
Blasen an den Händen	0,069
Zerrung M. gastrocnemius	0,137
Shin splint als tibialer Schmerz	0,0343
Distorsion des oberen Sprunggelenks	0,0343

Tab. 22: Verletzungsrate beim Nordic Walking auf 1000 Stunden Nordic Walking Exposition bezogen

In 0,24/1000 h kam es zu einem Sturz (n = 7), ohne dass ein Schädel-Hirn-Trauma ersten Grads oder schwerwiegender auftrat.

Die häufigste Verletzung beim Nordic Walking in unserer Untersuchung (29160 Stunden Gesamtexposition bei 137 Nordic Walkern) war die Distorsion des ulnaren Seitenbands am Daumen ohne komplette Ruptur bei 6 Teilnehmern (4,4 %). Dies entspricht einer Häufigkeit von 0,206/1000 h Exposition.

In keinem Fall lag eine operationspflichtige, komplette Ruptur des ulnaren Seitenbands des Daumens mit vermehrter klinischer Aufklappbarkeit im Vergleich zur Gegenseite vor. Auch ein knöcherner Ausriss oder eine sonographisch nachweisbare Stener-Läsion als Umschlagen des Bands um die Aponeurose des M. adductor pollicis lag nicht vor. Alle Verletzungen wurden konservativ durch Schienenruhigstellung innerhalb von maximal zwei Wochen zur Ausheilung gebracht. Die Verletzungsrate der oberen Extremität lag mit 0,549/1000 h höher als bei der unteren Extremität mit 0,344/1000 h Exposition.

Der »Skidaumen« ist die klassische Verletzung des alpinen Skisports, der er auch seine Bezeichnung zu verdanken hat. Er ist dort die häufigste Verletzung überhaupt, noch vor Kniebandverletzungen. Typischerweise wird er durch Sturz verursacht, wobei der Stock bis zuletzt in der Hand gehalten wird. Der Stock wirkt als Hypomochlion, indem der Daumen in Abduktions- und Extensionsstellung zur Verletzung des ulnaren Seitenbands des Daumens führt.

Bei einer Analyse von 3690 erfassten Verletzungen aus einem Alpinskigebiet in Nord Vermont, USA trat in 391 Fällen, entsprechend 10,6 % des Gesamtverletzungsaufkommens, ei-

ne Ruptur des ulnaren Seitenbands im Daumengrundgelenk auf (*Johnson* et al. 1997). Eine Differenzierung unterschiedlicher Schweregrade der ulnaren Seitenbandverletzung beim
Alpinskilauf über eine Saison in den USA zeigte 34,8 % Distorsionen ersten Grades, 47 %
Distorsionen als Teilruptur und 18,2 % komplette Rupturen des ulnaren Seitenbands (*Carr*
et al. 1981). In Vermont war die Verletzung des
ulnaren Seitenbands des Daumens die häufigste Verletzung unter heranwachsenden Skialpin-
läufern überhaupt (*Deibert* et al 1998).
Ähnliche Zahlen liegen aus Innsbruck vor. Dort
waren 11 % derartige Verletzungen bei einer
Gesamtanzahl von 17999 Skiverletzungen über
einen Zeitraum von acht Jahren behandelt
worden (*Pechlaner* et al. 1987). Selbst bei
Indoor-Skibetrieb in Skihallen wurden jüngst
ulnare Seitenbandverletzungen des Daumens
beschrieben, wobei sogar eine gegenüber dem
Freiluftskifahren höhere Rate an Daumenverletzungen aufzutreten scheint (*Steedman* 1986,
Keramidas & *Miller* 2005).
Im Telemarksport sind im Jahre 2000 bei einer
Untersuchung in insgesamt 19962 Skitagen 32
Daumenverletzungen aufgetreten (*Tuggy* &
Ong 2000), was umgerechnet einer Verletzungsrate von 0,200/1000 h Telemarkexpositi-
on entspricht. Die identische Rate beobachteten
wir beim Nordic Walking. In einer schwedischen Studie sind 11 % Daumenverletzungen
im Telemarksport beschrieben (*Made* et al.
2001).
Auch im Skilanglauf sind Verletzungen des ulnaren Seitenbands des Daumens beschrieben
(*Renström* & *Johnson* 1989, *Morris* & *Hoffman*
1999), jedoch ohne Angaben zur Expositionszeit. Obwohl beim Nordic Walking im Vergleich zum Ski alpin eine deutlich niedrigere
Bewegungsgeschwindigkeit erzielt wird, schei-
nen Skilanglauf und Telemarkski dennoch ein
gewisses Risiko für Verletzungen des Daumen-
seitenbands (0,2/1000 h Exposition) zu bein-

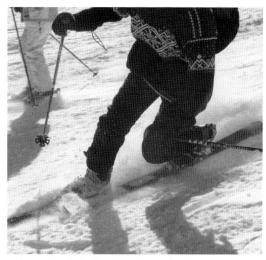

Abb. 44: Auch im Telemarkskisport ist der Skidaumen
eine häufige Verletzung

halten, bedingt durch die Stockhaltetechnik und
die Reaktion des Athleten im Falle eines Sturzes.
Die forcierte Abduktion des Daumens kann
auch bei Ballsportarten auftreten. So kann bei
der Blockaktion beim Volleyballspiel der Daumen vom hart geschlagenen Angriffsball abdu-
ziert werden und so zur Verletzung des ulnaren
Seitenbands führen. Beim Handball ist dieser
Verletzungsmechanismus bei der Abwehr wie
auch bei Torwartaktionen bekannt. Beim Hockey und Eishockey kommt es durch Hängen-
bleiben des Schlägers zur ulnaren Seitenbandverletzung.

Klinik der Verletzung

Akut werden Schmerzen im ulnaren Seiten-
bandbereich am Daumengrundgelenk angegeben. Weiterhin kann eine Schwellung und ein
Hämatom bestehen. Die Beweglichkeit des
Daumens ist deutlich eingeschränkt, ein Instabilitätsgefühl kann beim verletzten Sportler
vorhanden sein. Daumengrobgriff und Spitz-
griff sind geschwächt. Der Versuch, ein Papier

zwischen der ulnaren Daumenseite und dem Zeigefinger zu halten, ist pathologisch: das feste Einklemmen des Papiers zwischen Daumen und Zeigefinger gelingt nicht mit gestrecktem Daumen. Erst wenn dieser im Endglied über die lange Daumenbeugersehne gebeugt wird, kann das Papier gehalten werden.

Aus nach Sportverletzung?

Nach der Verletzung beim Sport kommt es häufig zu sofortigem Schmerz und Instabilitätsgefühl im Daumengrundgelenk. Bei einer Ballsportverletzung im Volleyball oder Handball besteht häufig Spielunfähigkeit: Der verletzte Spieler muss ausgewechselt werden, weil die Ballkontrolle durch den instabilen Daumen nicht mehr gewährleistet ist. Beim alpinen Skisport ist der Skidaumen idealerweise sofort auf der Piste zu kühlen, indem er in den Schnee gesteckt wird. Die weitere Kühlung ist möglich, indem Schnee locker in den Handschuh gefüllt wird. Auch hier sollte die ärztliche Vorstellung erfolgen.

Arztvorstellung?

Aufgrund der häufig insuffizient ausheilenden Verletzung des ulnaren Seitenbands des Daumengrundgelenks sollte auf jeden Fall die ärztliche Vorstellung erfolgen. Im Falle einer kompletten Ruptur des ulnaren Seitenbands interponiert häufig der M. adductor pollicis im Sinne einer Stener-Läsion. Die Sehnenplatte des M. adductor pollicis liegt häufig zwischen den abgerissenen Enden des ulnaren Seitenbands, sodass es ohne Operation nicht zur Ausheilung des Bands kommen kann. Auf diese Weise bleibt ein instabiles Daumengrundgelenk zurück, dass dann frühzeitig in die Daumenarthrose münden kann, mit entsprechendem Dauerschmerz und Gebrauchseinschränkung der Hand.

Diagnostik

In der **klinische Untersuchung** wird zunächst die Druckschmerzhaftigkeit im ulnaren Bandverlauf geprüft. Provokationstests wie der angesprochene Papierhaltetest helfen dem Untersucher die Diagnose einzugrenzen. Die **Stabilitätsuntersuchung** des Daumengrundgelenks erfolgt durch Prüfung der »ulnaren Aufklappbarkeit« bei gebeugtem Daumengrundgelenk, da in dieser Situation das echte Kollateralband geprüft wird. Häufig gelingt diese Untersuchung jedoch schmerzbedingt nicht. Die manuelle Stabilitätsuntersuchung sollte idealerweise erst nach Anfertigung einer konventionellen **Daumenröntgenaufnahme** in 2 Ebenen erfolgen, um nicht eine nicht-dislozierte in eine dislozierte knöcherne Ausrissverletzung des ulnaren Seitenbands zu überführen.

Die wesentliche Fragestellung der weiteren bildgebenden Diagnostik ist, ob ein Umschlagen des Bands um die Aponeurose des M. adductor pollicis im Sinne einer **Stener-Läsion** vorliegt. Die vergleichende radiologische Stabilitätskontrolle beider Seiten kann radiologisch mit einer Stressaufnahme oder besser per Ultraschall als Stressuntersuchung durchgeführt werden. Die Ruptur des ulnaren Seitenbands wird anhand einer vermehrten Aufklappbarkeit des ulnaren Gelenkabschnitts des Daumengrundgelenks festgestellt.

In der **Sonographie** finden sich posttraumatisch drei Zustände (nach *Heuck* et al. 2004):

- Das **unverletzte Kollateralband** erscheint sonographisch als echoarme, schmale Struktur, die bogenförmig und symmetrisch vom Metakarpalekopf zur Grundphalanx zieht.

- Bei der **nicht-dislozierten Bandruptur** ist sonographisch die Symmetrie in Bezug zum Gelenkspalt erhalten, jedoch stellt sich das echoarme Band durch die Einblutung seitlich verdickt und aufgetrieben dar.

- Das retrahierte und fixierte Band der **Stener-Läsion** kommt sonographisch als echoarme, asymmetrische Struktur in proximaler Position zum Gelenkspalt zur Abbildung. Das retrahierte Band wird in Höhe des Metakarpaleköpfchens I und in oberflächlicher Position zur Aponeurose geortet. Es resultiert sonographisch das sogenannte **Jojo-Zeichen** der Stener-Läsion, bei dem das dislozierte Band zusammen mit der Aponeurose scheinbar ein Jojo bildet.

Die **Magnetresonanztomographie** ist am ulnaren Seitenband sensitiv und spezifisch für das Aufdecken der Stener-Läsion. Sie sollte nur bei unklaren Befunden der Sonographie durchgeführt werden. In Analogie zur Sonographie sind die drei posttraumatischen Zustände wie folgt:

- Wie auch in der Sonographie ist das **unverletzte Kollateralband** in der Koronalebene als lineare Bandstruktur vorhanden, die gelenknah zur Aponeurose des M. adductor pollicis abgegrenzt werden kann. Das normale, unverletzte Band ist in T1-gewichteten und auch in T2-gewichteten Sequenzen signalarm.

- Die **nicht-dislozierte Bandruptur** erscheint in der MRT zur symmetrischen Verdickung des Bands sowie zur Signalanhebung in T2-gewichteten Bildern.

- Bei einer **Stener-Läsion** erscheint das ulnare Kollateralband verdickt, im Signal verändert und typischerweise nach proximal disloziert. Die retrahierte Bandstruktur liegt Jojo-artig zum Grundgelenk asymmetrisch und oberflächlich zur Aponeurose. Es kommt zur Kontrastmittelanreicherung an der Rupturstelle.

Therapie: konservativ oder operativ?

Das rupturierte, nicht-dislozierte Kollateralband des Daumens kann **konservativ** mittels Ruhigstellung über 4 Wochen auf einer Schiene zur Ausheilung gebracht werden, wenn durch die Sonographie bzw. die MRT eindeutig eine Stener-Läsion ausgeschlossen wurde. Diese kann nach einer konservativen Therapie nicht zur Ausheilung gebracht werden, weil die Bandenden keinen Kontakt zueinander haben.

Bei einem knöchernen Ausriss an der Grundphalanxbasis I sollte möglichst mit einer Klein-

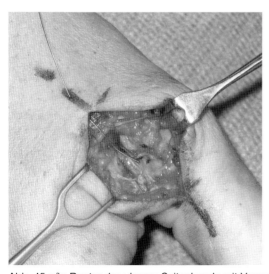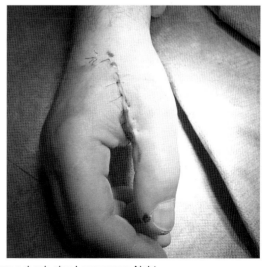

Abb. 45 a/b: Ruptur des ulnaren Seitenbands mit Versorgung durch eine Lengemann-Naht

fragmentschraube, mit Kirschner-Drähten oder einer Zuggurtungsosteosynthese refixiert werden. Auch die Lengemann-Naht ist eine operative Therapieoption.

Bei Nachweis der Stener-Läsion ist die operative Therapie mit offener Reposition des umgeschlagenen Bandendes um die Aponeurose des M. adductor pollicis zu empfehlen.

Rehabilitation

Postoperativ wird häufig ca. 6 Wochen ruhiggestellt. Im Anschluss werden selbsttätige Bewegungsübungen durchgeführt. Über einen Zeitraum von 10 bis 12 Wochen sollte nach einer ulnaren Seitenbandverletzung kein handbetonter Wettkampfsport wie Ballsportarten oder Kampfsport ausgeübt werden. Sowohl Daumenorthesen als auch Tapeverbände können den Daumen stabilisieren helfen.

Rückkehr zum Sport

Bei zielgerichteter Diagnostik muss der Skidaumen als Verletzung des ulnaren Seitenbands des Daumengrundgelenks nicht karrierebedrohend sein. Wenn jedoch eine verspätete ärztliche Vorstellung erfolgt oder eine konservative Therapie bei Vorliegen einer Stener-Läsion eingeschlagen wird, kommt es in 90 % der Fälle zu Restbeschwerden wegen mangelhafter Ausheilung. Die Stener-Läsion kann konservativ nicht ausheilen, da die Bandenden keinen Kontakt zueinander haben. Es bleibt die schmerzhafte Instabilität des Daumengrundgelenks. Diese kann beispielsweise für den Volleyballstellspieler karrierebedrohend sein, wenn man bedenkt, wie wichtig die Stabilität des Daumengrundgelenks für das obere Zuspiel ist.

Präventionsmöglichkeiten

Eine Modifikation des Sturzverhaltens könnte helfen, die Verletzungsrate der Stock-assoziierten ulnaren Seitenbandverletzungen zu reduzieren. Bei einem Sturz fungiert der festgehaltene Skistock als Hypomochlion und hebelt das ulnare Seitenband des Daumengrundgelenks aus. Aus diesem Grund sollte das Loslassen des Stocks gezielt trainiert werden.

Dieses Sturztraining kann beispielsweise in der Turnhalle auf Weichbodenmatten zunächst »trocken« geübt werden. Bei Schneesportarten wäre dann das identische Sturztraining mit Loslassen des Stocks im Falle des Sturzes genauso einfach zu implementieren.

Möglicherweise könnten Modifikationen der Griffschlaufe und des Auslösemechanismus am Nordic Walking Stock zu einem Rückgang der häufigsten Verletzung des ulnaren Seitenbands beitragen, wie sie für den Alpinskilauf bereits vorgeschlagen wurden (*Koehle* et al. 2002). Griffkonstruktionen, wie in den 80er-Jahren im Alpinskisport angetroffen, mit großer, den Griff abschließender Platte, hatten eine häufigere Skidaumenverletzungsrate zur Folge (*Engkvist* et al. 1982). Evidenz-basierte Daten zu dieser Fragestellung liegen jedoch derzeit nicht vor.

Knieband- und Meniskusverletzungen

Verletzungen des vorderen Kreuzbandes

Verletzungsgeschichten

(18.9.06 www.sport1.de)

Der »König der Löwen« ist zurück
München – Die 7242 Zuschauer in der SAP-Arena hielt es kaum mehr auf den Stühlen, der sonst ruhige Trainer *Juri Schewzow* tigerte wie aufgedreht an der Seitenlinie hoch und runter und Flensburgs Manager *Thorsten Storm* schäumte vor Wut. Die SG Kronau-Östringen sorgte mit dem überraschenden 31:30 (14:15)-Sieg über Vize-Meister SG Flensburg-Handewitt für den Paukenschlag des fünften Spieltags.

Der gefeierte Mann des Abends war *Oleg Velyky*, gegen den die Abwehrreihe der Nordlichter nie ein Rezept fand. Der deutsche Nationalspieler erzielte zehn Tore selbst und bediente mustergültig seine Mitspieler.

Was besonders beeindruckt an der Leistung des gebürtigen Ukrainers: Nach seinem Kreuzbandriss Ende Januar war es erst das sechste Bundesliga-Spiel von *Velyky* für seine Rhein-Neckar-Löwen.

Auch der Gegner ist beeindruckt
Überraschung hin, Comeback her: Fakt bleibt, dass sich *Velyky* nach seiner schweren Verletzung eindrucksvoll zurückgemeldet hat. In den ersten fünf Saison-Spielen steigerte er kontinuierlich seine Torausbeute (4, 5, 8, 9, 12) – nun die Gala gegen Flensburg. Deren Manager *Storm* ist beeindruckt. »Ve-

lyky ist wieder der Alte. Wir haben ihn nie in den Griff bekommen. Er ist der Chef auf dem Platz, den Willen hat man in seinen Augen gesehen«, meinte *Storm*.

(Januar 2006 www.sport1.de)

Bittere Diagnose für *Riesch*
Drama um *Maria Riesch*: Die 21-Jährige hat sich zum zweiten Mal in ihrer Karriere das Kreuzband gerissen. Nach dem Sturz beim Weltcup-Riesenslalom in Aspen wurde neben einem Riss des vorderen Kreuzbandes im linken Knie eine Meniskusverletzung und eine Knochenstauchung festgestellt. »Es handelt sich hier um eine schwere Verletzung, die von einer massiven Überstreckung des Knies herrührt«, so Mannschaftsarzt *Jürgen Winter*. Ein Start bei Olympia in Turin (ab 10. Februar) scheint ausgeschlossen.

(26.10.2006 www.sport1.de)

»Die Angst fährt einfach mit«
München/Herzogenaurach – *Maria Riesch* wirkt nach außen locker. Zehn Monate Verletzungspause liegen hinter ihr. Am 10. Dezember 2005 erlitt die 21-Jährige in Aspen ihren zweiten Kreuzbandriss. Seit Mitte August ist die größte deutsche alpine Ski-Hoffnung wieder zurück im Leistungssport. Muskuläre und technische Probleme bereiten *Maria Riesch* allerdings noch Sorgen.
Sport1: Setzen Sie sich vom Kopf her unter Druck?
Riesch: Nein. Ich kann das gut einschätzen und ich hoffe, dass die Medien die Situation

auch richtig einschätzen werden. Ich weiß jetzt, was das bedeutet, wenn zweimal das Kreuzband reißt. Man kann sich dann nicht einfach auf die Ski stellen und so fahren wie es früher war. Erstens habe ich körperlich Probleme und dann auch vom Kopf her. Auch wenn es nur unterbewusst ist, aber die Angst fährt einfach mit. Das hat mir auch *Hilde Gerg* erklärt. Nach zwei Verletzungen kann man das nicht einfach vergessen. Da müsste man schon Gehirnwäsche machen.

(01.03.2007 www.sport1.de)

Livingston erleidet Totalschaden

München/Los Angeles – *Shaun Livingston* war eine der ganz großen NBA-Hoffnungen. Der 21-Jährige galt als riesen Talent auf der Aufbauspieler-Position. Deswegen griffen die Los Angeles Clippers beim Draft vor drei Jahren bedenkenlos zu, obwohl *Livingston* nie ein College besucht hatte.

Nun stehen die Clippers unter Schock, denn der Guard erlitt bei seiner Verletzung am vergangenen Montagabend gegen die Charlotte Bobcats praktisch einen Totalschaden im linken Knie. Das offenbarten die umfangreichen Untersuchungen: Dreifacher Bänderriss (u. a. das vordere und hintere Kreuzband), herausgesprungene Kniescheibe, verschobene Patellasehne – eine Horror-Diagnose. »Das ist die schlimmste Verletzung, die man sich im Knie zuziehen kann«, bedauerte Teamarzt *Dr. Tony Daly*.

Die Prognosen sind erschütternd. »Er könnte sogar noch das komplette nächste Jahr ausfallen«, so der Mediziner weiter. Im Bestfall stünde *Livingston* in acht Monaten wieder auf dem Parkett. Doch daran glaubt in Los Angeles niemand. Und alles passierte bei einem beherzten Drive zum Korb der Bobcats, einem harmlosen Korbleger. »Er

prallte ohne gegnerischen Einfluss aufs Parkett und verdrehte sich dabei ganz fürchterlich das Knie. Das ist sicherlich ein außergewöhnlich schlimmer Unfall«, sorgte sich *Daly*, der immerhin auf 24 Jahre Berufserfahrung zurückblicken kann. Solche Verletzungen gebe es laut Aussagen des Arztes sonst nur in Kontaktsportarten wie American Football und Rugby. Auch *Daly* hat momentan keine Ahnung, wie er das Knie des Guards operieren soll. Er will sich erst verschiedene Meinungen dazu einholen. Möglicherweise stehen *Livingston* mehrere OPs ins Haus. »Shaun ist einer unserer Schlüsselspieler, aber das ist momentan nicht unser Hauptproblem. Wir fürchten um seine Gesundheit«, meinte Trainer *Mike Dunleavy*. »Ich liebe diesen Jungen«, trauerte Teamkollege *Cuttino Mobley* nach dem Spiel gegen Charlotte. »Das ist eine echt harte Sache für ihn, das Team und die Fans. Er ist etwas Besonderes.« Und ein Pechvogel, der seinesgleichen sucht.

Verletzungsumstände

Das vordere Kreuzband hat die Aufgabe, die ventrale Subluxation der Tibia zu verhindern. Es entspringt von der Innenseite des lateralen Femurkondylus im dorsalen Teil und inseriert in der Area intercondylaris anterior der Tibia anterolateral der Eminentia intercondylaris anterior. Das vordere Kreuzband ist 35 mm lang und ca. 11 mm stark. Es besteht aus drei Komponenten:

- Anteromediales Bündel
- Intermediäres Bündel
- Posterolaterales Bündel
- Bei gestrecktem Kniegelenk ist das ganze Band gleichmäßig angespannt. In Beugung ist das anteromediale Bündel gespannt, während die übrigen Teile entspannt sind.

Häufige Verletzungsmechanismen sind:
- Rotationsbewegungen
- Abbremsen
- Hyperflexion
- Hyperextension
- Translation, d. h. Verschiebung des Schienbeins nach vorn
- Seitliche Aufklappung
- Verdrehtrauma des Kniegelenkes
- Überstreck- oder Überbeugetrauma
- Häufige Mitverletzung von Innenband und Innenmeniskus

Es kommt zur traumatischen Überdehnung des vorderen Kreuzbandes mit plastischer Deformierung und Teil- bzw. Totalruptur. Daraus resultiert eine vermehrte streckseitige Vorwärtsbewegung des Schienbeins gegen den Oberschenkel mit Entgleisung des Roll-Gleitmechanismus und zunehmenden degenerativen Veränderungen von Knorpel und Menisken. Sekundäre Instabilitäten durch die Auslockerung des Kapsel-Bandapparates können sich einstellen.

Die Lokalisationen der vorderen Kreuzbandruptur sind:
- Femorale knöcherne Ausrisse oder flächenhafte Knochenablösungen (selten)
- Proximale intraligamentäre Rupturen
- Proximale bis distal reichende intraligamentäre Rupturen
- Distale Ausrisse mit Ausriss der Eminentia intercondylica (selten)
- Distale Bandabrisse

Verletzungssportarten

Für alpine Skirennläufer gehört ein Riss des vorderen Kreuzbandes zu einer der häufigsten Verletzungen überhaupt. Der kroatische Weltklasseslalomrennfahrer *Ivanca Kostelic*, der Bruder der Skiweltcupgewinnerin *Janica Kostelic*, hatte sich am 28.01.04 bei einem Welt-

cupnachtslalom im österreichischen Schladming bei einem Sturz einen Riss des vorderen Kreuzbandes samt Schulterluxation zugezogen. Bereits in den Jahren zwischen 1997 und 2001 hatte *Ivanca Kostelic* jedoch viermalig Risse des vorderen Kreuzbandes erlitten, die ihn jeweils in den Operationssaal führten. Das einleitende Beispiel der *Maria Riesch* mit Riss des vorderen Kreuzbandes ergänzt dieses skizzierte Bild.

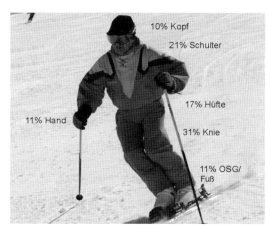

10% Kopf
21% Schulter
17% Hüfte
11% Hand
31% Knie
11% OSG/Fuß

Abb. 46: Der alpine Skisport ist ein Hochrisikosport für eine Verletzung des vorderen Kreuzbandes; Verteilung der Verletzungen in Prozent

Aber auch in Ballsportarten wie Fußball, Basketball und Handball sind Verletzungen des **vorderen Kreuzbandes** eine leider häufig zu stellende Diagnose. So hat der deutsche Fußballnationalspieler und erneut für die WM 2006 in Deutschland nominierte *Jens Nowotny* bereits vier Kreuzbandrisse erlebt und sich erneut in die deutsche Fußballnationalmannschaft zurückgekämpft, wenngleich er bei der Fußball-WM nur auf der Ersatzbank Platz nehmen durfte.

Es gibt Daten, dass derzeit in Deutschland **alle 6 Minuten** ein vorderes Kreuzband reißt.

Klinik der Verletzung

Häufige Symptome beim vorderen Kreuzband-
riss sind:
- Schmerzen
- Giving-way-Symptomatik
- Verletzungsmechanismus, Knieschwellung
  sofort/später
- Funktionseinschränkung
- Belastbarkeit, Beweglichkeit, Sportfähig-
  keit
- Schwellung, Hämatom
- Spezielle Gelenkanamnese
- Unfälle, frühere Kniegelenkserkrankungen,
  vorherige konservative oder operative Be-
  handlung

Vordere Schublade bei der vorderen Kreuzbandverletzung

In der klinischen Untersuchung wird in 20° und
90° Beugung des verletzten Kniegelenks die
Vorwärtsbewegung des Unterschenkels, genauer des Schienbeins in Bezug auf das Kniegelenk, beobachtet und hinsichtlich einer vorderen Schublade beurteilt. Auch apparativ kann
im Seitenvergleich die Distanz der vorderen
Schublade, genauer der **tibialen Translation**,
nach vorn mit dem Gerät KT-1000 in Millime-
ter quantifiziert werden. Weiterhin erfolgt in
der klinischen Untersuchung aus im Kniegelenk gebeugter Position heraus die Streckung,
mit der Untersucherhand auf dem Fibulaköpfchen, um eine Subluxation als sogenanntes **Pivot-Shift-Zeichen** zu überprüfen. Dies kann
auch auf eine Verletzung des vorderen Kreuzbandes hinweisen.
Weiterhin ist häufig, jedoch nicht ausschließlich, nach dem Riss des vorderen Kreuzbandes
mit einem entsprechenden blutigen Kniegelenkserguss mit angeschwollenem Kniegelenk
zu rechnen, das häufig nicht mehr vollständig
gestreckt und nur bis 70° bis 90° gebeugt werden kann.

Man unterscheidet die isolierte vordere Kreuzbandverletzung von der Komplexverletzung
des Kapsel-Band-Apparates mit Beteiligung
des vorderen Kreuzbandes. Weitere gebräuchli-
che Klassifikationen unterscheiden

- Kompartimentale Instabilitäten nach *Mül-
  ler*:
  - Anteromediale
  - Anterolaterale
  - Posterolaterale
  - Gerade Instabilitäten
- Einteilung nach Anzahl der verletzten
  Hauptstabilisatoren
- Klassifikation des vorderen Schubladenzei-
  chens nach *Debrunner*:
  - Grad I (+):
    leichte Verschiebung, 3-5 mm
  - Grad II (++):
    mittlere Verschiebung, 5-10 mm
  - Grad III (+++):
    ausgeprägte Verschiebung, >10 mm

Der klinische Befund bei der körperlichen
Untersuchung nach einem Verdrehtrauma
des Kniegelenks ist häufig eine »Giving-
way«-Symptomatik, ein Unsicherheitsgefühl, als ob das Knie weggleite oder weg-
knicke.

Aus nach Sportverletzung?

Kniebandverletzungen sind häufig im Sport
und können die weitere Karriere bedrohen. Die
Rückkehr zum Sport auf dem ehemals ausgeübten Niveau wird mindestens sechs Monate
beanspruchen. Durch den Riss des vorderen
Kreuzbandes reißen jedoch auch wichtige Pro-
priozeptoren, die als Sensor sowohl im Kreuzband selbst als auch in Muskeln und Gelenkkapsel wichtige Stellungsinformationen an das
Gehirn liefern. Diese Information fehlt auch

nach operativer Wiederherstellung des vorderen Kreuzbandes. Derzeit ist unbekannt, ob es tatsächlich zu einer Reinnervation des gerissenen und mit einem Transplantat überbrückten vorderen Kreuzbandes kommt. Nichtsdestotrotz ist das Balancetraining gerade nach der vorderen Kreuzbandverletzung von entscheidender Bedeutung in der Rehabilitation und der Sekundärprävention, worauf noch eingegangen wird.

Arztvorstellung?

Unbedingt sollte bei jedem Knieverdrehtrauma mit Kniegelenksschwellung die ärztliche Vorstellung erfolgen. Erst der Arzt kann unter Berücksichtigung des Unfallmechanismus und der Unfallrasanz Symptome wie Unsicherheitsgefühl als Giving-way-Symptomatik einschätzen. Die klinische Untersuchung des Kniegelenks mit entsprechender Kniegelenksschwellung und ggf. Instabilität wird durch den Arzt durchgeführt.

Diagnostik

Die Diagnostik der vorderen Kreuzbandverletzung umfasst die detaillierte klinische Untersuchung inklusive Provokationstests zur Überprüfung der Kniebandstabilität, die von der apparativen Diagnostik ergänzt wird.

* Beurteilung von Knieschwellung, Gelenkerguss, Bewegungsumfang und Bewegungsschmerz
* Beurteilung des Gangbildes und der Beinachsen
* Beurteilung des **Femoropatellargelenkes**
* Beurteilung der Kniestabilität und Menisken
* Muskelatrophie
* Beurteilung benachbarter Gelenke
* Beurteilung von Durchblutung, Motorik und Sensibilität

Röntgendiagnostik der vorderen Kreuzbandverletzung
* Röntgen – Kniegelenk in 2 Ebenen, Patella tangential

Im Einzelfall nützliche apparative Untersuchungen
* Röntgen – Kniegelenk p.a. im Stehen in 45° Flexion
* Friksche Aufnahme (Tunnelaufnahme)
* Gehaltene Aufnahmen
* Ganzbeinaufnahmen unter Belastung
* Funktionsaufnahmen und Spezialprojektionen
* Sonographie (Meniskus, v. a. **Baker-Zyste**)
* CT (v. a. Tibiakopffraktur)
* MRT (Kreuzbänder, Menisken, Knochenverletzung)
* Punktion mit **Synoviaanalyse** (bei Erguss)
* Maschinelle Schubladenprüfung, z. B. mit KT-1000

Häufige Differentialdiagnosen:
* Alte versus frische Kreuzbandverletzung
* Kreuzbandlaxizität bei Bindegewebsschwäche
* Ruptur hinteres Kreuzband
* Meniskusläsion
* Angeborene Kreuzbandaplasie

Kniegelenkspunktion
Bei einer **Kniegelenkspunktion** kann Blut, ggf. auch Fettaugen, im Punktat beobachtet werden. Die Kniegelenkspunktion erfolgt unter streng sterilen Kautelen in einem Operationssaal bei örtlicher Betäubung mit entsprechender **makroskopischer und mikroskopischer Beurteilung** des Punktats.

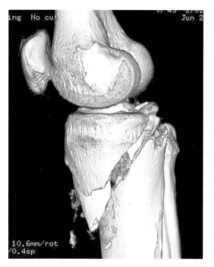
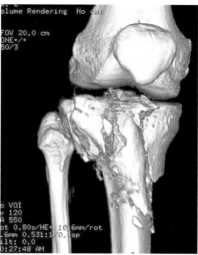

Abb. 47 a/b:
Tibiakopffraktur in
der dreidimensionalen
Reformation einer
Computertomographie
mit Kniegelenkserguss

Röntgendiagnostik und
Kernspintomographie

Radiologisch kann eine Röntgenuntersuchung des Kniegelenks in zwei Ebenen einen knöchernen Ausriss des vorderen Kreuzbandes oder auch einen Bruch des Schienbeinkopfes nachweisen. Reine Bandverletzungen bleiben jedoch dieser Untersuchung verborgen.

Die **Kernspintomographie** kann durch die bessere Weichteildarstellung sowohl einen Kniegelenkserguss sehr genau nachweisen, als auch das vordere und hintere Kreuzband in seiner Kontinuität und den Innen- und Außenmeniskus darstellen.

Verletzungen der genannten Strukturen können in der Kernspintomographie durch Signalveränderungen erkennbar sein, wie beispielsweise ein **Riss im Innenmeniskushinterhorn** oder auch ein in seiner Kontinuität nicht erhaltenes vorderes Kreuzband. Häufig sind mit Kniebandverletzungen, insbesondere des vorderen Kreuzbandes, auch Signalveränderungen des Schienbeins und/oder des Oberschenkelknochens assoziiert. Sie werden als Knochenödem

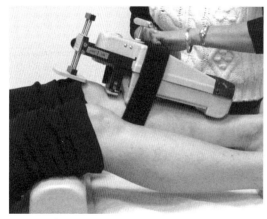

Abb. 48: Quantitative Messung der vorderen Schublade in Millimetern mit dem KT-1000-Messgerät

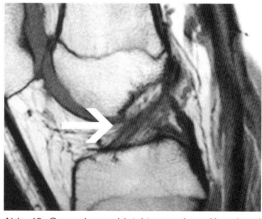

Abb. 49: Gesundes und intaktes vorderes Kreuzband in der Kernspintomographie

bzw. als »Bone bruise« beschrieben. Die letzt-gültige Einschätzung des Bone bruise allein als Verletzungsentität steht derzeit noch aus.

Das MRT unterscheidet sowohl direkte als auch indirekte Zeichen für die Ruptur des vorderen Kreuzbandes.
- Zu den direkten Zeichen der vorderen Kreuzbandruptur zählen:
- Kontinuitätsunterbrechung des Bandes
- Fehlender Nachweis in anatomischer Position im lateralen Interkondylarraum
- Wellige Kontur des vorderen Kreuzbandes
- Verlagerung des tibialen oder femoralen Bandabschnittes

Bei einer frischen vorderen Kreuzbandverletzung sind im T2-gewichteten Bild diffuse oder fokale Signalerhöhungen im Band und in dessen Umgebung sowie eine unscharfe Begrenzung und Auftreibung des Bandes sichtbar. Diese direkten Zeichen haben eine Sensitivität von 93 % und eine Spezifität von 97 %.
Die indirekten Zeichen für die vordere Kreuzbandruptur im MRT sind:
- Vermehrte Angulation bzw. Biegung des hinteren Kreuzbandes (<123°, bei vorderer Kreuzbandruptur ca. 106°)
- Hintere Kreuzbandlinie schneidet nicht den distalen Femur in den distalen 5 cm

Diese indirekten Zeichen für die vordere Kreuzbandverletzung entstehen durch die vordere Kniegelenksinstabilität. Die Vorhersagekraft der MRT-Befunde für die vordere Kreuzbandruptur in absteigender Reihenfolge:
- Kontinuitätsunterbrechug des vorderen Kreuzbandes
- Unterbrechung einzelner Faserbündel
- Kontusionsherd (Knochenmarködem) im posterolateralen Tibiaabschnitt
- Angulation des hinteren Kreuzbandes < 123°

- Positives Zeichen der hinteren Kreuzbandlinie

Auch die Patellarsehne kann bei Rupturen des vorderen Kreuzbandes fokale Signalanhebungen im MRT zeigen, die häufiger im tibialen als im patellaren Bandabschnitt lokalisiert sind. Auch die femorale Signalanhebung als Kontusionsherd liegt weiter ventral bei geringer Krafteinwirkung und weiter dorsal bei größerer Krafteinwirkung.

Arthroskopie des Kniegelenks

Die Spiegelung (**Arthroskopie**) des Kniegelenks erlaubt häufig, neben der erneuten klinischen Untersuchung der Instabilität der vorderen Schublade und des Pivot shift in Narkose, die endgültige Abschätzung des tatsächlichen Verletzungsausmaßes. Beurteilt wird das vordere und hintere Kreuzband, der Innen- und Außenmeniskus sowie die Knorpelstruktur von Schienbein, Oberschenkel und auch Kniescheibe. Die Arthroskopie generiert somit auch diagnostische Informationen, die für die Auswahl der optimalen, an den Patienten und seine Aktivitäten angepasste Therapieoption nötig sind.

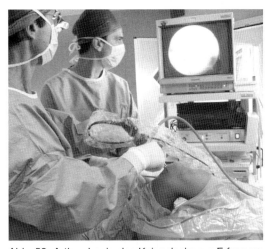

Abb. 50: Arthroskopie des Kniegelenks zur Erfassung eines Kniebinnenschadens nach einem Fußballunfall (hier in einer Klinik in Rom)

Klinische Scores

- **IKDC (International Knee Documentation Committee) (1992)**
  Der IKDC Fragebogen ermittelt die subjektive Einschätzung des Patienten in Bezug auf seine Knieverletzung. Es werden demographische und gesundheitliche Faktoren wie Zigarettenkonsum, sportliche Aktivität sowie der gegenwärtige Gesundheitszustand genau erfasst.
- Score der Orthopädischen Arbeitsgruppe Knie (OAK) der Schweizer Gesellschaft für Orthopädie (1988)
- **Score nach *Lysholm* und *Tegner* (1985)**

Therapie: konservativ oder operativ?

Ziele der Therapie sind Gelenkstabilisierung, Reduzierung von Schwellneigung und Schmerzen, Wiederherstellung der Berufs-/Sportfähigkeit sowie Steigerung der Lebensqualität.

Stufenschema: Therapeutisches Vorgehen
- **Orientierungskriterien**
  Alter, sportliche Ambitionen, Röntgenbefund (Arthrosegrad), Therapieresistenz gegen physikalische Maßnahmen (Muskelkräftigung)
- **Stufe 1: ambulant**
  Beratung über zeitversetzte operative Therapie frischer Kreuzbandrupturen (Gefahr der **Arthrofibrose** bei sofortiger Operation) Muskelaufbautraining (auch bei veralteten vorderen Kreuzbandrupturen)
- **Stufe 2: ambulant/stationär**
  Arthroskopie ggf. mit Debridement, ggf. Meniskussanierung (Naht der Kreuzbandruptur wird nach derzeitigem Kenntnisstand nicht empfohlen)

- **Stufe 3: ambulant/stationär**
  Kreuzbandersatz in arthroskopischer oder offener Technik
- **Stufe 4: ambulant**
  Rehabilitation

Konservative Therapie der vorderen Kreuzbandverletzung
Eine aktuelle Untersuchung von 100 zufällig ausgewählten Patienten – älter als 40 Jahre – zeigte, dass Patienten, die eine kreuzbandbelastende Aktivität in der Zukunft ausüben möchten (pivoting activity), eindeutig die operative Therapie mit Kreuzbandrekonstruktion nach Riss des vorderen Kreuzbandes der konservativen Therapie vorziehen (*Seng* et al. 2008). Dennoch muss insbesondere hinsichtlich des Langzeitverlaufs derzeit betont werden, dass die operative Therapie der vorderen Kreuzbandruptur keineswegs in allen Fällen der konservativen Therapie überlegen sein muss. Selbst bei Athleten kann im Langzeitverlauf nach 10 Jahren ein vergleichbares Ergebnis erzielt werden (*Meuffels* et al. 2008). Daher empfiehlt sich folgendes Vorgehen:
- Aufklärung über Sportmöglichkeiten: Keine Sportarten mit Verdrehung des betroffenen Kniegelenkes (pivoting sport)
- Bevorzugung von Sportarten wie Kraulschwimmen, Fahrradfahren oder Reiten
- Unebenen Boden beim Gehen, Laufen oder Joggen vermeiden, kein Zick-Zack-Lauf, keine abrupten Richtungswechsel
- Versuch mit Knieorthese

Medikamentöse Therapie
Symptomatische Therapie bei Schmerzen mit/ohne Schwellung:
- Peripher wirksame Analgetika
- **Antiphlogistika (NSAR)**
- Steroide (nur lokal)
- SYSADOA (Symptomatic Slow Acting Drugs in Osteoarthritis)

Physikalische Therapie
- Funktionsverbesserung
- Muskelaufbau
- Verbesserung der Koordination
- Verhütung von Kontrakturen
- Reizdämpfung nach konservativer oder operativer Behandlung der Kreuzbandruptur
- **Krankengymnastik**
- Gelenkschutztraining
- **Kryotherapie** und Ultraschalltherapie
- **Ergotherapie**
- **Manuelle Lymphdrainage**

Orthopädietechnik
- Stock bzw. Unterarmgehstützen
- Gummikniekappe bei konservativer Therapie
- **Knieorthesen** im Einzelfall, in der postoperativen Weiterbehandlung ggf. in der Sportausübung bei konservativer Therapie

Die Therapie der vorderen Kreuzbandverletzung ist häufig, jedoch nicht ausschließlich operativ. Teilrisse und Komplettrisse des vorderen Kreuzbandes können an bestimmten Stellen und unter gewissen Umständen über das »**Healing response**«-Verfahren erfolgreich ohne Kreuzbandersatzplastik zur Ausheilung gebracht werden, wenn ein »**Super clot**« als pluripotentes Blutkoagel mit wundheilungsfördernder Potenz das verletzte Kreuzband regenerieren helfen kann.

Operative Therapie bei der vorderen Kreuzbandverletzung – Einzel- oder Doppelbündeltechnik?

Man unterscheidet derzeit bei der Kreuzbandrekonstruktion die Einzel- von der Doppelbündelrekonstruktion des vorderen Kreuzbandes. Einzelbündelbandersatzplastiken werden derzeit weltweit etwa in gleicher Häufigkeit, entweder mit einem Patellarsehnentransplantat in einem Knochenblock oder mit einer Sehnenplastik aus dem **Pes anserinus** mit der Semitendinosus-, ggf. auch Semimembranosussehne arthroskopisch gestützt durchgeführt. Dabei erfolgt die Bohrung eines femoralen und eines tibialen Tunnels, in dem der Kreuzbandersatzgraft fixiert wird. Dabei wird eine ganze Reihe unterschiedlicher Fixierungsmethoden von unterschiedlichen operativen Zentren genutzt (*Jagodzinski* et al. 2006, *Baumfeld* et al. 2008, *Walsch* et al. 2008).

Basierend auf der vorgenannten anatomischen Situation des vorderen Kreuzbandes mit einem anteromedialen Bündel mit einem proximaleren Ursprung am Femur und dem anteromedialen Ansatz an der Tibia und dem posteromedialen Bündel, welches femoral distaler und posterolateral an der Tibia ansetzt, entwickelten sich Doppelbündelrekonstruktionstechniken. Dabei erfolgt die Bohrung von zwei tibialen und zwei tibialen Bohrkanälen und die Bandrekonstruktion, z. B. mit den Hamstringsehnen (*Marcacci*

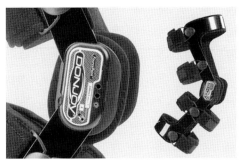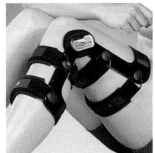

Abb. 51: DonJoy 4Titude® FourcePoint-Kniegelenksorthese bei Verletzungen oder Instabilitäten des vorderen Kreuzbandes, mit oder ohne Begleitverletzungen, zur konservativen Behandlung und zur Prävention im Sport

et al. 2003). Die Doppelbündeltechnik versucht im Vergleich zur Einzelbündeltechnik durch die anatomiegerechtere Wiederherstellung auch funktionelle Vorteile für den Patienten zu erreichen, vor allem hinsichtlich der Rotationsinstabilität (*Zelle* et al. 2006, *Zantop* et al. 2007).

Dennoch kann für diesen Zeitpunkt anhand der Studienlage keine eindeutige Überlegenheit der Doppelbündeltechnik im Vergleich zur Einzelbündeltechnik hinsichtlich der langfristigen Rotationsinstabilität gegeben werden (*Longo* et al. 2008). In den vorliegenden randomisiert-kontrollierten Studien zum Vergleich der Einzel- mit der Doppelbündeltechnik sind bislang keine signifikanten Unterschiede im klinischen Ergebnis berichtet worden (*Adachi* et al. 2004, *Streich* et al. 2008, *Siebold* et al. 2008, *Järvelä* et al. 2008). Sicherlich bleibt in der nahen Zukunft die Einzelbündelrekonstruktion die Standard-Operationstechnik, wobei die Doppelbündeltechnik sicherlich auch wissenschaftlich weiter verfolgt werden wird.

Beim primär operativen Vorgehen hat sich die zeitversetzte (ca. 2 bis 4 Wochen nach dem Unfall) Operation bewährt, wenn die Oberschenkelmuskulatur bereits antrainiert und der Kniegelenkserguss durch die **PECH-Behandlung** abgeklungen ist.

Gründe für eine Kreuzbandoperation können eine Reihe von Faktoren sein:
* Art der Diagnose
* Begleitverletzungen, Verletzungszeitpunkt, ggf. Voroperationen
* Alter
* Arbeitssituation
* Aktivitätsgrad des Patienten
* Kooperation, Einwilligung
* Rückkehr zum Sport

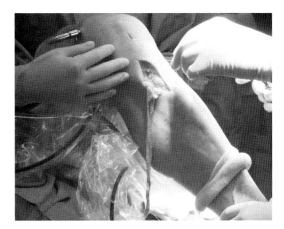
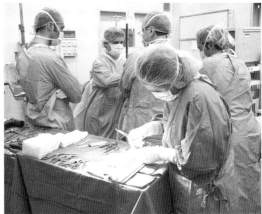
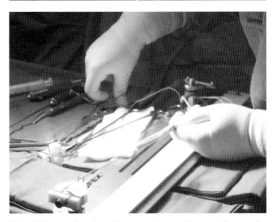

Abb. 52 a–c: Semitendinosuspräparation als Ersatz für das vordere Kreuzband (oben). Präparation des Semitendinosustransplantates an einem externen, vom Operationstisch entfernten Tisch (Mitte). Vierfachschlinge als Quadrupeltechnik nach Konditionierung der Semitendinosussehne als vorderer Kreuzbandersatz (unten)

Postoperative Maßnahmen
* Ggf. postoperative Röntgenkontrolle
* Spezielle Lagerung, **Thromboseprophylaxe**
* Individuelle postoperative Physiotherapie, frühzeitige Mobilisierung, individueller Belastungsaufbau
* Aufklärung über erlaubte Bewegungen und Belastbarkeit, Aufklärung über regelmäßige postoperative Kontrollen

Die Kreuzbandruptur der Frau

Kreuzbandrupturen kommen im Ballsport bei weiblichen Sportlern etwa 2,4- bis 9,5-mal häufiger vor als bei Männern. Dies zeigt sich beispielsweise in einer aktuellen Untersuchung: Frauen haben beim Fußball und Basketball gegenüber Männern ein dreifach erhöhtes Risiko, eine vordere Kreuzbandruptur zu erleiden (*Prodromos* et al. 2007). Interessanterweise zeigen Frauen im Vergleich zu Männern im 7-Jahres-Nachuntersuchungszeitraum nach einer Hamstring-Einzelbündelrekonstruktion eine signifkant höhere Laxizität im Lachman-Test, im Pivot-Shift-Test und in der manuellen Testung (*Salmon* et al. 2006). Dennoch waren diese Unterschiede klinisch von geringer Relevanz und hatte keinen Einfluss auf die Transplantatfunktion und die Re-Rupturhäufigkeit in dieser australischen Untersuchung. Für die weibliche Kreuzbandverletzung könnten folgende Punkte festgehalten werden:
* 70 % der Verletzungen entstehen in Nicht-Kontakt-Situationen
* Typische Verletzungssituation: Landung nach einem Sprung und während schneller Richtungswechsel
* Stellung des Kniegelenkes: Leichte Beugung, in Valgus- und Außenrotationsstellung, Körperschwerpunkt hinter dem Kniegelenk, Kontraktion des **M. quadrizeps** kann zur Ruptur des vorderen Kreuzbandes führen

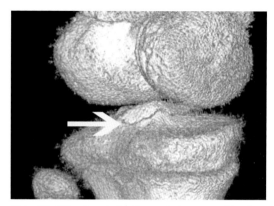

Abb. 53: 3D-reformierte Computertomographie einer kindlichen, vorderen Kreuzbandruptur mit knöchernem Ausriss an der tibialen Eminentia bei einem 11 Jahre alten Jungen

* Frauen landen nach einem Sprung aufrechter mit einem nur wenig gebeugten Kniegelenk
* Frauen sind häufig quadrizepsdominant. Andererseits gibt es Hinweise, dass die **Bandlaxizität** und die muskulotendinöse Steifigkeit durch geschlechtspezifische hormonelle Unterschiede beeinflusst werden

Die Kreuzbandruptur des Kindes

Während die Therapie der **tibialen Ausrissfrakturen** des vorderen Kreuzbandes (VKB) bei Kindern und Jugendlichen im Wachstum häufig operativ ist, gibt es bei den interligamentären Rupturen kein standardisiertes Therapiekonzept (*Andrews* 1994). Im Rahmen der kontrovers geführten Diskussion ist die Hauptfrage zunächst die grundsätzliche Operationsnotwendigkeit. Arbeiten, die operative und nichtoperative Therapie einander gegenüberstellen, zeigen, dass die Ergebnisse der konservativen Behandlungsmethode, deutlicher als bei Erwachsenen, nur sehr unbefriedigend sind. Probleme ergaben sich aufgrund einer natürlich hohen Aktivität u. a. wegen des Verzichts auf Sport, möglicher kontinuierlicher Instabilität und daraus folgender Schäden an Knorpel und Menisken im Sinne vorzeitiger degenerativer Veränderungen (*Aichroth* 2001).

OP-Techniken bei der kindlichen Kreuzbandruptur

Aus diesem Grund wurden diverse Operationstechniken entwickelt. Die operative Behandlung eines frischen, intraligamentären, vorderen Kreuzbandeschadens mit offenen Wachstumsfugen stellt den Arzt vor die schwierige Aufgabe, genau wie beim Erwachsenen, eine anatomisch ursprüngliche und biomechanisch sinnvolle Positionierung des Kreuzbandersatzes zu erreichen, ohne die Wachstumsfugen dauerhaft zu schädigen. Sowohl **primäre Naht** und **Augmentationen** als auch **extraartikuläre Verfahren** zeigten eher unbefriedigende Ergebnisse (*Engebretsen* et al. 1988).

McCaroll et al. und *Graf* et al. zeigten, dass sich bei konservativer Therapie einer **intraligamentären Ruptur** des vorderen Kreuzbandes bei 27 von 38 Patienten innerhalb von wenigen Monaten Meniskusschäden entwickelten. *Aichroth* fand bei 10 von 23 erwachsenen Patienten schwere degenerative Schäden, nachdem diese während des Wachstums eine VKB-Ruptur erlitten hatten und eine zurückhaltende, konservative Therapie mit Orthese und Sportreduktion durchgeführt worden war.

Diese Ergebnisse betrachtend, muss man, ähnlich wie bei Erwachsenen, meistens das Versagen der konservativen Therapie der vorderen Kreuzbandruptur beim aktiven Patienten feststellen. Unter Annahme dieses schlechten Verlaufs bleibt nur die operative Therapie.

Transepiphyseale Sehnentransplantate

Um befriedigendere Ergebnisse zu erzielen, wurde in einer Studie aus Pforzheim (*Sobau & Ellermann* 2004), wie beim Erwachsenen, ein reines Sehnentransplantat transepiphysär einge-

bracht und dann extrakortikal fixiert, um so die **Wachstumsfuge** zu schonen. Die Ergebnisse waren ermutigend. Bei der Auswertung der Funktion erzielten die Patienten mit intakter VKB-Plastik im Lysholm-Score durchschnittlich 96 (72-100) Punkte. Gemessen am **IKDC-Score** wurden 84 % der Patienten normal oder nahezu normal klassifiziert. Die drei Patienten mit den Rerupturen und die Patientin mit der erneuten **Außenmeniskusläsion** stuften ihre Kniegelenke als abnormal ein. Diese Patienten waren auch subjektiv mit dem Operationsergebnis unzufrieden.

Der durchschnittliche Tegner-Aktivitätsscore lag präoperativ bei Level 7,7 (5,0-9,0). Postoperativ sank er auf Level 7,2 (4,0-9,0) bei den intakten Kreuzbandersatzplastiken ab. Einfluss auf diesen Abfall hatte v. a. die sportliche Einschränkung aufgrund schulischer bzw. beruflicher Veränderung. 24 Patienten konnten ihr präoperatives sportliches Level halten.

Im Rahmen der Nachuntersuchung empfand kein Patient mit intakter Bandplastik subjektiv eine Instabilität. Objektiv stellten wir nur bei einem Patienten eine **Laxität** von > 5 mm bei der KT 1000-Messung fest. Insgesamt lag die Seitendifferenz bei allen Patienten bei 2,1 (0–13,0) mm; bei den Patienten mit intakter **VKB-Plastik** durchschnittlich bei 1,3 mm.

Das postoperative Längenwachstum lag durchschnittlich bei 6,9 (0-36,0) cm. Wachstumsstörungen oder Achsabweichungen konnten nicht festgestellt werden. Fünf Patienten berichteten über gelegentliche Schmerzen bei hoher Belastung, bei drei traten zusätzlich Schwellungen auf. Die von den Autoren bei sechs Teilnehmern evaluierte Muskelatrophie (**Lysholm-Score**) und die bei drei Teilnehmern subjektiven Sprungbelastungsprobleme im **Cincinatti-Knee-Score** könnten auf mangelnde Aktivität oder nicht konsequent fortgeführtes Rehabilitationsprogramm zurückzuführen sein.

Auch aktuelle tierexperimentelle Ergebnisse belegen, dass die transepiphyseale Rekonstruktion des vorderen Kreuzbandes ebenso bei offenen Wachstumsfugen ohne Wachtumsstörungen möglich ist (*Meller* et al. 2008).

Healing response bei Kindern mit Kreuzbandriss

J.R. Steadman aus Vail, Colorado, der seinerzeit u. a. die Mosaikplastik erfand, hat jüngst eine Studie aus seiner Steadman Hawkins Research Foundation in Vail vorgestellt (*Steadman* et al. 2006). Er behandelte in den Jahren 1992 und 1998 dreizehn skeletal nicht ausgewachsene Athleten mit einer proximalen, femoralen, vorderen Kreuzbandverletzung mit einer Healing-response-Therapie mit Arthroskopie ohne Kreuzbandersatz, die den natürlichen Heilungsverlauf eines vorderen Kreuzbandes nach Riss verbessern sollte. Im Mittel war die **vordere Schublade** bei 5 (3-10) mm im KT-1000-Test, entsprechend einer 2+-Instabilität nach *Debrunner*. Weiterhin hatten alle Athleten ein positives **Pivot-shift-Zeichen**. Drei Patienten (23 %) hatten eine erneute Verletzung 30 bis 55 Monate nach der **Healing-response-Therapie** und wurden dann im Sinne eines Kreuzbandersatzes operiert. Die übrigen zehn Athleten zeigten im Mittel 69 (26-113) Monate keinen Schmerz oder eine **Giving-way-Instabilitätssymptomatik** mit einer normalen Kniefunktion. Der mittlere Lysholm-Score war 96, der Tegner-Score war 8,5 (7-10) und die Patientenzufriedenheit war bei 9,9 (1 = sehr unzufrieden, 10 = höchst zufrieden). Bei sieben der zehn Patienten mit Healing response erfolgte die klinische Untersuchung mindestens 1 Jahr nach der Arthroskopie mit fünf Patienten mit negativen Pivot-shift und zwei mit einer 1+-Instabilität. KT-1000 waren im mittel 2 (0 – 3) mm entsprechend einer 1+-Instabilität nach *Debrunner*.

Steadman schlussfolgert, dass bei skeletal nicht ausgewachsenen Athleten und genauer Indikationsstellung die arthroskopische Healing-response-Therapie sehr wohl die Kniestabiltät wiederherstellen kann und dies bei hoher Zufriedenheit der Sportler.

Rehabilitation

Ziele der **Nachbehandlung** sind der Aufbau einer schützenden **Oberschenkelmuskulatur**, die Schulung der Gelenkwahrnehmung (**Propriozeption**) und eine Verhaltensmodifikation beispielsweise des Landeverhaltens nach einem Sprung. Ein dezidiertes Training der Balancefähigkeit kann zwar nicht die zerstörten Propriozeptionsfasern des verletzten vorderen Kreuzbandes wiederherstellen, jedoch kann ein Multistationsbalancetraining die übrigen Gelenkrezeptoren in Gelenkkapsel, Muskulatur und Sehnen trainieren und auf diese Weise die Eingangsleistung, den Input der Gelenkstellung zum ZNS, deutlich verbessern, was insbesondere sekundärpräventive Bedeutung besitzt.

Rückkehr zum Sport

Die Rekonvaleszenz nach einer vorderen oder hinteren Kreuzbandverletzung dauert häufig etwa 6 Monate. Beispiele sind der Fußballnationalspieler vom FC Bayern München, *Philipp Lahm*, und der tschechische Fußballnationalspieler der Borussia Dortmund, *Jan Koller*, die jeweils unter einer vorderen bzw. hinteren Kreuzbandverletzung litten.

Prognose:

Die Prognose nach offener bzw. arthroskopischer Kreuzbandplastik ist auch längerfristig gut. Selbst bei Athleten kann im Langzeitverlauf nach 10 Jahren ein gutes klinisches Ergebnis mit der Einzelbündelrekonstruktion erzielt werden (*Meuffels* et al. 2008). Dennoch muss betont werden, dass 10 bis 20 Jahre nach einer Kreuzbandruptur im Mittel 50 % der Patienten eine Kniegelenksarthrose mit Schmerzen und funktioneller Einbuße entwickeln (*Lohmander* et al. 2007).

In einer randomisierten Studie über 15 Jahre konnte die primäre Rekonstruktion im Vergleich zur konservativen Therapie keine Reduktion der Arthroserate zeigen (*Meunier* et al. 2007). Der Status der Menisci war der entscheidende prädiktive Faktor für die Entwicklung einer späteren Kniegelenksarthrose. Beim Vergleich der Kreuzbandrekonstruktion mit der Semitendinosus/Gracilissehne oder mit der Patellarsehne in der Einzelbündeltechnik zeigten sich in einer randomsierten Studie über 5 Jahre eine gute subjektive Kniegelenksfunktion, vergleichbare KT-2000-Messdaten und vergleichbare Raten der Rückkehr zum Sport mit 82 % bzw. 88% (*Sajovic* et al. 2006).

Derzeit muss klar angemerkt werden, dass keine Langzeitdaten >10 Jahre in randomisiert-kontrollierten Studien vorliegen für den Vergleich der Doppelbündelrekonstruktion im Vergleich zur konservativen Therapie oder auch der Einzelbündelrekonstruktion. Der Stellenwert dieser Technik wird in zukünftigen Studien belegt werden müssen – auch im Hinblick auf die Entwicklung einer Kniegelenksarthrose.

Präventionsmöglichkeiten

Im Basketball führte die Technikmodifikation durch das in den achtziger Jahren publizierte »Henning-Programm« – Vermeidung von schnellen Richtungswechseln, der Landung mit gebeugtem statt gestrecktem Knie sowie **Viel-Schritt-** statt **Ein-Schritt-Abstoppen** – zu einer 89 % Verminderung der Verletzungsrate des vorderen Kreuzbandes.

Präventionsprogramme im Fußball – Wer richtig trainiert, ist weniger häufig verletzt! Die schweizerische SuvaLiv hat in Kooperation mit dem Schweizer Fußballverband und der medizinischen Kommission der **FIFA**, der FIFA Medical Assessment and Research Centre (F-MARC), unter der Leitung von *Professor Jiri Dvorak* ein Präventionsprogramm mit 10 Übungen und **Fair-Play** als »Die Elf« eingeführt.

Mithilfe dieser Übungen und des Fair-Play sei es möglich, die Verletzungshäufigkeit im Fußball um 35 % und mehr zu senken, wenn sie regelmässig durchgeführt würden. Der Zeitaufwand für das Absolvieren der Übungen beträgt circa 45 Minuten, sodass im Sportpraktischen mancherorts nicht zu jedem Zeitpunkt alle Übungen in Gänze durchgeführt werden. Der Ansatz eines Präventionsprogramms im Fußball ist jedoch mit allen Mitteln zu unterstützen.

Eine DVD mit dem Präventionsprogramm »**Die Elf**« kann kostenlos über die Schweizer SUVA unter *www.suva.ch* bestellt werden. Die Übungen werden im Fußballkapitel vorgestellt.

Die Kombination eines propriozeptiven Trainings und eines ausgewählten **Aufwärmprogramms** konnte bei Handballspielerinnen die Verletzungshäufigkeit an der unteren Extremität signifikant senken (*Wedderkopp* et al. 1999). Ein in der Saisonvorbereitung über sieben Wochen zusätzlich durchgeführtes fußballspezifisches Trainingsprogramm mit Ausdauer-, Kraft- und Flexibilitätsinhalten sowie Akzelerationstraining konnte bei 14- bis 18-jährigen Nachwuchsfußballspielerinnen in Ohio, USA, eine signifikant niedrigere Verletzungsrate an der unteren Extremität und einen Trend zu weniger Kreuzbandverletzungen über ein Jahr nachweisen (*Heidt* et al. 2000).

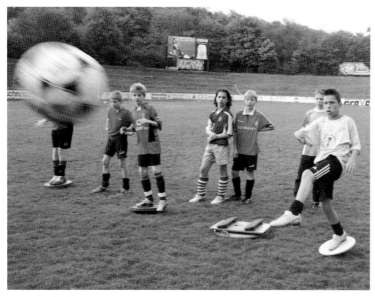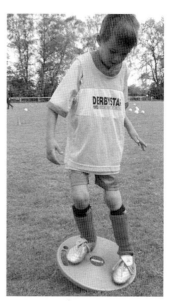

Abb. 54 a/b: Propriozeptionstraining als sportartspezifisches Protective balancing® senkt die Verletzungsrate u. a. der vorderen Kreuzbandverletzung

Eine propriozeptive Trainingsintervention wurde bislang vor allem bezüglich der Rate von **vorderen Kreuzbandverletzungen** und **Sprunggelenksdistorsionen** in unterschiedlichen Hochrisikokontaktsportarten untersucht. Stellvertretend sind folgende Arbeiten zu nennen:

*   *Ekstrand* et al. (1983) untersuchten an 12 männlichen Seniorenfußballteams in Schweden randomisiert den Einfluss einer ganzheitlichen Intervention mit Aufklärung über verletzungsbegünstigende Situationen, Verbesserung der Ausrüstung, prophylaktisches Taping des Sprunggelenks und auch Fair-Play. Durch diese Interventionsstrategie konnte die **Verletzungshäufigkeit in der Interventionsgruppe um 75 %** reduziert werden.
*   *Caraffa* und *Cerulli* (1996) beschrieben den Einfluss von zusätzlichen Übungen auf einem Balancebrett bei 300 professionellen Fußballern: Während in der Kontrollgruppe 70 vordere Kreuzbandverletzungen auftra-

ten, konnte in der Trainingsgruppe die Verletzungshäufigkeit signifikant auf 10 reduziert werden.

*   *Hewett* et al. (1999) unterzogen 1263 weibliche Athleten in der Highschool einem Training in Fußball, Volleyball und Basketball. In der Kontrollgruppe zeigten sich 0,43 schwerwiegende Knieverletzungen pro 1000 Expositionen, während in der **neuromuskulären Trainingsgruppe** nur 0,12 pro 1000 Expositionen auftraten ($p = 0.05$), was einem 3,6-fach reduzierten Risiko entspricht.
*   *Mandelbaum* et al. (2005) führten bei 1041 Frauen von 52 Teams ein spezifisches **Propriozeptionstraining** durch, während 1905 Frauenfußballerinnen von 95 Teams als Kontrollgruppe dienten. Im zweiten Jahr der Intervention wurde eine Reduktion der Risse des vorderen Kreuzbandes um 74 % festgestellt.

KLIP-Studie aus Idaho mit Fokus
Landetechnikmodifikation
Eine aktuelle Studie aus Idaho (*Pfeiffer* et
al., JBJS 2006) unterzog über einen Zwei-
jahreszeitraum insgesamt 112 Teams von 15
High Schools der Sportarten Fußball, Basketball und Volleyball einem plymetrisch-basier-
ten Übungsprogramm, dem **Knee Ligament
Injury Prevention (KLIP) Program**. Zweimal
pro Woche wurde über die Saison das Training
durchgeführt, das insbesondere auf Landetech-
niken ausgelegt ist, wobei keine Balanceübungen an Balancemitteln Teil des Programmes
waren. Über zwei Jahre wurden dann alle auf-

tretenden Kreuzbandverletzungen der teilneh-
menden Schülerinnen und Schüler aus Idaho er-
fasst.
Die Autoren konnten in dieser groß angelegten
prospektiv-nicht-randomisierten Studie **keinen**
Unterschied zwischen der gewählten Lande-
technikintervention (KLIP) bei zweimalig pro
Woche durchgeführten Maßnahmen über zwei
Jahre an High-School-Schülerinnen und Schü-
lern nachweisen. Insgesamt beschreiben die
Autoren eine relativ niedrige Rate an Nicht-
Kontakt-Verletzungen des vorderen Kreuzban-
des. Weiterhin wird die nicht-randomisierten
Einteilung der Gruppen kritisiert.

	Kontrolle Teams	Kontrolle Spieler	KLIP Teams	KLIP Spieler	Gesamt Teams	Gesamt Spieler
Basketball	28	319	17	191	45	510
Fußball	14	244	11	189	25	433
Volleyball	27	299	15	197	42	496
Gesamt	**69**	**862**	**43**	**577**	**112**	**1439**

Tab. 23: Studienzusammensetzung der Idaho KLIP (Knee Ligament Injury Prevention) Studie über 2 Jahre an 15
High Schools (*Pfeiffer* et al., JBJS 2006)

Gruppe und Sport	Anzahl der vorderen Kreuzbandverletzungen	Expositions-spiele	Inzidenz pro 1000 Expositionen
Kontrollgruppe	3	38662	0,078
Basketball	2	18076	0,111
Fußball	1	9357	0,107
Volleyball	0	11229	-
KLIP	3	17954	0,167
Basketball	3	6302	0,476
Fußball	0	5913	-
Volleyball	0	5739	-
Gesamt	6	56616	

Tab. 24: Rate von Nicht-Kontakt-Verletzungen des vorderen Kreuzbandes in der KLIP Studie (*Pfeiffer* et al., JBJS
2006)

Die Studie legt nahe, dass die **Landetechnikmodifikation** allein möglicherweise keinen nachhaltigen Effekt auf die Kreuzbandverletzungsrate ausübt. Vielmehr sind in Ergänzung zur Landetechnikmodifikation auch das Balancetraining und die Aufklärung über Verletzungsumstände und -mechanismen im Sport zu implementieren, um präventive Effekte zur erzielen.

Verletzungen des hinteren Kreuzbandes

Verletzungen des hinteren Kreuzbandes sind ungleich seltener als die häufigen Verletzungen des vorderen Kreuzbandes. Das hintere Kreuzband entspringt von der Innenseite des medialen Femurkondylus und inseriert an der Area intercondylaris posterior am dorsalen Abschnitt der Tibia. Das hintere Kreuzband ist deutlich kräftiger als das vordere Kreuzband. Es hat eine Länge von ca. 38 mm und eine Stärke von 13 mm. Bei gestrecktem Kniegelenk ist das hintere Kreuzband entspannt und zeigt einen nach kranial und dorsal konvexen Verlauf (»Bumerangform«).

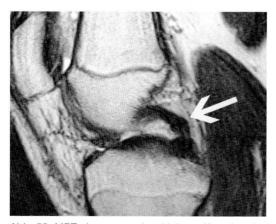

Abb. 55: MRT eines gesunden, hinteren Kreuzbandes in der typischen Bumerangform

Verletzungsgeschichten

(7.10.2005 www.bvb.de)

Drama um *Jan Koller*: Tscheche fällt mit Kreuzbandriss ein halbes Jahr lang aus
Manuel Friedrich schien eine böse Vorahnung ereilt zu haben. Der Mainzer Abwehrspieler hielt sich fassungslos die Hand vors Gesicht, fuhr sich dann durchs Haar und schüttelte betroffen den Kopf. Sein Einsatz in der 59. Minute gegen *Jan Koller* hatte einen Kreuzbandriss des Gegenspielers zur Folge. Dortmunds wichtigster Stürmer fällt ein halbes Jahr lang aus. »Ich bin geschockt«, sagte *Bert van Marwijk*. *Kollers* schwere Verletzung wirft viele Fragen auf.

Der 32 Jahre alte Sturmführer, der in 135 Bundesligaspielen für Borussia Dortmund 57 Mal erfolgreich war und jede seiner vier Spielzeiten im BVB-Trikot mit einer zweistelligen Trefferausbeute beendet hatte, muss aus den eigenen Reihen ersetzt werden, denn die Transferliste ist bis Januar geschlossen, lediglich die Verpflichtung derzeit arbeitsloser Profis ist gestattet.

Schon vor der Partie gegen den 1. FC Köln (2:1), als *Koller* wegen einer Darmerkrankung fehlte, hatte *Christoph Metzelder* orakelt: »Wir können *Jan* in ein, zwei Spielen ersetzen. Aber auf Dauer?« Die Statistik unterstreicht diese These: Acht Mal musste der BVB in der Bundesliga bislang ohne den Tschechen auskommen – keines dieser Spiele wurde verloren. Aber *Koller* fehlte noch nie über einen längeren Zeitraum.

»Er ist aus dem Kader heraus aufgrund seiner Klasse nicht einfach so zu ersetzen«, sagt Sportdirektor *Michael Zorc* und fügt hinzu: »Es wird eng, alleine von der Anzahl unserer Angreifer. Wir sind im vorderen Bereich nicht gerade vom Glück verfolgt. *Koller* ist nicht der einzige Stürmer, der uns fehlt.« Daneben fehlen *van der Gun* (ebenfalls Kreuzbandriss), *Buckley* (Teilriss des Innenbandes) und *Gambino* (Faserriss). Kurz- und mittelfristig werden *Smolarek* (als Mittelstürmer) sowie *Odonkor* und *Ricken* den Angriff bilden. Auch die Spielweise ändert sich, »weil jeder gewohnt war, ihn anzuspielen«, meint *Tomas Rosicky.*

»Die erste Diagnose ist ein Riss des hinteren Kreuzbandes. Ich habe direkt große Schmerzen gehabt«, berichtete *Jan Koller* unmittelbar nach Spielschluss und sprach Gegenspieler *Manuel Friedrich* von jeglicher Schuld frei: »Es war ein normaler Zweikampf. Es ist passiert, als ich auf dem Boden gelandet bin.«

Die Ahnung ist mittlerweile Gewissheit: Riss des hinteren Kreuzbandes im linken Knie. Das bestätigte die Kernspintomographie, die Mannschaftsarzt *Dr. Markus Braun* am späten Samstagabend durchführte. Gemeinsam mit dem 32-jährigen tschechischen Nationalspieler wird *Dr. Braun* am Montag nach Straubing zu den renommierten Knie-Spezialisten *Dr. Jürgen Eichhorn* und *Prof. Dr. Michael Strobel* fahren, die darüber entscheiden werden, ob eine konservative Behandlung möglich oder eine Operation notwendig ist. In jedem Fall wird *Jan Koller* seinem BVB und der Nationalmannschaft der Tschechen mindestens sechs Monate lang nicht zur Verfügung stehen.

»Das tut uns sehr, sehr weh«, sagte *Roman Weidenfeller.* »Unglaublich, dass er sich einen Kreuzbandriss zugezogen hat. Wir sind alle traurig«, meinte *Bert van Marwijk.*

Verletzungsumstände

Die Verletzungsumstände differieren im Vergleich zur vorderen Kreuzbandverletzung. So kann eine hintere Kreuzbandruptur im Straßenverkehr auftreten, wenn ein Fahrzeugführer, sei es im PKW oder LKW, in eine Kollision verwickelt wird, wo er mit dem Armaturenbrett bei gebeugter Kniehaltung kollidiert und die Unfallenergie entsprechend auf den Ober- und Unterschenkel übertragen wird. Dieser Mechanismus kann als hintere Schublade das hintere Kreuzband verletzen, was als »Dashboard Injury« bezeichnet wird. Verdrehtraumen können jedoch auch im Sport, wie beim Dortmunder *Jan Koller* im Fußball beschrieben, auftreten und zu einem Riss des hinteren Kreuzbandes führen.

Verletzungssportarten

Häufig treten Verletzung des hinteren Kreuzbandes bei Sportarten wie Fußball, Ski Alpin, Handball und Basketball auf. Aber auch beim Judo und Ringen können diese Verletzungen genauso wie im Motorsport bei Kollisionen angetroffen werden.

Klinik der Verletzung

Der initiale Schmerz sowie die Kniegelenksschwellung mit dem blutigen Kniegelenkserguss unterscheiden sich nicht von der vorderen Kreuzbandverletzung. Bei beiden Verletzungen besteht häufig sofortige Sportunfähigkeit. Die Kniegelenksschwellung nimmt häufig durch die verletzten, begleitenden Gefäße des hinteren Kreuzbandes zu.
Häufig wird auch bei der hinteren Kreuzbandruptur ein Gefühl der Instabilität des Kniegelenks im Sinne einer Giving-way-Symptomatik angegeben. Insbesondere beim Treppabgehen können biomechanische Unterschiede

für Patienten mit bzw. ohne eine derartige Giving-way-Symptomatik nach hinterer Kreuzbandruptur identifiziert werden (*Iwata* et al. 2007).

Bei der klinischen Untersuchung fällt bei der seitlichen Inspektion des 90° gebeugten Kniegelenks im Seitenvergleich eine spontane **hintere Schublade** auf. Wie zuvor beschrieben, kann diese in drei Instabilitätsgrade klassifiziert werden:

* Grad I :   < 5 mm (+)
* Grad II :   5-10 mm (++)
* Grad III: > 10 mm (+++)

Bei zusätzlicher Instabilität des posterolateralen Kniegelenks kann in Analogie zur vorderen Kreuzbandverletzung der **reversed Pivot-shift-Test** als Subluxation des Tibiaplateaus ausgelöst werden.

Aus nach Sportverletzung?

Mit einer hinteren Kreuzbandverletzung wird man, ähnlich wie bei der vorderen Kreuzbandverletzung, den Sport unmittelbar wegen Schmerzen und ggf. Kniegelenksschwellung beenden.

Wie die vordere Kreuzbandverletzung ist die hintere Kreuzbandverletzung eine schwerwiegende Kniebandverletzung, die in Abhängigkeit von Alter und ausgeübter Sportart karrierebedrohend sein kann. Auf der anderen Seite zeigt das Beispiel *Jan Koller* (tschechischer Nationalspieler), dass auch nach einer hinteren Kreuzbandverletzung und notwendiger Operation nach rund 6 Monaten der Fußballsport auf internationalem Niveau wieder ausgeübt werden kann.

Arztvorstellung?

Die Arztvorstellung ist absolut angezeigt, was aber bei entsprechendem Schmerz und Kniegelenksschwellung nach Knieverdrehtrauma keine wirkliche Frage ist. Der Arzt kann sowohl durch das mit der Verletzung einhergehende Unsicherheitsgefühl im Kniegelenk als auch durch die klinische Untersuchung mit Auslösung der hinteren Schublade den Schaden einschätzen und die notwendigen Schritte frühestmöglich einleiten.

Diagnostik

Die konventionelle Röntgendiagnostik mit dem Kniegelenk in 2 Ebenen kann bei einer hinteren Kreuzbandruptur häufig schon die spontane hintere Schublade mit posteriorer Subluxation des Tibiaplateaus im seitlichen Röntgenbild des Kniegelenks nachweisen. Eine aktuelle Untersuchung aus Straubing zeigte, dass die konventionelle Röntgenstressuntersuchung bei 90° Kniegelenksflexion (Telos) bezüglich der posterioren tibialen Verschiebung eine nützliche Methode zur Identifikation von hinteren Kreuzbandrupturen sein kann (*Schulz* et al. 2007).

Eine posteriore tibiale Verschiebung von mehr als 8 mm bei 90° Knieflexion zeigt eine posteriore Kreuzbandinsuffizienz an. Eine posteriore tibiale Auslenkung von mehr als 12 mm suggeriert die simultane Verletzung des hinteren Kreuzbandes und weiterer Kapselbandstrukturen.

Die Kernspintomographie zeigt das unverletzte hintere Kreuzband mit homogener niedriger Signalintensität. Es ist auf sagittalen Schnitten eindeutig zu identifizieren und zeigt einen bogenförmigen Verlauf bei Kniestreckung (Bumerangform).

Therapie: konservativ oder operativ?

Der Spontanverlauf einer isolierten hinteren Kreuzbandverletzung ist in den ersten Jahren ohne Operation relativ günstig. Über die Jahre leistet ein gerissenes hinteres Kreuzband jedoch einer Kniegelenksarthrose Vorschub, insbesondere medial und retropatellar. Ziel ist daher die operative Versorgung der Ruptur. Sollten jedoch in der Arthroskopie noch Faserbündel im Bandverlauf nachweisbar sein und eine hintere Schublade in der Heilungsphase durch Orthesenunterstützung vermieden werden können, so kann auch die konservative Therapie zufriedenstellende Ergebnisse liefern. Der hintere Kreuzbandersatz erfolgt in Analogie zum vorderen Kreuzband mit autologen Transplantaten. Zur Anwendung kommen die Patellarsehne, die Quadrizepssehne oder auch gebündelte Transplantate der Semitendinosussehne. Eine vergleichende Untersuchung zeigte für siebensträngige Einzelbündelhamstringgrafts eine verbesserte Stabilität mit 1.7 mm vs. 3.7 mm als posteriore Laxizität und signifikant verbesserte Lysholm- und Tegnerscores im Vergleich zu viersträngigen Hamstringgrafts (*Zhao* et al. 2007).

Rehabilitation

Typischerweise wird für mindestens 9 Wochen nach einem hinteren Kreuzbandersatz teilbelastet. In den ersten Wochen der Rehabilitation wird die Beugung nur bis 90° freigegeben. Kontraktionen der ischiokruralen Muskulatur sind unbedingt zu vermeiden, sie ziehen schließlich in die hintere Schublade. Ähnlich wie bei der vorderen Kreuzbandverletzung empfiehlt sich bereits in der frühen Phase der Rehabilitation ein ergänzendes propriozeptives Training auf mannigfaltigen Untergründen und variabler Übungsausführung.

Rückkehr zum Sport

Ähnlich wie bei der vorderen Kreuzbandruptur dauert die Rehabilitation nach einer hinteren Kreuzbandverletzung etwa 6 Monate. In Ana-

logie zur Verletzung des vorderen Kreuzbandes empfiehlt sich auch nach hinterer Kreuzbandverletzung beginnend in der frühen Rehabilitationsphase ein ausgiebiges propriozeptives Training.

Für die Rückkehr zum Sport gelten wie für die vordere Kreuzbandruptur sportartspezifische Empfehlungen. So gelten ein Erreichen von mindestens 90 % der Oberschenkelkraft der Gegenseite, keine Schwellneigung des Knies bei Belastung, keine Schmerzen im Kniegelenk sowie sportmotorische Tests als mögliche Parameter zur Beurteilung des Sportlers hinsichtlich einer potenziellen Rückkehr zum Sport.

Präventionsmöglichkeiten

Die für die vordere Kreuzbandruptur genannten Präventionsmaßnahmen, insbesondere das propriozeptive Balancetraining, führen über eine erhöhte Balancefähigkeit im Sinne einer Sekundärprävention zu einer niedrigeren Verletzungsrate. Derzeit liegt jedoch keine randomisiert-kontrollierte Studie vor, die ein propriozeptives Training hinsichtlich der Rate der hinteren Kreuzbandverletzung empfiehlt.

Verletzungen des Innen- und Außenbandes

Das Innenband ist neben den Kreuzbändern wesentlich für die Stabilität des Kniegelenks von Bedeutung. Es besteht aus einer oberflächlichen und einer tiefen Schicht und entspringt dem medialen Femurkondylus und zieht nach kaudal zur medialen Fläche der Tibia ca. 7,5 bis 10 cm unterhalb der Gelenkfläche. Die tiefe Schicht des Innenbandes ist fest mit der Pars intermedia des Innenmeniskus verbunden. Die tiefe und die oberflächliche Schicht des Innenbandes sind durch Fettgewebe und eine Bursa voneinander getrennt.

Das Außenband verläuft vom lateralen Femurkondylus schräg nach dorsal und unten zum Fibulaköpfchen. Die Popliteussehne zieht zwischen dem Außenmeniskus und dem Außenband und setzt am distalen Femur lateralseitig an.

Verletzungsgeschichten

(17.10.2005 www.bvb.de)

Innenband und Kreuzband eingerissen:
Evanilson **fällt drei bis vier Monate aus**
Der Brasilianer *Evanilson* hat sich am Samstag beim Bundesligaspiel in Stuttgart einen Teilriss des Innenbandes und einen Teilriss des vorderen Kreuzband-Transplantats zugezogen. Passiert war das Malheur nach einem Zusammenprall mit *Silvio Meißner* in der ersten Halbzeit des mit 0:2 verlorenen Spiels. Wie BVB-Mannschaftsarzt *Dr. Markus Braun* erklärte, soll in den nächsten Tagen gemeinsam mit dem Kniespezialisten *Dr. Jürgen Eichhorn* über die Notwendigkeit einer Operation entschieden werden. »Nach jetzigem Stand der Dinge gehe ich davon aus, dass *Evanilson* nicht unbedingt noch einmal operiert werden muss«, sagte *Dr. Braun*. *Braun* rechnet mit einer Ausfallzeit des 29-jährigen Brasilianers von drei bis vier Monaten.

(28.11.05 www.sport1.de)

Erneute Torhüter-Verletzung in Hamburg beim Eishockey
Der tschechische Torhüter *Roman Cechmanek* hat sich einen Innenbandanriss im rechten Knie zugezogen und wird seinen Hamburg Freezers deshalb rund drei Wochen nicht zur Verfügung stehen. Der Olympiasieger von 1998 zog sich die Verletzung in der

DEL-Partie gegen Mannheim zu. Da bereits Stammgoalie *Boris Rousson* (Kreuzbandriss) sowie Ersatzmann *Stefan Karg* (Muskelbündelriss) verletzt ausfallen, werden der vom SC Braunlage ausgeliehene *Roland Schröder* sowie *Tobias Güttner* in die Bresche springen.

(25.01.2007 www.sport1.de)

***Lebeau* wieder fit**
Die Frankfurt Lions können überraschenderweise bereits im nächsten Spiel der Deutschen Eishockey-Liga bei den Füchsen Duisburg auf *Pat Lebeau* zurückgreifen.
Der Stürmer hatte im Spiel am 17. Dezember bei den Hannover Scorpions einen Innenbandriss im Knie erlitten und sollte ursprünglich erst nach der Länderspielpause Anfang Februar in den Kader zurückkehren.

(10.3.07 www.sport1.de)

Innenbandriss bei *Gomez*
Mario Gomez VfB Stuttgart droht wegen eines Innenbandrisses im linken Knie eine sechswöchige Pause.
Der 21-Jährige hatte sich die Verletzung bei einem Schuss-Versuch in der 39. Minute des Spiels gegen den VfL Wolfsburg (0:0) zugezogen. Eine Minute vor der Pause musste sich der Stürmer auswechseln lassen. Eine Kernspintomographie bestätigte den Verdacht des Bänderrisses, der allerdings konservativ behandelt werden kann. »Das trifft mich sehr und ist ganz bitter für uns«, erklärte Stuttgarts Trainer *Armin Veh*.
Doppeltes Pech für *Mario Gomez*: Der Angreifer vom VfB Stuttgart hat sich aus Frust über seinen Innenbandriss im linken Knie auch noch die rechte Hand gebrochen und trägt mittlerweile einen Gips. Der 21-jährige

Nationalstürmer hatte beim 0:0 gegen Wolfsburg bei einem missglückten Schussversuch
die Knieverletzung erlitten. Als er anschließend auf dem Platz behandelt wurde, schlug
er wütend gegen den Medizinkoffer und
brach sich dabei zu allem Überfluss die
Hand. Insgesamt dürfte *Gomez* sechs Wochen ausfallen.

Verletzungsumstände

Häufig treten Innenbandverletzungen am Kniegelenk nach Valgustrauma, also in X-Bein-
Stellung, auf. Wie für die vordere Kreuzbandverletzung gezeigt, ist diese Valgusposition extrem verletzungsträchtig mit häufig kombinierten Verletzungen des vorderen Kreuzbandes,
des Innenmeniskus und des Innenbandes (**un-
happy triad**). Das Treten in ein Loch auf dem
Fußballplatz kann genauso wie der Sturz mit
nahezu gestrecktem Bein beim alpinen Skilauf
zu einer Knieinnenbandverletzung führen.

Verletzungssportarten

Wie für die vordere Kreuzbandverletzung, gilt,
dass die Hauptverletzungssportarten der alpine
Skisport und Fußball sind. Aber auch Handball
und Basketball wie auch Eishockey, Ringen
und American Football sind Sportarten mit hohem Knieverletzungsrisiko, die häufig mit In-
nen- und Außenbandverletzungen des Knie-
lenks einhergehen.

Klinik der Verletzung

Innenband- und Außenbandverletzungen sind
häufig mit Schmerzen an der Knieinnen- bzw.
Knieaußenseite im Verlauf der Seitenbänder
verbunden. Eine vollständige Innenbandverletzung kann jedoch auch komplett schmerzfrei
sein, ist jedoch mit einer deutlichen Instabilität

bei Prüfung der seitlichen Aufklappbarkeit verbunden. Häufig kommt es zu einem begleitenden Kniegelenkserguss durch Einriss feinster
Gefäße.

Schließlich kann sowohl bei der vorderen
Kreuzbandverletzung als auch bei der Innenbandverletzung die Innenmeniskusverletzung,
mit entsprechenden Schmerzen und Instabilitäten, als Begleitverletzung angetroffen werden.

Die **Außenbandverletzung** am Kniegelenk tritt
fast nie isoliert auf, sondern ist häufig mit Begleitverletzungen der lateralen Kniegelenkkapsel, der knieüberschreitenden Muskulatur bzw.
des vorderen oder hinteren Kreuzbandes verbunden. Sie ist mit 1:15 wesentlich seltener als
die Innenbandverletzung.

Bei der klinischen Untersuchung erfolgt die
Testung auf seitliche Aufklappbarkeit in Knie-
gelenksstreckung sowie bei 30° Beugung. Die
Aufklappbarkeit kann durch diese Untersuchung in den beiden Winkelgraden sehr sensi-
bel angezeigt werden.

Die seitliche Aufklappbarkeit wird in drei Gra-
de unterteilt:
- Grad I :   < 5 mm (+)
- Grad II :   5-10 mm (++)
- Grad III: > 10 mm (+++)

Liegt eine ausgedehnte seitliche Aufklappbarkeit Grad III (+++) vor, ohne dass Schmerzen
am Innenband bestehen, so ist von einer kompletten Ruptur des Innenbandes auszugehen.

Aus nach Sportverletzung?

Innenbandrupturen haben eine günstige Prognose und heilen bei konservativer Therapie bedingt durch die intrakapsuläre Lage und die gute Durchblutung häufig folgenlos aus, wenn
keine Begleitverletzungen vorliegen. Außenbandverletzungen dagegen treten fast niemals
isoliert auf. Sie können insbesondere bei Be-

gleitverletzung der Kniegelenkskapsel, der Muskulatur bzw. des hinteren Kreuzbandes eine operativer Therapie bedingen. Gerade die Außenbandverletzung kann daher bei Mitverletzung beispielsweise des hinteren Kreuzbandes in Abhängigkeit vom Alter und der ausgeübten Sportart eine karrierebedrohende Verletzung darstellen.

Arztvorstellung?

Unbedingt sollte bei jedem Knieverdrehtrauma mit entsprechender Kniegelenksschwellung die ärztliche Vorstellung erfolgen. Erst der Arzt kann die Symptome unter Berücksichtigung des Unfallmechanismus und der Unfallrasanz einschätzen. Die klinische Untersuchung der Kniegelenks mit Nachweis entsprechender Kniegelenksschwellung und ggf. Instabilität wird durch den Arzt durchgeführt. Der Ausschluss eines knöchernen Ausrisses bei einer Seitenbandverletzung kann nur durch eine Röntgenuntersuchung erfolgen.

Diagnostik

Die radiologische Diagnostik umfasst immer die **Röntgenuntersuchung** des Kniegelenks in 2 Ebenen, um knöcherne Ausrissverletzungen des Innen- bzw. Außenbandes am Oberschenkel, dem Schien- und Wadenbein auszuschließen.

Die **Sonographie** kann im Bandverlauf sehr genau Bandauffaserungen und Kontinuitätsunterbrechungen nachweisen, sowie eine begleitende Flüssigkeitsansammlung als Erguss detektieren.

Die **Kernspintomographie** kann insbesondere Hinweise auf Begleitverletzungen der Meniski und des vorderen und hinteren Kreuzbandes aufdecken. Seitenbandverletzungen können durch die Kenspintomographie genau erkannt werden, ebenso wie ein begleitendes Knochen-

ödem in den Ansatz- oder Ursprungsregionen. Das Innenband wird auf den mittleren koronaren Schichten im MRT in seinem gesamten Verlauf dargestellt. Es zeigt bei allen Pulssequenzen im MRT eine **niedrige Signalintensität**, wenn es unverletzt ist. Dabei können im MRT die oberflächliche und die tiefe Schicht des Innenbandes differenziert werden, da Fettgewebe zwischen beide Anteile gelagert ist.

Therapie: konservativ oder operativ?

Die Innenbandruptur am Kniegelenk ist wie die Außenbandruptur am oberen Sprunggelenk eine Domäne der konservativen Therapie. Die gute Heilung basiert auf der intrakapsulären Lage sowohl des Innenbandes am Kniegelenk als auch des Ligamentum fibulo-talare anterius am oberen Sprunggelenk. Beide Bänder sind extrem gut durchblutet, sodass sie häufig folgenlos nach 6 Wochen ausheilen können.

Die Knieaußenbandruptur ist eine schwerwiegendere Verletzung, da sie wie angesprochen selten isoliert auftritt, sondern häufig mit schweren Begleitverletzungen der lateralen Kniegelenkkapsel, des Tractus iliotibialis, des M. popliteus oder der Kreuzbänder einhergeht. Daher ist bei Außenbandverletzungen häufig die Arthroskopie mit einem Versuch des Seitenbandersatzes und der Wiederherstellung der Kniestabilität anzustreben. Die Operation kann dann auf die Semitendinosus- oder Gracilissehne als Transplantat zurückgreifen, die durch das Fibulaköpfchen geführt wird und am Epicondylus femoris lateral mit einer resorbierbaren Interferenzschraube fixiert werden kann.

Rehabilitation

Wie angesprochen ist die Innenbandruptur am Kniegelenk, ebenso wie die Außenbandruptur am oberen Sprunggelenk, eine Domäne der konservativen Therapie. Sie ist von der Außenbandruptur des Kniegelenks, die häufig einer operativen Therapie bedarf, auch in der Nachbehandlung deutlich zu unterscheiden. Die gute Heilung des Knieinnenbandes basiert auf der intrakapsulären Lage. Häufig wird eine Bewegungslimitierung auf 90° mit einer Kniegelenksorthese über 6 Wochen unter Vollbelastung empfohlen. Die Sonographie kann den Heilungsverlauf nicht-invasiv und kosteneffektiv überwachen helfen. Die Oberschenkelmuskulatur sollte ausgiebig auftrainiert werden, beispielsweise durch Ergometertraining samt Orthese.

Die Rehabilitation nach einer Außenbandverletzung hängt in erste Linie vom Ausmaß der Begleitverletzungen ab. Häufig ist die Orthesenbehandlung über 6 Wochen mit ausgedehnter Balanceschulung angebracht. Das Balancetraining zum Ausbau der propriozeptiven Fähigkeiten kann bei allen Kniegelenksverletzungen nicht hoch genug eingeschätzt werden, da mit jeder Kniebandverletzung wichtige propriozeptive Sensoren zerstört werden, die sonst die Gelenksstellung an das ZNS weitermelden würden.

Rückkehr zum Sport

Bei einer kompletten Innenbandruptur erfolgt über 6 Wochen die Orthesenbehandlung unter Vollbelastung. Danach erfolgt die graduelle Rückkehr zum ehemals ausgeübten Sport, sodass nach insgesamt ca. 8 Wochen die volle Sportfähigkeit erreicht sein kann. Bei Außenbandverletzungen am Kniegelenk ist die Situation ungleich komplexer. Die Begleitverletzungen und das Ausmaß des operativen Eingriffs bestimmen die Rückkehr zum Sport. Die Zeitdauer bei Außenbandverletzungen bewegt sich daher zwischen 2 bis 6 Monaten nach Verletzung in Abhängigkeit von den Begleitverletzungen.

Präventionsmöglichkeiten

Wie für die vordere und hintere Kreuzbandverletzung eindrucksvoll belegt, kann ein sportartspezifisches Balancetraining Verletzungen des Kniebandapparates vermeiden helfen und sollte keinem Athleten vorenthalten werden. Näherer Informationen finden sich im Kapitel über die vordere Kreuzbandverletzung wie auch im Internet u. a. unter *www.protectivebalancing.de*

Meniskusverletzung

Die Meniski nehmen als halbmondförmige Faserknorpelstücke eine Stoßdämpferfunktion im Kniegelenk ein. Die Kniegelenkskongruenz der Gelenkflächen zwischen Ober- und Unterschenkel wird durch die Meniski hergestellt. Sie vergrößern die Gelenkfläche und sorgen daher zu einer Lastumverteilung. Beim stehenden Erwachsenen werden 40 bis 60 % der Gewichtsübertragung durch die Meniski vermittelt. Nach Entfernung der Meniski steigt der lokale Druck auf den Knorpel an Ober- und Unterschenkel um mindestens ein Drittel an.

Außen besitzen die Meniski eine Höhe von 3 bis 5 mm, die nach innen zum freien Rand auf unter 0,5 mm abnimmt. Bei Beugung und Streckung des Kniegelenks bewegen sich die Meniski auf dem Tibiaplateau vor und zurück. Der Innenmeniskus ist mit dem Innenband verwachsen, sodass häufig Kombinationsverletzungen des Innenbandes und des Innenmeniskus auftreten. Alle Knieverdrehtraumen können daher sowohl in nahezu gestreckter Position des Beins als auch bei gebeugter Kniestellung zu Meniskusverletzungen führen.

Der Außenmenikus ist in der Aufsicht von oben rund. Er ist vorn und hinten an der Area intercondylaris anterior bzw. posterior fixiert. In den übrigen Abschnitten ist der Außenmeniskus relativ lose an der Gelenkkapsel fixiert. Die Sehne des M. popliteus verläuft frei in der Kniegelenkshöhle. Im Bereich der Unterkreuzung der Sehne des M. popliteus liegt das Hinterhorn des Außenmeniskus frei. Vom Hinterhorn des Außenmeniskus können zwei Bänder zum medialen Femurkondylus ziehen, die dorsal als Lig. meniscofemorale posterius Wrisberg oder ventral als Lig. meniscofemorale anterius Humphry des hinteren Kreuzbandes verlaufen.

Der Innenmeniskus ist etwas größer als der Außenmeniskus und eher oval. Im Bereich des Hinterhorns hat der Innenmeniskus seinen größten Tiefendurchmesser. Das Vorderhorn ist auf der Area intercondylaris tibiae anterior fixiert. Die Pars intermedia des Innenmeniskus hat eine Verbindung zur tiefen Schicht des Innenbandes.

Verletzungsgeschichten

6.10.06 Zagreb (dpa)

Wegen ihrer chronischen Schmerzen verzichtet die viermalige Olympiasiegerin *Janica Kostelic* auf die Ski-Saison und steht möglicherweise vor dem Karriere-Ende.

«Ich habe mich entschieden den Weltcup wegen meiner unerträglichen Schmerzen im Rücken, in den Knien und sonst wo auszulassen», sagte die 24 Jahre alte Kroatin auf einer Pressekonferenz in Zagreb. »Das ist keine einfach Entscheidung für jemanden, der das Skifahren liebt, aber ich bin keine Maschine.« Verletzt hatte die fünfmalige Weltmeisterin *Kostelic* schon auf die Saison 2003/04 verzichtet, danach aber eine triumphale Rückkehr im Skirennsport gefeiert.

Die mit vier Mal Gold und zwei Mal Silber erfolgreichste alpine Skiläuferin der Olympia-Geschichte wollte sich nicht festlegen, ob sie überhaupt in den Skirennsport zurückkehrt. »Nach dem einen Jahr wird man dann

sehen, wie es sein wird«, sagte die 30-malige Gewinnerin eines Weltcup-Rennens. Im vergangenen Winter holte sich *Kostelic* nach 2001 und 2003 ihren dritten Sieg im Gesamtweltcup und war nach der Österreicherin *Petra Kronberger* erst die zweite Fahrerin, die in einem Winter in allen fünf klassischen Alpin-Disziplinen ein Rennen gewann.

Zwar ließ die Kroatin, die im Mai neben *Roger Federer* zur Weltsportlerin des Jahres gekürt worden war, die Fortsetzung ihrer einzigartigen Karriere offen, doch völlig ausschließen wollte sie einen Start bei den Weltmeisterschaften im Februar in Are/Schweden nicht. »Man soll nie nie sagen. Aber zu 99,9 Prozent ist es sicher, dass ich diese Saison nicht fahre«, erklärte *Kostelic*. Die Tür sei jederzeit offen, falls es sich *Kostelic* anders überlegen sollte, sagte *Vedran Pavlek*, der Chef des kroatischen Skiverbandes.

Seit Jahren wird *Kostelic* von gesundheitlichen Problemen geplagt. Neben rund einem Dutzend Knie-Operationen hatte sie Probleme mit der Schilddrüse und dem Rücken. Im Sommer sorgte der kroatische Sportstar in den nationalen Medien für Schlagzeilen, als er beim Tauchen und Kaffeeschlürfen statt beim Training gesichtet worden war. »Ich habe versucht mit Schmerzen zu trainieren, aber es ging nicht«, sagte die 24-Jährige. »Nun ist es Zeit, andere Dinge im Leben zu tun.« Bereits zwei Tage vor ihrer Bekanntgabe hatte Vater und Trainer *Ante Kostelic* das Saison-Aus der Tochter angedeutet.

Verletzungsumstände

Knieverdrehtraumen aller Art können neben den Kniebandverletzungen zu Verletzungen des Innen- oder auch des Außenmeniskus führen.

Häufig führt der Körperkontakt durch einen Gegner über die Außenseite des Kniegelenks zu einer erzwungenen Rotation des Schienbeins. Meniskusverletzungen entstehen daher häufig aufgrund erzwungener Rotationsbewegungen des Kniegelenks. Bei Auswärtsdrehungen von Fuß und Unterschenkel gegenüber dem Oberschenkel wird vorwiegend der Innenmeniskus und das Innenband geschädigt, bei Einwärtsdrehungen der Außenmeniskus. Aber auch Überstreckungen und Überbeugungen können zu Meniskusverletzungen führen.

Verletzungen am Innenmeniskus sind etwa fünfmal häufiger als am Außenmeniskus. Im Alter werden auch bei »Bagatellumständen« wie einer Kniebeuge gehäuft Meniskusrisse beobachtet, die degenerativer Art sind und typischerweise zu horizontalen Rissen führen. Im Gegensatz dazu sind echte traumatische Meniskusrisse vertikal angeordnet.

Verletzungssportarten

Wie für die Kniebandverletzungen gilt auch für Meniskusverletzungen, dass die Hauptverletzungssportarten der alpine Skisport und Fußball sind. Aber auch Handball, Basketball, Eishockey, Ringen und American Football sind Sportarten mit hohem Verletzungsrisiko im Kniebereich. Sie gehen überproportional häufig mit Knieband- und Meniskusverletzungen einher.

Klinik der Verletzung

Bei Innenmeniskusverletzungen werden häufig während und auch nach Belastung Schmerzen auf der Innenseite des Kniegelenks angegeben. In Analogie führen Außenmeniskusverletzungen zu gleichartigen Beschwerden an der Knieaußenseite. Der Druckschmerz über dem Gelenkspalt wird häufig noch von einem Beugerotationsschmerz begleitet.

Eine Verletzung des Meniskus führt häufig auch zu einem blutigen Kniegelenkserguss, weil häufig neben dem Meniskus sowohl Kapselanteile als auch feinste, den Meniskus begleitende Gefäße einreißen, und zu einer Blutung in das Knieinnere führen. Ein typischer Befund ist die Bewegungshemmung, wenn sich zwei Lippen des eingerissenen Meniskus bei der Kniebeugung übereinander legen und eine Bewegungsblockierung auslösen. Ein Ausschütteln des Kniegelenks kann dann in manchen Fällen die Blockade überwinden und den Bewegungsspielraum des Kniegelenks wiederherstellen.

Aus nach Sportverletzung?

Meniskusverletzungen sind ernstzunehmende Kniegelenksverletzungen. Da sie häufig in Kombination mit Begleitverletzungen des vorderen Kreuzbandes und des Innenbandes beim Innenmeniskus auftreten, führen sie zunächst zu einer Sportpause und machen immer eine ärztliche Vorstellung erforderlich.

Arztvorstellung?

Unbedingt sollte bei jedem Knieverdrehtrauma mit Kniegelenksschwellung die ärztliche Vorstellung erfolgen. Erst der Arzt kann Symptome wie das Einklemmungszeichen unter Berücksichtigung des Unfallmechanismus und der Unfallrasanz einschätzen. Die klinische Untersuchung des Kniegelenks mit Schwellung und ggf. Instabilität wird durch den Arzt durchgeführt.

Diagnostik

Der Arzt prüft bei der **klinischen Untersuchung** einige Meniskuszeichen (Steinmann I, II, Apley, Payr), die eine diagnostische Treffsicherheit von bis zu 75 % besitzen. Die **Sono-**

graphie kann in Einzelfällen auch Meniskusrisse darstellen helfen.

Das bildgebende Verfahren der **Kernspintomographie** ist von herausragender Bedeutung und der klinischen Untersuchung in der Treffsicherheit überlegen. Sie ermöglicht die nicht-invasive Beurteilung von Signalauffälligkeiten des Innen- und Außenmeniskus. Akute traumatische Risse der Meniski treten bei abrupten, kombinierten Bewegungen mit starker Rotation und Flexion im Kniegelenk auf, die zu Längsoder Korbhenkelrissen bzw. zu queren oder radiären Rissen führen können.

Längsrisse treten aufgrund der in der Peripherie dominierenden länglichen Faserrichtung außen auf. Querrisse und kleine Einrisse (Fibrillation) sind dagegen häufiger zentral im Meniskus und am freien Rand, da hier eine quere Faserverlaufsrichtung vorliegt. Die Klassifikation der Signalerhöhung in den Menisken stützt sich auf die T1- und protonendichtegewichteten SE-Sequenzen.

Zu beachten ist, dass bei Kindern und Jugendlichen die zentralen Meniskusanteile wesentlich stärker vaskularisiert sind als bei Erwachsenen. Signalerhöhungen in dieser jungen Altersgruppe haben daher nicht die gleiche Bedeutung wie bei Erwachsenen.

Bei **Korbhenkelrissen** können im MRT folgende Muster erkannt werden:
* **Zeichen des »doppelten hinteren Kreuzbandes«**, wo das nach medial verlagerte Meniskusfragment auf sagittalen Schichten parallel und unter dem hinteren Kreuzband als signalarmes Band abgebildet wird

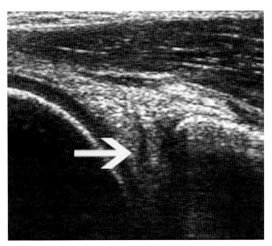

Abb. 56: Meniskusriss in der Sonographie

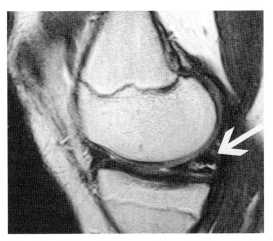
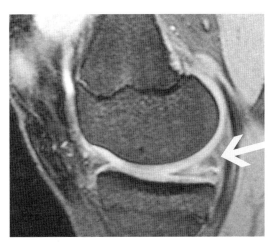

Abb. 57 a/b: Kernspintomographie mit Nachweis eines Innenmeniskusrisses im Hinterhorn bei einer 16-jährigen Biathletin mit Einklemmungszeichen in der T1- und T2-Wichtung

Grad der Meniskusläsion	Kernspintomographiebefund	Pathologischer Befund
1°	Lokale, punktförmige Signalintensitätserhöhung ohne Verbindung zur Meniskusoberfläche	Mukoide Degeneration
2a°	Mehrere punktförmige Signalintensitätserhöhungen ohne Verbindung zur Meniskusoberfläche	Ausgedehnte mukoide Degeneration
2b°	Lineare Signalintensitätserhöhungen ohne Verbindung zur Meniskusoberfläche	Ausgedehnte mukoide Degeneration, intrameniskale Ruptur
3°	Lineare oder unregelmäßig konfigurierte Signalintensitätserhöhungen mit Kontakt zur Meniskusoberfläche, Deformierung, Dislokation von Meniskusfragmenten	Meniskusriss mit Verbindung zur Meniskusoberfläche

Tab. 25: Einteilung von Meniskusläsionen nach *Reicher* (*Reicher* et al. 1986)

- Nachweis eines Fragments im Interkondylarraum auf koronaren Schichten
- **Zeichen eines doppelten Meniskusvorderhorns**, das durch die Abbildung des Fragments unmittelbar dorsal des Vorderhorns wirkt und dieses vergrößert bzw. verdoppelt
- **Flipped Meniscus-Zeichen**, das durch die Dislokation eines abgerissenen Meniskusfragments nach ventral entsteht
- Verschmälerte, fehlende oder deformierte Darstellung der Pars intermedia oder des abgerissenen Meniskusabschnittes

Am Innenmeniskus sind Korbhenkelrisse deutlich häufiger als am Außenmeniskus.

Dennoch muss einschränkend erwähnt werden, dass im Vergleich zur Arthroskopie die Kernspintomographie – insbesondere am lateralen Meniskus – Schwächen aufweisen kann (*Sampson* et al. 2008).

Ein aktueller Vergleich der Kniegelenksarthroskopie und der 3-Tesla-Kernspintomographie bei 60 konsekutiven Patienten zeigte für die 3-Tesla-MRT eine Sensitivität von 84 % und eine Spezifität von 93 % für das Erkennen von Meniskusläsionen. Für den medialen Meniskus lagen die Sensitivität (91%) und Spezifität (93 %) höher als lateral (77 % und 93 %, respektive). Die Evaluation des vorderen Kreuzbandes gelang in 100 % adäquat im Vergleich zum arthroskopischen Befund. Der Typ des Meniskusrisses konnte in 75 % korrekt bestimmt werden mit dem 3-Tesla-MRT, die Lokalisation korrekt in 94 %.

Therapie: konservativ oder operativ?

Für die Entscheidung über die **operative Therapie** eines Meniskusschadens ist die Lokalisation des Meniskusrisses von Bedeutung. Die Durchblutung des Meniskus erfolgt vom Rand aus nach zentral. In Abhängigkeit von der **Durchblutung** unterscheidet man:

- rot-rote Zone (Zonen 0-1, peripheres Drittel) mit guter Vaskularisation
- rot-weiße Zone (Zonen 1-2, mittleres Drittel) mit mittelmäßiger Vaskularisation
- weiß-weiße Zone (Zonen 2-3, inneres Drittel) ohne Vaskularisation

Die Einteilung von Meniskusrissen erfolgt weiterhin nach der Lokalisation:

- Vorderhorn
- Pars intermedia
- Hinterhorn

Die Ruptur kann weiterhin in Längs-, Radiär- und Horizontalrisse klassifiziert werden. Eine Heilungschance nach Meniskusriss besteht nur nach rein traumatischen Rissen.

Die Entscheidung zwischen einer Meniskusnaht und einer Teilentfernung ist keineswegs trivial. Sie basiert sowohl auf der Art und Ausdehung des Schadens, dem übrigen Gelenksstatus, dem Alter des Patienten und der ausgeübten Sportart als auch auf den Erwartungen und Vorstellungen des Sportlers hinsichtlich der Rehabilitation und des Zeitpunkts der Wiederaufnahme des Sports nach Meniskusverletzung. Nach einer Meniskusrefixation mit Nahttechnik ist eine Sportpause von 3 bis 6 Monaten angezeigt, um der Naht und dem schlecht durchbluteten Meniskus die Chance einer Heilung zu geben. Die Meniskusteilresektion dagegen führt schon nach 2 bis 4 Wochen zu einer Wiederaufnahme des Sports auch auf höchstem Niveau, jedoch fehlt durch die Teilentfernung des Me-

niskus wichtiges Gewebe, sodass einem Kniegelenksverschleiß Vorschub geleistet wird.

Eine **Meniskusnaht** sollte bei allen instabilen Längsrissen von mehr als 10 mm im randleistennahen Meniskusdrittel, also in der rot-roten und der rot-weißen Zone des Innen- und Außenmeniskus, angestrebt werden (*Galla & Lobenhoffer* 2005). Zuletzt wurde die Indikation zur Meniskusnaht auch auf die Zone 2 ausgedehnt. Die Nahttechnik als Refixation kann offen chirurgisch oder arthroskopisch durchgeführt werden. Dabei werden die Inside-out-, die Outside-in- und die Inside-in-Technik unterschieden, die technisch unterschiedlich anspruchsvoll sind. Mittlerweile existieren auch eine Reihe industriell vorgefertigter Meniskusfixationssysteme, die mit Vor- und Nachteilen behaftet sind. Das oberste Ziel der Meniskusrefixation ist die Stabilität des Meniskus. Die Rerupturrate des refixierten Meniskus hängt entscheidend von der Stabilität der Refixation ab.

Bei fortgeschrittener **Degeneration** sollte in der avaskulären Zone 2-3 eine möglichst sparsame Meniskusresektion erfolgen. Eine komplette Meniskusentfernung ist heute obsolet. Jedoch ist auch bei **Teilmeniskusentfernungen** mit einem fortschreitenden, beschleunigten Verschleiß des Kniegelenks zu rechnen. Entsprechend gilt der Grundsatz: So viel wie nötig, aber so wenig wie möglich resezieren (*Zeichen* et al. 2006).

Bei **Meniskusläsionen** 2° nach *Reicher* mit horizontaler Rissbildung ohne Oberflächenkontakt ergibt sich nach adäquatem Sporttrauma und Schmerzen das Problem, dass intraoperativ bei der Arthroskopie eine intakte Meniskusoberfläche angetroffen wird, die bei der Tasthäkchenmethode jedoch »Wellen wirft«, ohne einen Riss aufzuweisen. Hier sollte die Teilresektion des Meniskus unter sorgfältiger Schonung der Meniskusbasis angewendet werden (*Krüger-Franke* 2006).

Bezüglich der Meniskusreparatursysteme zeigen aktuelle Daten vergleichbare klinische Ergebnisse für RapidLoc (DePuy Mitek), T-Fix (Acufex) und FasT-Fix (Smith & Nephew) bei 191 medialen und 99 lateralen Meniskusläsionen, die sich alle einer begleitenden Rekonstruktion des vorderen Kreuzbandes unterzogen (*Kalliakmanis* et al. 2008).

Rehabilitation

Nach Meniskusrefixation mit Nahttechniken erfolgt eine frühfunktionelle Nachbehandlung. Je nach Lokalisation und verwendeter Refixationstechnik kann die Nachbehandlung mit Bewegungslimitierung mittels einer Kniegelenksorthese erfolgen. Derzeit besteht weltweit jedoch kein Konsens über die bestmögliche Nachbehandlung nach Meniskusrefixation. Viele Autoren empfehlen eine auf 90° maximale Beugung begrenzte Orthese, die die volle Streckung bei 10° bremst, über 6 Wochen unter Vollbelastung des Beins einzusetzen. Volle Sportfähigkeit ist nach Meniskusrefixation erst **nach 6 Monaten** möglich. Nach einer Meniskusteilresektion sind eine sofortige schmerzadaptierte Vollbelastung und ein uneingeschränktes Bewegungsausmaß erlaubt.

Rückkehr zum Sport

Nach einer Meniskusrefixation mit Nahttechnik ist eine Sportpause von **6 Monaten** angezeigt, um der Naht und dem schlecht durchbluteten Meniskus die Chance einer Heilung zu geben. Die Meniskusteilresektion dagegen führt schon nach **2 bis 4 Wochen** zu einer Wiederaufnahme des Sports auch auf höchstem Niveau, jedoch fehlt durch die Teilentfernung des Meniskus wichtiges Gewebe, sodass einem Kniegelenksverschleiß Vorschub geleistet wird.

Präventionsmöglichkeiten

Wie bei Bandverletzungen des Kniegelenks führt ein Balancetraining über die koordinative Schulung der Athleten zu einer reduzierten Rate an Kniebinnenverletzungen.

Beim Vergleich von 277 weiblichen und männlichen Collegesportlern in Yale zeigten die Frauen mit Knieverletzung im Vergleich zu kniegesunden Frauen eine signifikant verschlechterte Gelenkwahrnehmung (*Zazulak* et al., 2007). Für jeden Grad Winkelerkennung zeigte sich ein 2,9-fach erniedrigtes Risiko für Knieverletzungen und ein 3,3-fach erniedrigtes Risiko für Meniskusverletzungen. Das koordinative Vermögen der Athleten kann gar nicht gut genug trainiert sein. Im Sinne einer Sekundärprävention kann man hinsichtlich der Balancefähigkeit nie »übertrainiert« sein, auch bei Meniskusverletzungen.

Patellarsehnenverletzungen

30 bis 50 % aller Sportverletzungen sind Verletzungen der Sehnen. Während beim Läufer bei chronischer Überlastung Beschwerden an der Achillessehne als Tendinopathie mit Schmerz und Schwellung imponieren, sind bei Sprungsportarten das Jumper's knee als Patellartendinopathie das größte Problem. Tennis- und Golferellenbogen als Überlastungssyndrom des sehnigen Ansatzes der Unterarmmuskulatur am Ellenbogen werden in einem gesonderten Kapitel behandelt, sind aber in der Pathogenese und den prinzipiellen Therapieprinzipien und -maßnahmen mit der Patellarsehne und der Achillessehne identisch.

Patellarsehnenabriss

Die Patellarsehne bildet gemeinsam mit dem M. quadriceps, der Quadrizepssehne und der Patella den Extensormechanismus des Kniegelenks, also den Kniestreckapparat. Die Quadrizepssehne inseriert am Oberpol der Patella. Ein Teil der Fasern der Quadrizepssehne setzt sich ventral der Patella fort und inseriert als Patellarsehne an der Tuberositas tibiae. Die Mehrzahl der Fasern der Patellarsehne entstammt dem M. rectus femoris.

Bei Sehnenbeschwerden unterscheidet man die Akutverletzungen, mit der Extremvariante des Risses der Sehne, von chronischen Überlastungsschäden der Sehne.

Eine gesunde Patellarsehne erscheint in der MRT auf sagittalen Medianschnitten als signalfreie, nach kaudal etwas an Dicke zunehmende Struktur. Die Dicke der gesunden Patellarsehne sollte 7 mm nicht überschreiten.

Verletzungsumstände

Es ist bekannt, dass gesunde Sehnen nicht reißen. Nur Sehnen mit bereits histologisch nachweisbarer Degeneration reißen, sei es die Achillessehne oder eben die Patellarsehne. Es müssen jedoch nicht zwingend vorab Beschwerden an der betroffenen Sehne aufgetreten sein.

Es existieren eine Reihe an Risikofaktoren für das Entstehen von Sehnenrissen, wie beispielsweise die Einnahme von Chinolonantibiotika wie Ciprobay®. Auch die Kortisongabe kann zu einer Sehnendegeneration mit spontanem Riss der Sehne führen. Im Sport ist auch die Einnahme von Anabolika mit Sehnenrissen assoziiert.

Die Zeichen der Degeneration, die durch die feingewebliche Untersuchung nachgewiesen werden können, sind begleitet von einer pathologisch gesteigertem Kapillardurchblutung am Ort des Schmerzes. Diese pathologisch gesteigerte Durchblutung kann qualitativ mit einem Farbdoppler-Ultraschall nachgewiesen werden. Uns ist es gelungen, den pathologisch gesteigerten Blutfluss in schmerzenden Sehnen mit einem Laser-Doppler-Verfahren nachzuweisen, wobei an schmerzenden Sehnen Kapillarflusssteigerungen bis 50 % über dem Ausgangsniveau nachgewiesen werden konnten (*Knobloch* et al. 2006).

Besonders hohe Anforderungen an den Kniestreckapparat werden in Sprungsportarten gestellt. Aber auch beim Laufen oder im alpinen Skilauf kommen hohe Belastungen auf den Kniestreckapparat zu, die als Überlastungsschaden auch zu Patellarsehnenbeschwerden führen können.

Verletzungssportarten

Überlastungsbeschwerden der Kniesehne sind bei Laufsportlern neben Achillessehnenbeschwerden ein häufiger Überlastungsschaden. Auch Sprungsportler wie Volleyballspieler und Weitspringer beklagen mit dem Jumper's knee häufig die gleichen Symptome wie die Läufer mit dem Runner's knee.

Zugrunde liegt den Sehnenbeschwerden eine Überbelastung der Sehne, die sich schmerzhaft verdicken kann und dem ambitionierten Läufer den Laufspass reduziert. Jüngst sind durch spezielle Ultraschalluntersuchungen sogenannte Neogefäße in der schmerzhaften Sehne entdeckt worden, die von Nerven begleitet werden und entsprechend für den Schmerz sorgen. Bekannt ist, dass ein Kontinuum besteht, das von der gesunden Sehne über die schmerzende, veränderte Sehne mit pathologisch gesteigerter Kapillardurchblutung bis hin zum Sehnenriss führen kann. Dieses Kontinuum ist für die Achillessehne eindeutig bewiesen und scheint auch an der Patellarsehne Gültigkeit zu haben, d. h., nur eine schon histologisch veränderte Sehne reißt.

Klinik der Verletzung

Bei einem akuten Riss der Patellarsehne tritt typischerweise ein heftiger, stechender Sofortschmerz auf. Das Bein kann nicht mehr gestreckt gehoben werden. Ein fehlender Patellarsehnenreflex im akuten Stadium sowie eine sicht- und tastbare Delle unterhalb der Kniescheibe unterscheidet die Patellar- von der Qua-

drizepssehnenruptur. Es besteht eine Weichteilschwellung und ein massiver Hämarthros durch Einriss der Gelenkkapsel. Ein Patellahochstand im Vergleich zur gesunden Seite und eine abnormale Verschieblichkeit der Kniescheibe nach proximal kann festgestellt werden.

Aus nach Sportverletzung?

Ein Patellarsehnenriss führt zur sofortigen Unfähigkeit, den Sport weiter auszuüben. Das Heben des gestreckten Beins von der Unterlage ist unmöglich, insofern ist jedwede Fortbewegung mit dem verletzten Bein unmöglich. Die PECH-Behandlung sollte sofort zur Begrenzung des Schadens bzw. des Hämatoms zur Anwendung kommen.

Arztvorstellung?

Die Bewegungsunfähigkeit nach einem Patellarsehnenriss sollte unbedingt zur ärztlichen Vorstellung führen. Die klinische Untersuchung wird dann durch die bildgebende Diagnostik ergänzt und im Falle eines kompletten Risses der Patellarsehne muss eine Operation stattfinden, um die verletzte und zerrissene Patellarsehne wiederherzustellen.

Diagnostik

Auf den Röntgenaufnahmen des Kniegelenks in 2 Ebenen zeigt sich ein Patellahoch- oder Patellatiefstand. Gelegentlich kann auf diesen Aufnahmen bereits eine angedeutete Ausdünnung oder Unterbrechung im Bereich des schemenhaft abgebildeten Weichteilmantels erfasst werden. Die Sonographie kann sehr genau die Sehne darstellen und die Konturunterbrechung der rupturierten Patellarsehne zur Darstellung bringen. Weiterhin erlaubt die Sonographie die Darstellung des begleitenden Hämatoms.

Therapie: konservativ oder operativ?

Die Therapie bei einer Patellarsehnenruptur ist operativ (*Gokce* et al. 2008). Eine konservative Therapie ist bei einem kompletten Patellarsehnenriss nicht Erfolg versprechend, da die Sehnenenden durch den Muskelzug nicht in räumliche Nähe gebracht werden können, und insofern eine konservative Heilung über eine Narbe nicht stattfinden kann.

Unterschiedliche Operationsverfahren sind bekannt:

*   Naht
*   transossäre Reinsertion
*   ggf. plastische Rekonstruktion der verletzten Sehne

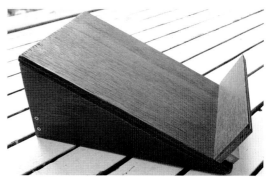

Abb. 58: 25°-Schrägbrett mit Fußspitzenleiste

gleich die Rehabilitation zwischen 3 und 6 Monate in Anspruch nehmen wird, bevor die Sportfähigkeit wiederhergestellt werden kann.

Rehabilitation

Die Rehabilitation nach einer operativ versorgten Patellarsehne richtet sich nach der verwendeten Operationsmethode sowie dem intraoperativen Befund der Patellarsehne, die häufig bereits deutliche Zeichen der Degeneration aufweist. Meist kann diese Verletzung jedoch günstig zur Ausheilung gebracht werden, wenn-

Rückkehr zum Sport

Bei optimalem Operations- und Rehabilitationsverlauf kann der Athlet nach einem Patellarsehnenriss den Sport wieder aufnehmen, wenngleich einige Einschränkungen zu machen sind. Wie angesprochen geschehen Patellarsehnenrisse nur in bereits degenerativ veränderten, geschwächten und überbeanspruchten Sehnen. Häufig sind Sprungsportler wie Volleyballspie-

Abb. 59 a/b: Exzentrisches Krafttraining auf 25°-Schrägbrett mit tiefer Kniebeuge 3 mal 15 Wiederholungen pro Tag und Bein über 12 Wochen

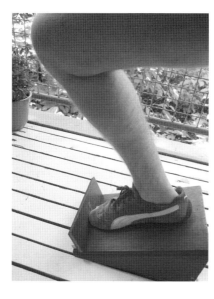
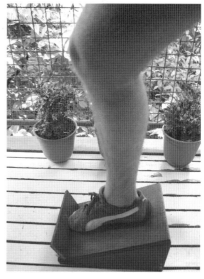

ler oder auch Leichtathleten betroffen. Die Heilungszeit der verletzten Sehne dauert deshalb mindestens 3 bis 6 Monate, da die Teilungszeit einer Sehnenzelle bei 8 Wochen liegt und insofern die Sehnenheilung extrem langsam voranschreitet. Zum Vergleich: Eine Hautzelle teilt sich innerhalb von 1 Woche. Auch nach 6 Monaten Rehabilitation mit graduell gesteigerten Anforderungen an die verletzte Patellasehne kann es sein, dass das erreichte Kraftniveau nicht ausreicht, um Sport auf dem ursprünglichen Niveau wieder auszuüben. Dies gilt besonders für Hochrisikosportarten wie Volleyball, Basketball, Handball, Ski alpin, Weit- und Hochsprung.

Präventionsmöglichkeiten

Bedenkt man das Kontinuum von der gesunden Sehne über die überlastete Sehne mit Neogefäßen hin zum Sehnenriss, so sind ein frühzeitiges Einschreiten und die gezielte Beeinflussung des Krankheitsverlaufes sinnvoll. Ein exzentrisches Krafttraining kann hier wertvolle Hilfe leisten. Das exzentrische Krafttraining sollte mit 3 mal 15 Wiederholungen pro Bein und Tag über mindestens 12 Wochen täglich durchgeführt werden. Dabei erfolgt die tiefe Kniebeuge in der Schrittstellung, idealerweise auf schräger Ebene. Ich empfehle dazu ein 25°-Schrägbrett, auf dem der Sportler stehend die tiefen Kniebeugen durchführt. Die Übung kann noch weiter unterstützt werden durch die zusätzliche Verwendung eines Thera-Bands®, das um das vordere Bein geschlungen wird, und durch einen Partner, der vor dem Laufsportler stehend zusätzlichen Widerstand bei der exzentrischen Streckung liefert. Durch das exzentrische Krafttraining verschwinden die pathologischen Neogefäße samt der schmerzleitenden Nerven, sodass der Laufsportler mit deutlich weniger Schmerzen laufen kann. Das Training sollte jedoch mindestens 12 Wochen lang täglich durchgeführt werden, um nachhaltige Veränderungen der Kniesehnenstruktur zu erzielen.

Patellarsehnenbeschwerden (Jumper's knee, Runner's knee, Patellartendinopathie)

Die chronische Überlastung der Patellar- und Quadrizepssehne tritt häufig bei Sprungsportarten wie Hoch- und Weitsprung, Volleyball oder auch beim Laufen auf. Die Beschwerden liegen am Ansatz der Quadrizepssehne am Patellaoberpol (ca. 10 % der Fälle), am patellaren Ansatz des Ligamentum patellae (ca. 70 %) oder am tibialen Ansatz des Ligamentum patellae an der Tuberositas tibiae (ca. 20 %).

Verletzungsumstände

Eine Reihe von Risikofaktoren können das Entstehen einer Sehnenschädigung – von der Sehnendegeneration (Tendinopathie) bis hin zum kompletten Riss der Sehne – begünstigen.
Die Einnahme von Chinolonantibiotika wie Ciprobay® führt als unerwünschte Nebenwirkung zu Sehnenbeschwerden, die im Extremfall zum kompletten Riss der Achillessehne, der Patellarsehne oder auch der Quadrizepssehne führen können. Auch die Kortisongabe kann zu einer Sehnendegeneration mit spontanem Riss der Sehne führen. Im Sport ist auch die Einnahme von Anabolika mit Sehnenrissen assoziiert.
Die Zeichen der Degeneration, die durch die feingewebliche Untersuchung nachgewiesen werden können, werden am Ort des Schmerzes begleitet von einer pathologisch gesteigerten Kapillardurchblutung, die qualitativ mit einem Farbdoppler-Ultraschall nachgewiesen werden kann.
Uns ist es gelungen, den pathologisch gesteigerten Blutfluss in schmerzenden Sehnen mit

einem Laser-Doppler-Verfahren nachzuweisen, wobei Kapillarflusssteigerungen bis 50 % über das Ausgangsniveau an schmerzenden Sehnen nachgewiesen werden konnten (*Knobloch* et al. 2006).

Besonders hohe Anforderungen an den Kniestreckapparat werden vor allen in Sprungsportarten gestellt. Aber auch beim Laufen oder im alpinen Skilauf kommen hohe Belastungen auf den Kniestreckapparat zu, die als Überlastungsschaden auch zu Patellarsehnenbeschwerden führen können.

Risikofaktor	Beeinflussbarkeit
Intrinsisch	
Rumpfstabilität	ja
Sprungfähigkeit	ja
Positive Jumper's knee Anamnese	nein
Geschlecht	nein
Angriffsschlag-/ Landetechnik	ja
Extrinsisch	
Spielfeldoberfläche	ja
Trainingsumfang	ja

Tab. 26: Intrinsische und extrinsische Risikofaktoren im Volleyball für die Entwicklung einer Patellartendinopathie (nach *Reeser* et al. 2006)

Verletzungssportarten

Durch die spezielle Ultraschalluntersuchung der Farbdoppler-Sonographie (*Hoksrud* et al. 2006) und der Laser-Doppler-Sonographie (*Knobloch* 2006), wurden sogenannte Neogefäße in der schmerzhaften Sehne entdeckt, die von schmerzvermittelnden Nerven begleitet werden. Verschwinden diese pathologischen

Gefäße, die Neovaskularisation, dann wird das Schmerzniveau verbessert. Auch biomechanische Faktoren spielen in diesem Zusammenhang eine Rolle (*Lavagnino* et al. 2008).

Gisslen untersuchte an den Patellarsehnen von 120 schwedischen Juniorvolleyballspielern die Neovaskularisation über 7 Monate (*Gisslen* et al. 2005). Zu Beginn der Studie waren 17 Patellaresehnen schmerzhaft. Nach 7 Monaten konnte in 19 Patellarsehnen klinisch das Jumper's knee nachgewiesen werden. Der Nachweis der Neovaskularisation ging bei diesen Volleyballspielern häufig mit Schmerz einher. Die Verteilung kann in der Tabelle 27 eingesehen werden.

Klinik der Verletzung

Typischerweise werden folgende Symptome bei chronischen Überlastungsproblemen an der Kniesehne beklagt:
- Schmerzen kaudal der Patellaspitze während des Sports
- Schmerzen auch nach dem Sport
- Druckschmerz
- Atrophie des M. quadriceps
- Teilriss oder kompletter Riss der Patellarsehne mit tastbarer Delle
- Funktionseinschränkung der Quadrizepsmuskulatur
- Hochstand der Patella

Während der Schmerz bei der Patellartendinopathie anfangs nur kurz nach der Belastung auftritt, so klagen Athleten im weiteren Verlauf auch morgens nach dem Aufstehen über Beschwerden. Bei Fortsetzung der sportlichen Aktivität in gleichem Umfang und gleicher Intensität ohne ausreichende Regeneration treten die Beschwerden dann auch während des Sports auf. Anfangs muss die sportliche Leistung durch die Patellartendinopathie noch nicht eingeschränkt sein. Bei Fortbestehen der Über-

	Chronisch symptomatische Patellarsehnen				Asymptomatische Patellarsehnen			
	Baseline		7 Monate Follow-up		Baseline		7 Monate Follow-up	
	Männer	Frauen	Männer	Frauen	Männer	Frauen	Männer	Frauen
Hypoechogene Region	0	1	0	0	2	8	5	11
Hypoechogene Region + PD flow 1	0	0	0	0	7	7	5	2
Hypoechogene Region + PD flow 2 - 3	10	3	13	4	7	2	17	7
Keine Veränderung im Ultraschall	0	3	0	2	32	38	18	36
Gesamt	**17**		**19**		**103**		**101**	

Tab. 27: Jumper's knee Symptome und sonographische Ergebnisse samt Power-Doppler (PD)-Flussmessung als Zeichen der Neovaskularisation zu Beginn der Studie (Baseline) und nach 7 Monaten Follow-up bei schwedischen Juniorenelitevolleyballspielern (*Gisslen* & *Alfredson* 2005)

lastung sind dann schließlich auch Leistungseinbußen unvermeidlich. Der Läufer reduziert seine Laufdistanz bzw. pausiert vollständig, der Volleyballer vermeidet Sprungaktionen etc. Die Sehne ist angeschwollen. Rötung oder Überwärmung werden nur selten beobachtet.

Aus nach Sportverletzung?

Prinzipiell ist die Patellartendinopathie eine gutartige Erkrankung. Durch den langwierige Heilungsprozess und die Notwendigkeit der gezielten Rehabilitation kann der Spontanverlauf bei Fortbestehen des hohen Trainingsumfangs und der hohen Trainingsintensität ungünstig verlaufen. Das Resultat können bleibende Schmerzen und im Extremfall ein Patellarsehnenriss sein. Die Heilung ist durch die langsame Teilungszeit der Sehnenzellen langwierig. Ein Therapieintervall umfasst gewöhnlich etwa 12 Wochen.

Arztvorstellung?

Aufgrund des z. T. sehr langwierigen Verlaufs bei Athleten, die das Training möglichst umfangreich trotz Beschwerden gestalten, empfehle ich auf jeden Fall die Vorstellung bei einem spezialisierten Arzt, der Risikofaktoren für die Tendinopathie identifizieren und ggf. beseitigen kann. Die Sonographie, idealerweise ergänzt durch die Farbdoppler- und Laser-Doppler-Sonographie, erlaubt eine sehr genaue Darstellung der pathologisch gesteigerten Durchblutung der erkrankten Sehne. Diese Neovaskularisation ist die Wurzel des Übels, die Ursache des Schmerzes.

Diagnostik

Bei der klinischen Untersuchung wird die Schwellung und Verdickung samt Druckschmerzhaftigkeit der Sehne erfasst. Die konventionelle Graustufensonographie erlaubt die Beurteilung der Patellarsehnenform: Ist die Sehne echoarm homogen mit entsprechender Verjüngung ohne begleitende, peritendinöse Flüssigkeit? Oder finden sich hypoechogene Strukturen inmitten der aufgetriebenen Patellarsehne? Findet sich begleitende peritendinöse Flüssigkeit als Zeichen der Reizung?

In Ergänzung zur konventionellen Graustufensonographie erfolgt beim Sehnenspezialisten die Darstellung von Gefäßen mittels Farbdoppler-Sonographie. Sie kann feinste Kapillargefäße qualitativ nachweisen helfen. In entsprechend spindelförmig aufgetriebenen Patellarsehnen findet sich als morphologisches Korrelat der Tendinopathie die Zone der Neovaskularisation genau dort, wo im konventionellen Graustufensonogramm die hypoechogenen Muster in der Patellarsehne angetroffen werden (*Gisslen* et al. 2005, *Hoksrud* et al. 2006).

> Die Farbdoppler-Sonographie ermöglicht also bei Patienten mit Tendinopathie zum ersten Mal die direkte Visualisierung des morphologischen Korrelates des Schmerzes.

Kernspintomographie bei Patellartendinopathie

Während eine gesunde Patellarsehne in der MRT auf sagittalen Medianschnitten als signal-freie, nach kaudal etwas an Dicke zunehmende Struktur mit einer Dicke von 7 mm erscheint, können bei Patellartendinopathie folgende MRT-Befunde angetroffen werden (*Reiser & Vahlensieck* 2006):

- Vermehrte Dicke über 7 mm unmittelbar kaudal der Patellaspitze
- Signalanhebung der Sehne auf allen Sequenzen im dorsalen Anteil
- Dorsale Unschärfe der Sehne
- Signalreduktion des angrenzenden Hoffa-Fettkörpers im T1-gewichteten Bild
- Signalangleichung im T2- und KM-verstärkten Bild (begleitende Hoffaitis)

Therapie: konservativ oder operativ?

Die häufig noch vorhandene Meinung, nur eine Operation könne helfen, ist durch die vorliegenden aktuellen Studien nicht mehr zu vertreten. Es existieren eine Reihe an gezielt wirksamen konservativen Maßnahmen, die auf jeden Fall ausgeschöpft werden sollten, bevor bei einer Patellartendinopathie eine **Operation** in Erwägung gezogen wird. Meiner Meinung nach sollte die konservative Therapie mindestens 6 bis 9 Monate durchgeführt werden, bevor eine Operation evaluiert wird.

Die konservative Therapie von Sehnenerkrankungen hat eine deutliche Wandlung erfahren. War einst Ruhe und Trainingspause sowie

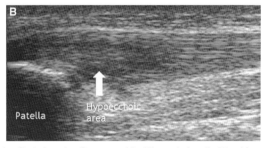

Abb. 60 a/b: Zone der Neovaskularisation dargestellt mit der Farbdoppler-Sonographie (A) sowie im direkten Vergleich der Farbdoppler-Sonographie und der hypoechogenen Textur im konventionellen Graustufenultraschall (B)

Schonung das vordringlichste Ziel sowohl bei der Patellar- als auch bei der Achillestendinopathie, so belegen heute randomisierte klinische Studien, dass ein gezieltes Muskelaufbautraining zu sehr günstigen Effekten bei der Tendinopathie führen kann (*Jonsson* et al. 2005, *Woodley* et al. 2007).

Ein **exzentrisches Krafttraining** kann hierbei dem Läufer wertvolle Hilfe leisten. Dieses Training sollte mit 3 mal 15 Wiederholungen pro Bein und zweimal pro Tag über mindestens 12 Wochen täglich durchgeführt werden, um nachhaltige Veränderungen der Kniesehnenstruktur zu erzielen (*Visnes* et al. 2007). Beim exzentrischen Krafttraining erfolgt die tiefe Kniebeuge in der Schrittstellung, idealerweise auf schräger Ebene. Ich empfehle dazu ein 25°-Schrägbrett, auf dem der Sportler stehend die tiefen Kniebeugen durchführt. Modifiziert werden kann die Übung noch durch die zusätzliche Verwendung eines **Thera-Bands®**, das um das vordere Bein geschlungen werden kann. Auch ein Partner, der vor dem Laufsportler steht, kann zusätzlichen Widerstand bei der exzentrischen Streckung liefern, was das Training noch weiter unterstützt. Durch das exzentrische Krafttrai-

ning verschwinden die pathologischen Neogefäße samt der schmerzleitenden Nerven, sodass der Laufsportler mit deutlich weniger Schmerzen laufen kann.

Ergänzend zum exzentrischen Krafttraining kann die Verwendung eines **Patellatapes** bzw. einer **Patellabandage** durch den veränderten Zug günstige Effekte erzielen. Weiterhin steht die Ausschaltung von Risikofaktoren, wie beispielsweise Chinolonantibiotika, Anabolika oder Nikotin, im Vordergrund. Eine höchst interessante und vielversprechende Therapie prüfen wir derzeit in Form von **transkutan aufgebrachtem Nitroglyzerin**, wie es bei der Therapie der koronaren Herzerkrankung täglich millionenfach erfolgreich verwendet wird.

Es scheint so zu sein, dass Nitroglyzerin neben seinen gefäßerweiternden Effekten noch den Kollagenstoffwechsel der Sehne unmittelbar günstig beeinflusst. Derzeit liegen Beweise für die Wirksamkeit eine transkutanen Nitroglyzerintherapie für den Tennisellenbogen, die Achillessehne und die Supraspinatussehne an der Schulter vor (*Paoloni* 2003, 2004, 2005). Wir prüfen derzeit den Nutzen dieser interessanten

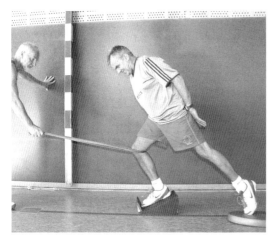 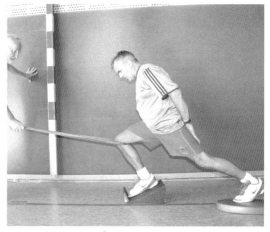

Abb. 61 a/b: Exzentrisches Krafttraining auf 25°-Schrägbrett mit Thera-Band® zum erhöhten Widerstand beim exzentrischen Krafttraining für Patellarsehnenbeschwerden

Therapie bei unterschiedlichen Formen der Tendinopathie mit unserer quantitativen Laser-Doppler-Spektrophotometrie.

Ein weiterer interessanter Ansatz zur Behandlung von Sehnenbeschwerden ist die radiale und/oder fokussierte **Stoßwellentherapie**. Für die Patellartendinopathie liegen zwar noch keine randomisierten klinischen Studien vor, jedoch ist für die Achillessehne und vor allem für den Tennisellenbogen gute Evidenz für den zusätzlichen Einsatz der Stoßwellentherapie gegeben.

Schließlich existieren auch randomisierte klinische Studien, die nachweisen, dass die gezielte Sklerosierung der Neogefäße mit einer feinsten Nadel unter Farbdoppler-Ultraschallkontrolle die Schmerzen von Patienten mit Patellartendinopathie nachhaltig verbessern kann (*Hoksrud* et al. 2006).

Operative Maßnahmen bei Patellartendinopathie sollten erst nach vollständiger Ausschöpfung des gesamten konservativen Therapiekomplexes frühestens 6 bis 9 Monate nach Beschwerdebeginn erwogen werden. Nach aktueller Studienlage ist ein arthroskopisches bzw. minimal-invasives Vorgehen zu empfehlen.

Rehabilitation

Die Rehabilitation bei Patellartendinopathie ist wie bei allen Sehnenproblemen langwierig. Der Grund liegt in der mit 8 Wochen sehr langsamen Teilungszeit der Sehnenzellen (Tenozyten). Daher sind alle Therapien, die angewendet werden, mindestens über 12 Wochen durchzuführen, bevor diese beurteilt werden können. Das beschriebene exzentrische tägliche Krafttraining auf einem 25°-Schrägbrett hat bei 12-wöchiger Compliance sehr gute Erfolge. Die Neovaskularisation geht nachweislich und messbar zurück, was mit einem reduzierten Schmerzniveau einhergeht.

Handelt es sich bei dem Athleten um einen Sportler aus einer Risikosportart wie Volleyball, Weit- oder Hochsprung oder auch Laufen, so empfehle ich nach den 12 Wochen mit täglichem Training eine Erhaltungstherapie. Die Übungen sollten mindestens dreimalig die Woche mit 3 mal 15 Wiederholungen auf dem 25°-Schrägbrett durchgeführt werden, um nachhaltige Effekte zu erzielen und die Patellarsehne auf die höhere Belastung im Sport vorzubereiten. Auch die zusätzliche Verwendung von Patellatapes kann günstige Effekte erzielen und muss individuell vom Sportler getestet werden.

Konservativ	Minimal-invasiv	Operativ
Exzentrisches Krafttraining	Sklerosierung der Neovaskularisation	Arthroskopisches Sehnendebridement
Patellataping		Offen chirurgisches Sehnendebridement
Patellabandage		
Transkutanes Nitroglycerin		
Stoßwellentherapie		
Kinesiotaping		

Tab. 28: Aktuelle Therapiemöglichkeiten bei der Patellartendinopathie (Jumper's knee)

Rückkehr zum Sport

Die Heilungszeit der verletzten Sehne beträgt mindestens 3 bis 6 Monate, da die Sehnenheilung extrem langsam voranschreitet. Auch nach 6 Monaten Rehabilitation mit entsprechend graduell gesteigerten Anforderungen an die verletzte Patellarsehne kann es sein, dass das erreichte Kraftniveau nicht ausreicht, um den Sport auf dem ursprünglichen Niveau wieder auszuüben. Dies gilt insbesondere für Hochrisikosportarten wie Volleyball, Basketball, Handball, Ski alpin, Weit- und Hochsprung. Handelt es sich bei dem Athleten um einen Sportler aus einer Risikosportart, so empfehle ich nach dem 12-wöchigen täglichen Training in der Folgezeit mindestens dreimalig die Woche 3 mal 15 Wiederholungen der Übung auf dem 25°-Schrägbrett fortzuführen, um nachhaltige Effekte zu erzielen.

Präventionsmöglichkeiten

Derzeit gibt es noch keine evidenz-basierten Studien, die beweisen, dass ein reduzierter Kapillarfluss an der Patellarsehne mit weniger Jumper's-knee-Beschwerden einhergeht. Dennoch ist die vorhandene Datenlage bzgl. der Neovaskularisation und der therapeutischen Beeinflussung derselben so überzeugend, dass schon heute eine nicht-invasive und nebenwirkungsfreie Maßnahme wie das exzentrische Krafttraining auf dem 25°-Schrägbrett (3 mal 15 Wiederholungen pro Bein) ausdrücklich empfohlen werden kann. Es sollte bei Athleten in den genannten Risikosportarten auch schon durchgeführt werden, wenn noch keine Patellarbeschwerden bestehen.

Achillessehnenverletzungen

Der Name der Achillessehne geht auf den Helden der griechischen Antike, Achill, zurück. Er war der Sohn der unsterblichen Meeresgöttin Thetis und des sterblichen Peleus. Um ihren Sohn auch unsterblich zu machen, tauchte ihn seine Mutter als Kind in das Wasser des Unterweltflusses Styx. Durch den Kontakt mit dem Flusswasser wurde Achilles unverwundbar und später einer der größten Helden von Troja. Die einzige verletzliche Körperstelle war die Ferse. Dort hatte ihn seine Mutter beim Eintauchen in den Fluss seinerzeit festgehalten. Achilles wurde der Sage nach durch einen Pfeil des Paris in seine Ferse getötet.

30 bis 50 % aller Sportverletzungen sind Verletzungen der Sehnen. Am häufigsten werden Läufer und Fußballer betroffen, jedoch ist aufgrund fehlender Daten aus anderen Sportarten davon auszugehen, dass Achillessehnenbeschwerden in einer Vielzahl von Sportarten ein Problem darstellen, das jedoch nicht immer ärztlich betreut wird. Tennis- und Golferellenbogen als Überlastungssyndrom des sehnigen Ansatzes der Unterarmmuskulatur am Ellenbogen und Jumper's knee als Patellarsehnenproblem sind bezüglich der Pathogenese und der prinzipiellen Therapieprinzipien und -maßnahmen mit der Achillessehne vergleichbar.

Die Achillessehne ist durchschnittlich 10 bis 12 cm lang. Sie ist die gemeinsame Endsehne des dreiköpfigen Wadenmuskels, lateinisch M. triceps surae. Dieser Muskel besteht aus dem Schollenmuskel (M. soleus) und dem zweiköpfigen M. gastrocnemius, dessen Form auch die durch die Haut sichtbare Form der Wade entscheidend bestimmt. Er ist der wichtigste Plantarflexor. Im distalen Bereich ist die Achillessehne durch Schleimbeutel geschützt – anterior durch die der proximalen Kante des Tuber calcanei aufliegenden Bursa subachillea und dorsal durch die Bursa subcutanea. Im Gegensatz zu allen anderen Sehnen des Rückfußes verfügt die Achillessehne über keine eigentliche Sehnenscheide, sondern ist von lockerem, Paratenon bzw. Paratendineum externum genanntem Bindegewebe umgeben (*Schönbauer* 1986).

Der Hauptbestandteil der Achillessehne sind längs gerichtete Kollagenfaserbündel. Daneben gibt es noch elastische Fasern, eine Grundsubstanz aus Mukopolysacchariden sowie zelluläre Elemente, bei denen es sich größtenteils um Tenozyten und Tenoblasten handelt. Die von den Tenozyten gebildeten, in 95 % Kollagen Typ 1 entsprechenden Kollagenfasern lagern sich zu Bündeln zusammen. Jedes Einzelne dieser Bündel ist wieder von einer Hülle überzogen (Peritendineum internum). Ansatzpunkt der Achillessehne ist der Entenschnabelfortsatz des Fersenbeines.

Achillessehnenriss

Bei Sehnenbeschwerden unterscheidet man Akutverletzungen mit der Extremvariante des Risses der Sehne von chronischen Überlastungsschäden der Sehne (Tendinopathie).

Verletzungsgeschichten

06.07.2008

Bianca Kappler mit Achillessehnenriss

Weitspringerin *Bianca Kappler* muss ihre Olympia-Träume begraben. Der Rehlingerin riss am Sonntag beim Aufwärmen für den Wettkampf der Deutschen Meisterschaften in Nürnberg die Achillessehne. Wie *Dr. Uwe Wegner*, Leitender Verbandsarzt des Deutschen Leichtathletik-Verbandes (DLV), erklärte, sei die Sehne nicht wie meist am unteren, sondern am oberen Ende gerissen. *Bianca Kappler* müsse nun sofort operiert werden, könne aber wahrscheinlich in einem halben Jahr wieder voll trainieren. Die Verletzung bedeute auf keinen Fall das Karriere-Ende.

Verletzungsumstände

Die Inzidenz von Achillessehnenrissen liegt bei 10/100.000 Einwohner pro Jahr. In Deutschland rechnet man mit ca. 16.000 Achillessehnenrissen pro Jahr. Die Inzidenz ist innerhalb der letzten 30 Jahre um das Fünffache angestiegen. Männer sind zwei- bis zwanzigfach häufiger betroffen als Frauen und das Durchschnittsalter liegt bei 35 bis 40 Jahren. Sport ist in 75 % der Auslösefaktor für Achillessehnenrisse. Häufig sind Sportler betroffen, die einst den Sport ausgeübt haben und nach einer Pause wieder einsteigen. Ein kurzer Antritt beim Fußball, ein Ausfallschritt beim Badminton oder ein Antritt beim Tennis kann dann zum Achillessehnenriss führen.

Gesunde Sehnen reißen nicht. Bekannt ist allerdings, dass ein Kontinuum besteht, von der gesunden Sehne über die schmerzende, veränderte Sehne mit pathologisch gesteigerter Kapillardurchblutung bis hin zum Sehnenriss. Dieses Kontinuum ist für die Achillessehne eindeutig

bewiesen, d. h., nur eine bereits histologisch nachweisbar degenerierte Sehne reißt, sei es die Achilles- oder die Patellarsehne. Es müssen jedoch nicht zwingend vorab Beschwerden an der betroffenen Sehne aufgetreten sein.

Zu den Risikofaktoren für das Entstehen von Sehnenrissen zählt beispielsweise die Einnahme von Chinolonantibiotika wie Ciprobay®. Auch die Kortisongabe kann zu einer Sehnendegeneration mit spontanem Riss von Sehnen führen. Im Sport ist außerdem die Einnahme von Anabolika mit Sehnenrissen assoziiert.

Die Zeichen der Degeneration, die durch die feingewebliche Untersuchung nachgewiesen werden können, sind begleitet von einer pathologisch gesteigerten Kapillardurchblutung am Ort des Schmerzes. Diese pathologisch gesteigerte Durchblutung kann qualitativ mit einem Farbdoppler-Ultraschall nachgewiesen werden. Uns ist dies in schmerzenden Sehnen mit einem Laser-Doppler-Verfahren gelungen, wobei Kapillarflusssteigerungen bis 50 % über dem Ausgangsniveau nachgewiesen werden konnten (*Knobloch* et al. 2006).

Verletzungssportarten

Eine finnische Untersuchung unter 785 ehemaligen Leistungssportlern konnte zeigen, dass ehemalige Sprinter ein 15-fach erhöhtes Risiko für einen Achillessehnenriss hatten (*Kujala* et al. 2005). In Skandinavien treten Achillessehnenrisse vor allem beim Badminton auf. In den USA sind die häufigsten betroffenen Sportarten Basketball und Tennis (*Karlsson* et al. 2003).

Klinik der Verletzung

Bei einem akuten Riss der Achillessehne tritt typischerweise ein heftiger, stechender Sofortschmerz auf. Häufig nimmt der Sportler ein Schnappen in der Wade oder auch einen peitschenschlagartigen Knall wahr, der Zehenstand ist nicht mehr möglich und der Sport muss unmittelbar wegen Bewegungsunfähigkeit abgebrochen werden.

Weiterhin wird häufig eine tastbare Delle am Ort des Risses beobachtet, der häufig 2 bis 6 cm oberhalb der Ferse im Bereich der Mid-portion der Achillessehne auftritt. Aber auch knöcherne Ausrisse der Achillessehne an ihrem Ansatz am Fersenbein (Entenschnabelfraktur) sind bekannt und können bei noch höherer Rasanz auftreten.

Aus nach Sportverletzung?

Ein Achillessehnenriss führt zur sofortigen Unfähigkeit, den Sport weiter auszuüben. Der Zehenspitzenstand ist schmerzbedingt nicht mehr möglich, weil die Anspannung des M. gastrocnemius nicht mehr auf das Fersenbein übertragen wird und damit der Fuß nicht gebeugt werden kann. Die PECH-Behandlung sollte sofort zur Begrenzung des Schadens bzw. des Hämatoms zur Anwendung kommen.

Arztvorstellung?

Bei Bewegungsunfähigkeit nach einem Achillessehnenriss sollte unbedingt ein Arzt aufgesucht werden. Die klinische Untersuchung wird dann durch die bildgebende Diagnostik ergänzt. Nur der Arzt kann durch die klinische Untersuchung den Verdacht auf einen Achillessehnenriss erhärten und dann bildgebende Verfahren anwenden, um individuell zu entscheiden, ob eine frühfunktionell konservative oder eine operative Therapie das Mittel der Wahl bei dem Athleten ist.

Diagnostik

Die klinische Untersuchung durch den Arzt bei einem Achillessehnenriss prüft zunächst durch Palpation die Integrität der Achillessehne vom knöchernen Ansatz am Fersenbein hin zum Übergang in den Wadenmuskel. Eine tastbare Lücke ist pathognomonisch für eine Achillessehnenruptur.

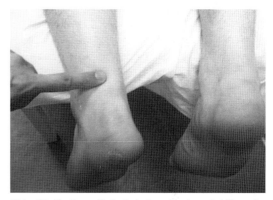

Abb. 62: Tastbare Delle bei einer frischen Achillessehnenruptur

Ein weiteres klinisches Zeichen für eine Achillessehnenruptur ist der Thompson- oder Squeeze-Test. Hierzu wird in Bauchlage des verletzten Athleten und bei frei hängendem Fuß die Wade komprimiert. Ist der Kontakt vom Wadenmuskel über die Achillessehne zum Fersenbein und damit zum Fuß gegeben, kommt es zur Plantarflexion des Fußes. Ist die Achillessehne gerissen, so führt die Wadenkompression nicht zu einer Fußbewegung, da das verbindende Element, die Achillessehne, in ihrer Kontinuität vollständig unterbrochen ist. Durch die **klinische Untersuchung** allein kann ein Teilriss der Achillessehne nicht diagnostiziert werden.

Auf den seitlichen **Röntgenaufnahmen** des Fersenbeins zeigt sich der knöcherne Ansatz der Achillessehne am Fersenbein. Ein knöcherner Ausriss der Achillessehne am Fersenbein (Entenschnabelfraktur) kann anhand eines seitlichen Röntgenbildes ausgeschlossen oder nachgewiesen werden.

Die **Sonographie** hat die wichtigste Bedeutung bei der Beurteilung einer Achillessehnenruptur.

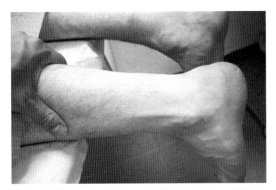

Abb. 63: Thompson-Test zur Prüfung der Integrität der Achillessehne bei Verdacht auf Achillessehnenruptur

Sie ermöglicht die Erfassung der Rupturstelle, identifiziert das Hämatom und erlaubt es dem Untersucher, eine Aussage über das Peritendineum als äußere Leitschiene zu treffen. Bei 20° Plantarflexion des oberen Sprunggelenks in leichter Spitzfußstellung gelingt die derzeit bestmögliche Beurteilung der Adaptation der Sehnenstümpfe durch die **dynamische Sonographie**. Beträgt die Adaptation der Sehnenstümpfe mindestens 75 %, so sehen wir dies in 20° Plantarflexion als Indikation zur Durchführung einer frühfunktionell konservativen Therapie bei Mitarbeit des Athleten.

Während der Ultraschall den Vorteil der dynamischen Untersuchung bietet, ermöglicht die **Kernspintomographie** den exakteren Nach-

weis auch von diskreteren Strukturveränderungen der Achillessehne. Als Zeichen der kompletten Achillessehnenruptur gilt die vollständige Kontinuitätsunterbrechung der ursprünglichen Sehnenstruktur, die sich vor allem in sagittaler Schnittführung gut darstellen lässt. Die Retraktion der Sehnenstümpfe führt zu einem korkenzieherartigen Aspekt des proximalen Anteils und zu einer vermehrten Buckelung des distalen Anteils. Häufig kommt es im Rupturbereich zu einer Interposition von Fett oder Flüssigkeit.

Zeichen der **Reruptur** nach operativer Therapie sind intratendinöse Signalintensitätserhöhungen im T1- und T2-gewichteten Bild. Bei **Teilrupturen der Achillessehne** kann eine Restkontinuität der Achillessehne sowohl im Ultraschall als auch im MRT nachgewiesen werden. Im MRT zeigt die Teilruptur der Achillessehne fokale Signalintensitätserhöhungen im T1-gewichteten Bild und Areale hoher Signalintensität im T2-gewichteten Bild, die Blut- und Flüssigkeitsansammlungen repräsentieren. Die Veränderungen bei der Teilruptur lassen sich nicht zwingend von den Veränderungen bei einer Tendinopathie der Achillessehne unterscheiden. Es besteht häufig ein Nebeneinander von degenerativen Veränderungen, partiellen Rupturen und fibrovaskulär-entzündlichen Vorgängen.

Therapie: konservativ oder operativ?

Die Entscheidung für eine frühfunktionell konservative Therapie oder eine operative Therapie ist keineswegs trivial. Gegenwärtig empfehlen wir die sonographische, dynamische Kontrolle in 20° Plantarflexion des oberen Sprunggelenks.

In dieser leichten Spitzfußposition prüfen wir sonographisch das Übereinanderliegen der rupturierten Achillessehnenstümpfe. Liegen 75 % der Sehnenstümpfe bei 20° Plantarflexion anei-

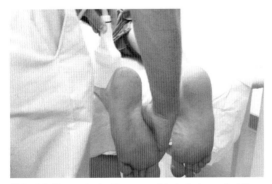

Abb. 64: Dynamische Sonographie bei einem Achillessehnenriss in 20° Plantarflexion des Fußes zur Entscheidung, ob eine konservative frühfunktionelle oder eine operative Therapie empfohlen wird

nander, so werten wir dies als Voraussetzung für die Entscheidung für eine frühfunktionell konservative Therapie, die jedoch auch hohe Anforderungen an die Mitarbeit des Patienten birgt. Weiterhin sollte am vierten Tag eine erneute dynamische Sonographie zur Überprüfung des eingeschlagenen Behandlungsarms erfolgen.

> Die konservative Therapie als frühfunktionelle Therapie basiert auf der guten bis sehr guten Adaptation der Sehnenstümpfe der gerissenen Achillessehne in der dynamischen Ultraschalluntersuchung in 20° Spitzfußstellung (Abb. 64).

Als **Orthesen** werden beispielsweise der VA-COPED®-Schuh und auch der Adimedschuh® angeboten.

Die **operative Therapie** ist bei folgenden Kriterien zu empfehlen:
- Keine ausreichende Adaptation der Achillessehnenstümpfe bzw. zu starke Auffaserung in 20° Plantarflexion in der dynamischen Ultraschalluntersuchung
- Zweifel des Arztes an der gewissenhaften Mitarbeit bei einer frühfunktionellen konservativen Therapie
- Patientenwunsch
- Möglicherweise ist gerade für den Hochrisikosportler eine operative Therapie mit minimal-invasiver Operationstechnik das Verfahren der Wahl, wobei derzeit keine evidenzbasierten Kriterien vorliegen.

Früher wurde ein **offen chirurgisches Verfahren** mit langem Schnitt seitlich der Achillessehne mit entsprechender Direktnaht durchgeführt. Die aktuelle Literatur zeigt, dass die **perkutane, minimal-invasive Operationstechnik** über 4- bis 10-mm-Schnitte unter Verwendung einer Ahle eine niedrige Rerupturrate bei niedrigerer Infektionsrate gegenüber der offenen Operationstechnik aufweist. Jedoch muss der **Nervus suralis** streng geschont werden, der unmittelbar neben der Achillessehne (ca. 10 cm oberhalb der Ferse) im proximalen queren Stichkanal liegt. Der Eingriff erfolgt idealerweise unter Sicht.

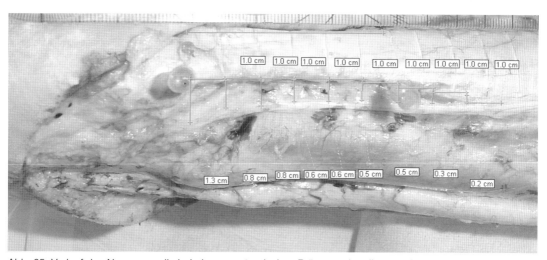

Abb. 65: Verlauf des Nervus suralis bei einem anatomischen Präparat, das die enge Lagebeziehung des Nervus suralis zur Achillessehne im proximalen Bereich (ca. 10 cm oberhalb der Ferse) zeigt

Rehabilitation

Die konservative Therapie als frühfunktionelle Behandlung wird in unserer Abteilung folgendermaßen durchgeführt:

- Verletzungstag
- Anpassung der Orthese (VACOPED®-Schuh oder Adimed®-Schuh) mit 3 cm Absatzerhöhung; die Orthese ist Tag und Nacht zu tragen
- 1 Paar Unterarmgehstützen
- niedermolekulares Heparin zur Thromboseprophylaxe

Tag 3 bis 5
- sonographische Kontrolle des Befunds und Überprüfung des eingeschlagenen Behandlungsarms
- erst ab dem vierten Tag ist in strenger Spitzfußstellung die Fußpflege mit Fremdhilfe möglich
- Übergang zur Vollbelastung
- beim Gehen den betroffenen Fuß nicht abrollen, sondern aufsetzen

Ab der 3. Woche
- Krankengymnastik mit isometrischen Übungen, Fahrradergometer nur mit Fersenkontakt

Kontrolle nach 4 Wochen
- sonographische und klinische Kontrolle
- Krankengymnastik mit Leg-press-Training mit Fersenkontakt, Übungen ohne Schuh in Plantarflexion gegen leichten Widerstand

Kontrolle nach 8 Wochen
- sonographische und klinische Kontrolle
- in Abhängigkeit vom sonographischen Befund: Schuhabnahme; bei nicht sicherer Sehnenheilung oder High-risk-Patient: weitere 4 Wochen den Schuh mit 1 cm Absatzerhöhung tragen

- Krankengymnastik mit Training der Wadenmuskulatur, Sehnenmassage, Querfriktion, koordinative Übungen mit Einbeinstand auf Weichkernmatte, Balancekissen

Ab der 12. Woche
- sonographische und klinische Kontrolle
- Beginn des Lauftrainings auf ebenem Gelände
- gegebenenfalls Ferseneinlage von 1 cm Höhe für die ersten 6 Trainingsmonate
- exzentrisches Krafttraining mit 3 mal 15 Wiederholungen pro Tag und Bein (*www.eccentrictraining.com*)

Die Sportfähigkeit beginnt langsam ab dem 4. Monat. Ein Wettkampftraining sollte frühestens nach 6 Monaten erfolgen, falls eine Konsolidierung der Achillessehne, der Aufbau der Muskulatur und der Ausgleich muskulärer Defizite erfolgte.

Rückkehr zum Sport

Prinzipiell kann der Athlet nach einem Achillessehnenriss bei optimalem Operations- und Rehabilitationsverlauf den Sport wieder aufnehmen, wenngleich einige Einschränkungen zu beachten sind. Wie angesprochen, geschehen Achillessehnenrisse nur in bereits degenerativ veränderten, geschwächten und überbeanspruchten Sehnen. Die Heilungszeit der verletzten Sehne beträgt mindestens 3 bis 6 Monate, da die Teilungszeit einer Sehnenzelle bei 8 Wochen liegt und insofern die Sehnenheilung extrem langsam voranschreitet. Auch nach 6 Monaten Rehabilitation mit graduell gesteigerten Anforderungen an die verletzte Achillessehne kann es sein, dass das erreichte Kraftniveau nicht ausreicht, um den Sport auf ursprünglichem Niveau wieder auszuüben. Essenziell ist der Aufbau einer widerstandsfähigen Achillessehne, u.a. durch das exzentrische Krafttraining und die Vermeidung von Risikofaktoren wie Chinolonantibiotika oder auch Nikotin.

Präventionsmöglichkeiten

Bedenkt man das Kontinuum von der gesunden Sehne über die überlastete Sehne mit Neogefäßen hin zum Sehnenriss, so sind ein frühzeitiges Einschreiten und eine gezielte Beeinflussung dieses Krankheitsverlaufes sinnvoll. Ein exzentrisches Krafttraining kann hier wertvolle Hilfe leisten. Es sollte mit 3 mal 15 Wiederholungen pro Bein und Tag über mindestens 12 Wochen täglich durchgeführt werden. Durch das exzentrische Krafttraining verschwinden die pathologischen Neogefäße samt der schmerzleitenden Nerven, sodass der Laufsportler mit deutlich weniger Schmerzen laufen kann. Das exzentrische Krafttraining sollte jedoch mindestens 12 Wochen lang täglich durchgeführt werden, um nachhaltige Veränderungen der Kniesehnenstruktur zu erzielen.

Wir konnten nachweisen, dass der pathologisch gesteigerte Kapillarfluss in der symptomatischen Achillessehne durch das exzentrische Krafttraining innerhalb von 12 Wochen um bis zu 50 % reduziert werden kann. Dies trifft interessanterweise für die symptomatische Seite genauso wie für die asymptomatische Seite zu.

Achillestendinopathie

Verletzungsgeschichten

3.11.06

***Vincent Kompany* fällt verletzt aus**
Hamburg – Der HSV muss in den nächsten Wochen auf Abwehrspieler *Vincent Kompany* verzichten. Der Belgier leidet an einer Entzündung der linken Achillessehne. Dies ergab eine Kernspintomographie am Don-

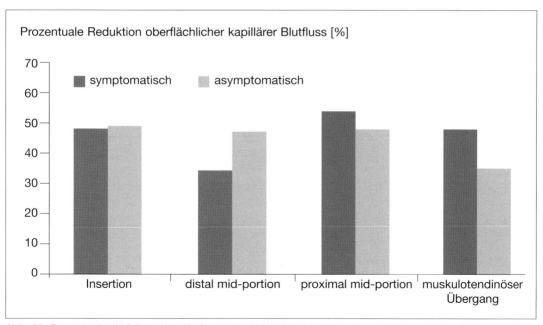

Abb. 66: Prozentualer Abfall des Kapillarflusses im Verlauf der Achillessehne auf der symptomatischen und der asymptomatischen Seite bei Insertionstendinopathie

nerstagabend. »*Vincent* wird voraussichtlich vier bis sechs Wochen ausfallen«, erklärte HSV-Mannschaftsarzt *Dr. Oliver Dierk*. Am Freitag (03.11.06) sah man den Abwehrspieler mit einer Schiene in die AOL-Arena humpeln. »Es ist natürlich bitter, dass ich nach den Leistenproblemen jetzt wieder einige Zeit ausfallen werde«, sagte *Kompany*. Damit ist der Belgier neben *Bastian Reinhardt*, *Guy Demel*, *Nigel de Jong* und *Raphael Wicky* bereits der fünfte Defensivspieler, der *Thomas Doll* zurzeit fehlt.

6.11.06

Hamburg – Operation bei *Vincent Kompany*

Der HSV muss lange Zeit auf Abwehrspieler *Vincent Kompany* verzichten. Der Belgier wird am Donnerstag (09.11.06) in Basel von *Dr. Bernhard Segesser* an der linken, entzündeten Achillessehne operiert. Dies ergab eine Untersuchung am Montag (06.11.06) in der Schweiz. Während des Eingriffs wird die Sehne mit Fasern eines umliegenden Muskels verstärkt. »*Vincent* wird nach der Operation voraussichtlich bis Ende Februar ausfallen«, so HSV-Mannschaftsarzt *Dr. Oliver Dierk*. Trainer *Thomas Doll* reagierte kopfschüttelnd auf die Nachricht: »Das ist bitter. Es tut mir sehr leid für *Vince*. Ich hoffe, dass er bald wieder auf den Beinen ist«.

19.10.2008

Bremen ohne *Jensen* nach Athen

Daniel Jensen wird Werder Bremen im Champions League Spiel am Mittwoch gegen Panathinaikos Athen fehlen. Der Mittelfeldspieler leidet schon seit einigen Wochen an einer Entzündung der Achillessehne. Nach dem Spiel gegen Dortmund hatte der Däne wieder Schmerzen.

Verletzungsumstände

Achillessehnenbeschwerden als chronischer Überlastungsschaden der zu sehr beanspruchten Achillessehne sind häufig. 30 bis 50 % aller Sportverletzungen sind Verletzungen der Sehnen. Am häufigsten werden Läufer und Fußballer betroffen, jedoch ist aufgrund fehlender Daten aus anderen Sportarten davon auszugehen, dass Achillessehnenbeschwerden in einer Vielzahl von Sportarten ein Problem darstellen, das jedoch nicht immer ärztlich betreut wird.

Es existiert eine Reihe Risikofaktoren für das Entstehen einer Sehnendegeneration, der sogenannten Tendinopathie, die im Extremfall zum kompletten Riss der Sehne führen kann. Die Einnahme von Chinolonantibiotika wie Ciprobay® kann als unerwünschte Nebenwirkung zu Sehnenbeschwerden bis hin zum kompletten Riss der Achillessehne führen. Auch die Patellarsehne oder die Quadrizepssehne können betroffen sein. Kortisongabe kann ebenfalls zu einer Sehnendegeneration mit spontanem Riss der Sehne führen. Im Sport ist auch die Einnahme von Anabolika mit Sehnenrissen assoziiert. Die histologisch nachweisbaren Zeichen der Degeneration sind begleitet von einer pathologisch gesteigertem Kapillardurchblutung am Ort des Schmerzes und werden qualitativ mit einem Farbdoppler-Ultraschall nachgewiesen.

Unserer Abteilung ist es gelungen, den pathologisch gesteigerten Blutfluss in schmerzenden Sehnen mit einem Laser-Doppler-Verfahren nachzuweisen. Die Kapillarflusssteigerung betrug in der Sehne am Ort des Schmerzes bis 50 % über das Ausgangsniveau hinaus (*Knobloch* et al. 2006). Diese Stelle ist bei Athleten mit Schmerzen am Achillessehnenansatz an der knöchernen Insertion der Achillessehne am Fersenbein zu finden. Bei der weitaus größeren Anzahl der Patienten liegen die Schmerzen je-

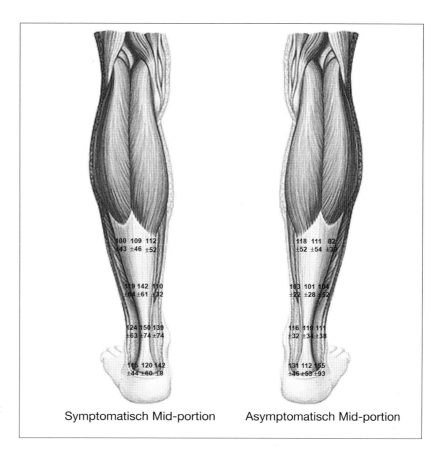

Abb. 67:
Kapillarfluss in 8 mm
Messtiefe der betroffe-
nen Achillessehnen mit
Mid-portion-Tendino-
pathie

Symptomatisch Mid-portion   Asymptomatisch Mid-portion

Intrinsische Risikofaktoren	Extrinsische Risikofaktoren
Dysfunktion des M. gastrocnemius	Trainingsbedingte Überlastung
Dysfunktion des M. soleus	Chinolonantibiotika (Ciprobay®, Tavanic®)
Zunehmendes Alter	Kortisontherapie
Zunehmendes Gewicht	Anabolikagabe
Männliches Geschlecht	Unzureichendes Schuhwerk
Genetische Faktoren	Vorhergehende Verletzung
Fußdeformitäten	Untergrundfaktoren (Sand?)
Fußachsabweichungen	
Metabolische Faktoren wie Diabetes mellitus	
Sprunggelenksinstabilität	

Tab. 29: Intrinsische und extrinsische Risikofaktoren für die Achillestendinopathie

doch vor allem im mittleren Bereich der Achillessehne, der Mid-portion, 2-6 cm oberhalb des Fersenbeins. Auch dort kann die Kapillarflusserhöhung um bis zu 50 % gegenüber allen anderen Positionen nachgewiesen werden.

Verletzungssportarten

Kujala fand bei einer Umfrage unter 785 ehemaligen finnischen Leistungssportlern, dass ehemalige Mittel- und Langstreckenläufer ein 31-fach erhöhtes Risiko für Achillessehnenbeschwerden hatten. Diese Läufer mit Achillessehnenschmerzen hatten deutlich mehr Jahre und über längere Distanzen trainiert (*Kujala* et al. 2005). Eine Umfrage anlässlich des Köln-Marathons 2005 unter 1236 Läufern beispielsweise zeigte in 19 % Achillessehnenbeschwerden, insbesondere bei älteren Läufern. Auch unter Teilnehmern des Ultramarathons Sydney-Melbourne fand sich eine hohe Rate von Achillessehnenbeschwerden (*Fallon* 1996). Daten aus Tübingen belegten unter 875 Läufern einen Anteil von 23,7 % bei Männern und 16,5 % bei Frauen im Laufsport, wobei diese symptomatischen Läufer aufgrund der schmerzenden Achillessehne häufig ihren Trainingsumfang deutlich reduzieren mussten bzw. medizinische Hilfe brauchten (*Mayer* et al. 2000).

Wir führten unter 291 Läufern mit knapp 10 Millionen zurückgelegten Laufkilometern eine Umfrage bezüglich Überlastungsschäden durch (*Knobloch* et al. 2008).
Das Lauftraining der Teilnehmer sah folgendermaßen aus:
- im Mittel 63 ± 28 km/Woche
- im Mittel 2630 ± 1192 km/Jahr
- im Mittel 4,6 ± 1,4 Laufeinheiten pro Woche
- Lauftraining seit 10,7 ± 8 Jahren
- 48 Wochen im Jahr
- 9.980.852 km Gesamtexposition

84 % der Teilnehmer hatten bereits an Wettkämpfen teilgenommen:
- 74 % Halbmarathon
- 73 % Marathon
- 13 % Ultramarathon
- 12 % Triathlon

Die Gesamtverletzungsrate lag bei 0,086/1000 km Laufexposition. Überlastungsschäden waren mit 0,074/1000 km häufiger als Akutverletzungen mit 0,012/1000 km beim Laufen. Die untere Extremität war mit 0,077/1000 h häufiger als der Rumpf (0,0078/1000 h) betroffen. Aufgeschlüsselt nach der Häufigkeit der Überlastungsprobleme beim Läufer ergab sich folgende Reihenfolge der Beschwerden pro 1000 zurückgelegte Laufkilometer beim Laufsport:
- Achillessehnenbeschwerden 0,016/1000 km (entsprechend 1,6/10.000 km)
  - Achillessehnen Mid-portion 2–6 cm oberhalb der Ferse 0,008/1000 km
  - Achillessehnenansatz (insertional) 0,0048/1000 km
- Runner's knee als Patellartendinopathie 0,013/1000 km
- Shin splint als vorderer Schienbeinschmerz 0,0104/1000 km
- Plantare Fasziitis (Fersensporn) 0,0054/1000 km

Man muss also im Mittel 6250 km laufen, bevor Achillessehnenprobleme als häufigstes Überlastungsbeschwerdebild im Laufsport auftreten.

56,6 % aller Teilnehmer beklagten Achillesschmerzen, 46,4 % vorderen Knieschmerz, 35,7 % Schienbeinschmerz als Shin splint und 12,7 % einen Fersensporn.
Auf Asphalt traten Schmerzen an der Mid-portion der Achillessehne (2–6 cm oberhalb der Ferse) um ca. 50 % seltener auf (relatives Risi-

ko 0,48, p = 0,019). Auf Sand mit einem relativen Risiko von 10,21 (p = 0.01) kam es dagegen sehr häufig zu Achillessehnenbeschwerden, nämlich 1000 % häufiger als bei anderen Laufuntergründen. Dies kann bedeuten, dass auf Sand häufiger Achillesprobleme festzustellen sind, es kann aber auch bedeuten, dass ein Läufer mit Achillessehnenproblemen in der Rehabilitation häufiger auf Sand als auf Asphalt trainiert. Die Statistik kann dies nicht unterscheiden.

Läuft man länger als 10 Jahre insgesamt, so hat man gegenüber den Sportlern, die weniger als 10 Jahre laufen, ein 67 % erhöhtes Risiko für Achillessehnenprobleme. Interessant für uns war, dass Marathon per se kein höheres Risiko für Achillessehnenbeschwerden hatte als der

1500-m-, 5-km-, 10-km-Lauf, Halbmarathon, Ultramarathon oder Triathlon – allein der Trainingsumfang, d. h., die zurückgelegten Trainingskilometer bestimmten die Wahrscheinlichkeit einer Achillestendinopathie.

Eine Untersuchung an 72 Elitebadmintonspielern (*Boesen* et al. 2006) zeigte, dass 26 der Spieler eine Achillestendinopathie in 34 Sehnen beklagten, 18 auf der dominanten, 16 auf der nicht-dominanten Seite. Bei 62 % der Badmintonspieler begannen die Symptome langsam über einen Zeitraum von 4 Monaten. 35 % hatten persistierenden Achillessehnenschmerz über 12 Monate. Die Achillestendinopathie war nicht assoziiert mit Trainingsumfang, Geschlecht, Alter, Gewicht, der Schlaghand bzw.

Charakteristik und Trainingsumfang	Symptomatische Spieler (n = 26)	Asymptomatische Spieler (n = 46)
Alter [Jahre]	25,7 ± 3,5	24,6 ± 3,5
Gewicht [kg]	72,7 ± 9	74,0 ± 10
Spielerfahrung [Jahre]	18,9 ± 4,5	17,3 ± 4,1
Gesamttraining pro Woche [h/Wo]		
Letzte 3 Jahre	17,5 ± 4,8	17,9 ± 4,5
Gegenwärtig	18,1 ± 3,9	18,2 ± 4,4
Badmintontraining pro Woche [h/Wo]		
Letzte 3 Jahre	13,2 ± 3,8	13,5 ± 3,5
Gegenwärtig	13,9 ± 3,0	13,7 ± 3,5
Ausdauertraining pro Woche [h/Wo]		
Letzte 3 Jahre	1,7 ± 0,9	1,9 ± 1,7
Gegenwärtig	1,7 ± 0,9	1,9 ± 1,7
Krafttraining pro Woche [h/Wo]		
Letzte 3 Jahre	2,6 ± 1,3	2,6 ± 1,3
Gegenwärtig	2,5 ± 1,3	2,7 ± 1,4

Tab. 30: Basischarakteristika von 72 Elitebadmintonspielern mit Symptomen einer Achillestendinopathie (n = 26) gegenüber 46 Elitebadmintonspielern ohne symptomatische Achillessehne (nach *Boesen* et al. 2006)

der Tatsache, ob Einzel- oder Doppelpaarungen gespielt wurden.

Betrachtet man die Überlastungsschäden in der deutschen Frauenfußballnationalmannschaft, so ergibt sich folgendes Bild (*Steinacker* et al. 2005):

- 10 % Achillessehnenbeschwerden
- 10 % Patellaspitzensyndrom
- 7 % Ermüdungsfrakturen

Aber auch Fußballschiedsrichter sind besonders von Achillessehnenproblemen betroffen. In einer Untersuchung ebenfalls aus der Sportklinik Hellersen, in der sich die deutschen Bundesliga- und FIFA-Schiedsrichter zur jährlichen sportmedizinischen Untersuchung vorstellen, zeigte sich folgende Verteilung:

- 21 % Achillessehnenbeschwerden
- 19 % Wirbelsäulenschmerzen
- 16 % Kniegelenksschmerzen
- 8 % Sprunggelenkprobleme

Je höherklassig ein Schiedsrichter eingesetzt ist, desto wahrscheinlicher klagt dieser auch über Achillessehnenprobleme:

- FIFA-Schiedsrichter: 26,3 %
- Bundesligaschiedsrichter: 18,9 %
- Schiedsrichterassistenten: 14,1 %

Diskutiert wird der höhere Trainingsumfang bei den FIFA-Schiedsrichtern sowie das höhere Alter von FIFA-Schiedsrichtern, basierend auf ihrer größeren Spielerfahrung. Ein Fußball-schiedsrichter in der Bundesliga legt rund 10,5 km pro Spiel zurück, ähnlich wie ein Feldspieler. In der Bezirksliga sinkt die Laufanforderung des Schiedsrichters entsprechend auf 7,8 km pro Spiel. Bei FIFA-Schiedsrichtern liegt die **maximale Sauerstoffaufnahme (VO$_2$max)** bei 53,7 ml/kg/min, bei DFB-Bundesligaschiedsrichtern ist sie mit 51,3 ml/kg/min geringfügig niedriger.

Klinik der Verletzung

Die Diagnose einer Achillessehnen-Tendinopathie wird bei Schmerzen der Achillessehne in Ruhe oder Belastung gestellt, assoziiert mit Schwellung und Druckschmerzhaftigkeit entweder im Bereich der Insertion am Calcaneus oder im Bereich der Mid-portion, d. h. 2-6 cm proximal des Tuber calcanei (*Knobloch* et al. 2008). Diese Schmerzen sind häufig verbunden mit einer verdickten und druckschmerzhaften Achillessehne. Typisch ist die Beschwerdezunahme am Morgen oder auch eine Morgensteifigkeit, die sich im Laufe des Tages gibt.

Anfangs muss die sportliche Leistung durch die Achillestendinopathie noch nicht kompromittiert sein. Bei Fortbestehen der Überlastung sind schließlich auch Leistungseinbußen unvermeidlich: Der Läufer reduziert seine Laufdistanz bzw. pausiert vollständig, der Tennisspieler vermeidet kurze Antritte oder Stoppbälle etc. Die verdickte Sehne ist angeschwollen. Rötung

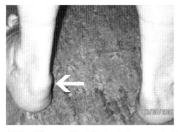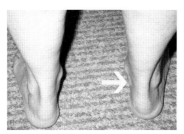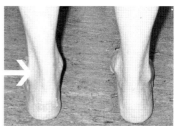

Abb. 68 a-c: Drei Beispiele von Achillessehnenbeschwerden mit entsprechender Schwellung, häufig assoziiert mit einer X-Fußstellung und Auslenkung der Achillessehne

oder Überwärmung werden nur selten beobachtet.

Aus nach Sportverletzung?

Die Achillestendinopathie ist prinzipiell zwar eine gutartige Erkrankung, durch die langwierige Heilung und die Notwendigkeit der gezielten Rehabilitation kann jedoch der Spontanverlauf bei Fortbestehen des hohen Trainingsumfangs und der hohen Trainingsintensität ungünstig verlaufen, mit bleibenden Schmerzen bis hin zum gefürchteten Achillessehnenriss.
Die Heilung ist durch die langsame Teilungszeit von 8 Wochen (im Vergleich zu einer Woche bei Hautzellen) langwierig – ein gewohntes Therapieintervall umfasst 12 Wochen. Dies gilt

für die Achillessehne genauso wie für die Patellarsehne oder auch den Tennisellenbogen.

Arztvorstellung?

Aufgrund des z.T. sehr langwierigen, chronifizierten Verlaufs bei Patienten und Athleten, die auch bei Beschwerden das Training möglichst umfangreich gestalten, empfehle ich auf jeden Fall die ärztliche Vorstellung bei einem spezialisierten Arzt, der Risikofaktoren für die Tendinopathie identifizieren und gegebenenfalls abschalten kann. Die Sonographie, idealerweise ergänzt durch die Farbdoppler- und Laser-Doppler-Sonographie, erlaubt eine sehr genaue Darstellung der pathologisch gesteigerten Durchblutung der erkrankten Sehne, der so-

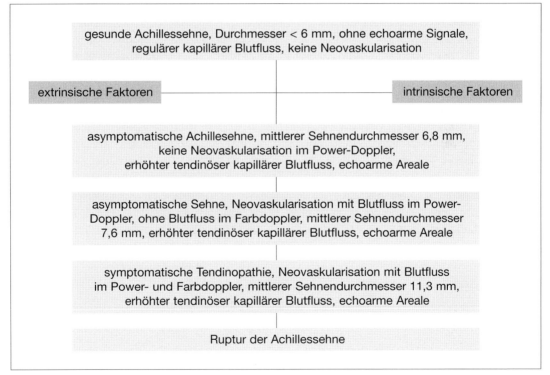

Abb. 69: Möglicher pathogenetischer Ablauf der Sehnendegeneration beginnend mit einer gesunden Achillessehne sowie extrinsischen und/oder intrinsischen Faktoren, hinführend über asymptomatische Stadien mit erhöhtem Sehnendurchmesser und nachweisbarem kapillären Blutfluss und/oder Power-Doppler-Blutfluss zu symptomatischen Stadien und konsekutiver Sehnenruptur

genannten Neovaskularisation. Diese pathologisch gesteigerte Durchblutung ist der Grund des Schmerzes.

Diagnostik

Die **Sonographie** erfolgt idealerweise mit einem Linearschallkopf und einer Schallkopffrequenz zwischen 7 und 15 MHz. Eine hohe Ortsauflösung ist das Ziel. Der Patient befindet sich in Bauchlage und die beiden entkleideten Füße ragen über das Ende der Liege hinaus. Das Fußgelenk wird in unterschiedliche Positionen gebracht, um dynamisch untersuchen zu können und evtl. peritendinöse Verklebungen sichtbar zu machen. Auf Axialschnitten erfolgt die Messung des Achillessehnendurchmessers an der dicksten Stelle der Sehne. Diese beträgt bei der gesunden Achillessehne 4 bis 6 mm. Eine massiv verdickte Achillessehne ist Ausdruck der degenerativen Erkrankung im Sinne einer Tendinopathie. In der erkrankten Achillessehne fällt die kolbige bzw. spindelförmige Auftreibung auf.

Darüber hinaus findet sich eine hypoechogene Textur der Achillessehne, eventuell begleitet von peritendinöser Flüssigkeit. Peritendinös kann eine schmale, echoarme Saumbildung erscheinen. Wenn klinisch ein »Knirschen« zu hören und zu tasten ist, handelt es sich um eine »Peritendinitis crepitans« als Folge entzündlicher Fibrinablagerungen. Eine Bursitis subachillea ist ebenfalls an einer vermehrten echoarmen Flüssigkeitsansammlung präachillär erkennbar.

Die Anwendung der Farbdoppler-Sonographie kann jetzt in den genannten hypoechogenen Bezirken eine Neovaskularisation nachweisen, die offensichtlich von ganz wesentlicher Bedeutung für das Krankheitsgeschehen ist. Diese feinsten Gefäße treten in Ruhe sehr viel häufiger bei symptomatischen Sehnen auf und fast niemals bei asymptomatischen Sehnen.

Dabei ziehen die Neogefäße typischerweise von anterior in die spindelförmige Auftreibung der Achillessehne, in der sie sich dann baumartig verzweigen können. Je höher die Anzahl der in die Sehne pathologisch eintretenden Neogefäße ist, desto größer ist oft auch der Ruheschmerz.

Durch die Farbdoppler-Sonographie erfolgt also zum ersten Mal die direkte Visualisierung des Korrelates des Schmerzes bei Patienten mit Tendinopathie, der sogenannten Neovaskularisation.

Entscheidend ist, dass diese Untersuchung in körperlicher Ruhe durchgeführt wird, da körperliche Aktivität unmittelbar vor der Farbdoppler- oder Power-Doppler-Sonographie auch Ruhekapillaren zur Darstellung bringt, die häufig wenig mit dem Krankheitsgeschehen zu tun haben. Die in Ruhe anzutreffenden Gefäße sind häufig die für den Krankheitsprozess relevanten Gefäße, denen beispielsweise mit einer gezielten Sklerosierungstherapie mit Polidocanol begegnet werden kann.

Die **Kernspintomographie** zeigt aufgrund der ödematösen Veränderungen, die im Rahmen einer Tendinopathie auftreten, eine fokale und/oder diffuse Signalerhöhung des Sehnengewebes in T2-gewichteten und fettunterdrückten Sequenzen (*Reiser* & *Vahlensieck* 2006). Diese Signale haben dann pathologischen Charakter, wenn das vorliegende Muster nicht regelrecht retikulär ist, sondern wenn konfluierende Herde bestehen. Septale Verdickungen entsprechen dem die Sehnen ernährenden Bindegewebe, wenn sie vom Paratenon ausgehen (*Ulreich* et al. 2002).

Je mehr intratendinöse Signale in der Kernspintomographie in der Achillessehne, insbesondere in der T2-Wichtung, zu finden sind, je stärker die Neovaskularisation in der Farb-doppler-Sonographie ausgeprägt erscheint und je dicker die Achillessehne ist, desto eher kann es zu einer Ruptur kommen

Die Unterscheidung zwischen einer Tendinopathie und einer Teilruptur der Achillessehne ist in der Kernspintomographie wie auch in der Sonographie nicht einfach möglich. Wenn die vornehmlich in T2-gewichteten und protonendichten Sequenzen auftretenden Foci mit gesteigertem Signal sich bis zur Sehnenoberfläche ausdehnen, spricht dies eher für eine Teilruptur als für eine Tendinopathie. Wie jedoch mehrfach angesprochen, besteht ein Kontinuum von der gesunden Sehne über die spindelförmig verdickte, schmerzhafte Sehne (Tendinopathie) bis hin zum Riss der Achillessehne.

Die **Teilruptur** ist daher neben der Tendinopathie simultan als Zeichen desselben Krankheitsgeschehens anzutreffen.

Aufgrund der Sehnenverdickung stellt sich die vordere Sehnenkontur im axialen und sagittalen Bild konvex dar. Da die Achillessehne keine Sehnenscheide besitzt, lassen sich Begleitreaktionen im peritendinösen Bindegewebe finden. Zur besseren Darstellung und Differenzierung kann die intravenöse Kontrastmittelgabe beitragen.

Therapie: konservativ oder operativ?

Eine Studie aus einer schottischen Sportklinik zeigt Überraschendes (*Murray* et al. 2005): Nur 11 % der dort bei Achillessehnenbeschwerden empfohlenen und rezeptierten Therapien waren evidenzbasiert, also aufgrund von randomisierten-klinischen Studien als überlegen gezeigt. In über 50 % der Therapien konnten überhaupt keine Hinweise bzw. Quellen in der medizinischen Literatur für die jeweilige Therapiemaßnahme genannt werden. Dies belegt in Form einer Studie, dass selbst unter sportmedizinischen Instituten die Therapie bei Achillessehnenbeschwerden häufig immer noch anekdotisch, oh-

	Sonographie	MRT
Tendino-pathie	echoarme Läsionen, inhomogene Sehnenstruktur, Sehnenverdickung	intratendinöse Signalanhebung, besonders auf axialen Schichten
Peritendinitis	echoarme peritendinöse Lamelle	partiell zirkumferentes hohes Signal
Bursitis	echoarme flüssigkeitsgefüllte Bursa	hohes Signal, besonders auf T2-gewichteten Aufnahmen
Dorsaler Fersensporn	echoarmer, evtl. verkalkter Sehnenansatz	hohes Signal, verkalkter Sehnenansatz
Haglund-Ferse	Weichteilverdickung in Höhe des Tuber calcanei (Bursitis)	vergrößerte Tuberositas, Bursitis, Sehnenschwellung
Ruptur	Dehiszenz der rupturierten Fasern, echoarm-inhomogenes Hämatom, nicht-rupturierte Sehnenanteile verdickt	hohes Signal auf T2-gewichteten Aufnahmen

Tab. 31: Pathologische Befunde in der Sonographie und der Kernspintomographie bei Achillessehnenerkrankungen (nach *Ulreich* et al. 2002)

ne wissenschaftliche Grundlage erfolgen dürfte Die weitverbreitete Meinung, nur eine Operation könne helfen, ist durch die vorliegenden aktuellen Studien nicht mehr zu tragen. Es existieren eine Reihe gezielt wirksamer konservativer Maßnahmen, die auf jeden Fall ausgeschöpft werden sollten, bevor bei einer Achillestendinopathie überhaupt eine **Operation** in Erwägung gezogen wird. Meiner Meinung nach sollte die konservative Therapie mindestens 6–9 Monate durchgeführt werden, bevor eine Operation evaluiert wird.

Die konservative Therapie von Sehnenerkrankungen hat eine deutliche Wandlung erfahren: Waren einst Ruhe und Trainingspause sowie Schonung das vordringlichste Ziel sowohl bei der Patellar- als auch der Achillestendinopathie, so belegen heute randomisierte-klinische Studien, dass ein gezieltes Muskelaufbautraining sehr günstige Effekte bei der Behandlung der Tendinopathie erzielen kann.

Ein **exzentrisches Krafttraining** kann hier dem Läufer wertvolle Hilfe leisten (*Alfredson* et al. 1996). Es sollte mit anfangs mindestens 6 mal 15 Wiederholungen pro Bein über mindestens 12 Wochen täglich durchgeführt werden. Eine niedrigere Dosis ist vermutlich nicht effektiv (*Knobloch* 2008).

Das exzentrische Krafttraining ist ein dezidiertes Krafttraining für die geschwächte Achillessehne. Durch den Krafttrainingsreiz soll die Achillessehne gestärkt werden, was sich auch in einer Verjüngung der einstmals verdickten Achillessehne nach mindestens zwölfwöchiger täglicher Durchführung der Übung widerspiegelt. Das Wesentliche der Therapie ist die tägliche gewissenhafte Mitarbeit des Patienten über mindestens 12 Wochen, wenn ein Therapieansprechen erzeugt werden soll. Während der ersten Trainingstage wird der Sportler Muskelkater im Bereich der Wadenmuskulatur verspüren. Auch Schmerzen während des exzentrischen Krafttrainings sind nicht ungewöhnlich – das Training sollte aber auf alle Fälle auch bei Ziehen oder Schmerz durchgeführt werden, um die Sehne dosiert unter Last zu setzen.

Nach einer Trainingsdauer von etwa 2–3 Wochen geben die meisten Teilnehmer an, dass die Beschwerden diskret rückläufig seien und die Morgensteifigkeit geringer werde etc. Wichtig ist jetzt, über die vollen 12 Wochen die Übungen fortzuführen, um eine nachhaltige Veränderung der geschwächten Achillessehnenarchitektur zu erzielen. Durch das exzentrische Krafttraining verschwinden die pathologischen Neogefäße samt der schmerzleitenden Nerven, sodass der Laufsportler mit deutlich weniger

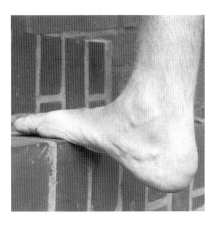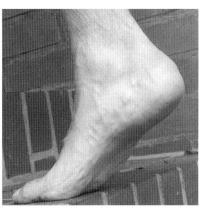

Abb. 70 a/b: Exzentrisches Krafttraining zur konservativen Behandlung der Achillestendinopathie über 12 Wochen an einer Stufe unter Verwendung des Körpergewichts

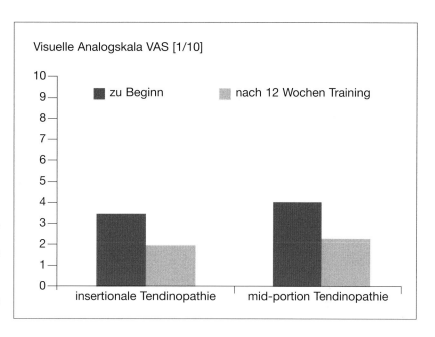

Abb. 71: Schmerzniveau, bestimmt anhand der visuellen Analogskala (VAS) von 0–10 zu Beginn des Trainings und nach 12 Wochen täglichem exzentrischem Krafttraining an einer Stufe bei Patienten mit insertionaler Tendinopathie (Schmerzen an der Ferse) sowie im Bereich der mittleren Achillessehne 2-6 cm oberhalb des Fersenbeins (Midportion) (nach *Knobloch* et al. 2006)

Schmerzen laufen kann. Derzeit prüfen wir, ob ein intensiviertes Trainingsprogramm von 6 mal 15 Wiederholungen pro Tag und Bein gegenüber den 3 mal 15 Wiederholungen einen Vorteil für den Patienten mit Achillestendinopathie bringt.

Die Verwendung einer **pneumatischen Fersenbandage (Aircast AirHeel™)** kann zusätzlich das subjektive Erleben in Ergänzung zum täglichen exzentrischen Krafttraining nachhaltig verbessern.

In einer randomisierten Studie mit 112 Teilnehmern randomisierten wir auf zwei Gruppen (*Knobloch* et al. 2008):

- Gruppe A: Aircast AirHeel™ und tägliches exzentrisches Krafttraining über 12 Wochen
- Gruppe B: tägliches exzentrisches Krafttraining über 12 Wochen

81 % der 112 Teilnehmer beendeten das 12-Wochen-Studienprogramm erfolgreich. Der Erfolg war gegeben, wenn die Bandage über 80 % der Zeit getragen wurde, bzw. wenn das exzen-

trische Krafttraining an mindestens 80 % der Tage mit 3 mal 15 Wiederholungen pro Tag und Bein absolviert wurde.

Beide Trainingsgruppen konnten ihr **Schmerzniveau** signifikant verbessern:

- Gruppe A: $5,1 \pm 2,1$ vor dem Training auf $3,2 \pm 2,7$ (-37,3 %, $p = 0.00001$)
- Gruppe B: $5,5 \pm 2,1$ vor dem Training auf $3,6 \pm 2,4$ (-34,6 %, $p = 0.0001$)

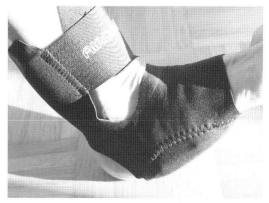

Abb. 72: Pneumatische Achillessehnenbandage Aircast AirHeel™ zur Behandlung einer Achillestendinopathie unter plantarer Fasziitis

Es fand sich hinsichtlich der Schmerzreduktion jedoch kein Unterschied bei der Betrachtung dieser Gruppen in der angegeben Art und Weise. Das subjektive Erleben der Achillestendinopathie, die wir anhand des **FAOS-Scores** über einen Fragebogen für fünf Unterpunkte bestimmten, konnte jedoch in der Kombinationsgruppe (AirHeel + exzentrisches Krafttraining) über die 12 Wochen signifikant stärker verbessert werden als in der exzentrischen Krafttrainingsgruppe.

Meiner persönlichen Einschätzung nach ist die Kombination unterschiedlicher konservativer Therapien bei der Behandlung der Achillestendinopathie über mindestens 12 Wochen Dauer der Schlüssel zum Erfolg. Eine Reihe von weiteren interessanten Therapieoptionen muss in der Zukunft in Kombination mit dem exzentrischen Krafttraining auf deren Effektivität hin in randomisiert-klinischen Studien untersucht werden.

Eine höchst interessante und vielversprechende Therapie prüfen wir derzeit in Form von **transkutan aufgebrachtem Nitroglycerin**, wie es bei der Therapie der koronaren Herzerkrankung täglich millionenfach erfolgreich verwendet wird. Es scheint so zu sein, dass Nitroglycerin neben seinen gefäßerweiternden Effekten auch den Kollagenstoffwechsel der Sehne unmittelbar günstig beeinflusst. Derzeit liegen Beweise für die Wirksamkeit einer transkutanen Nitroglycerintherapie für den Tennisellenbogen, die Achillessehne und die Supraspinatussehne an der Schulter vor (*Paoloni* 2003, 2004, 2005).

Wichtig ist eine Tagesdosis von mindestens 1,25 mg Nitroglycerin über mindestens 6 Monate, da in den vorliegenden randomisiert-kontrollierten Studien erst in Woche 8 der Anwendung in der Verumgruppe eine signifikante Verbesserung gegenüber der Placebogruppe auftrat.

Ein weiterer interessanter Ansatz zur Behandlung von Sehnenbeschwerden ist die **Stoßwellentherapie**, die in randomisiert-kontrollierten Studien auch bei Achillessehnenbeschwerden sinnvoll eingesetzt werden kann (*Costa* et al. 2005, *Rompe* et al. 2008).

Die operative Maßnahme bei einer Achillestendinopathie sollte meiner Meinung erst nach vollständiger Ausschöpfung des gesamten konservativen Therapiekomplexes frühestens 6-9 Monate nach Beschwerdebeginn überlegt werden. Hier können auch minimal-invasive Verfahren mit anteriorer Denudierung der Achillessehne durchgeführt werden, um auf diese Weise die von anterior in die pathologisch aufgetriebene Achillessehne einziehenden Gefäße zu zerstören. Konventionelle Ausschälungsoperationen intratendinös können auch langfristig die Sehnenstruktur nicht normalisieren (*Alfredson* et al. 2008).

Rehabilitation

Die Rehabilitation bei Achillestendinopathie ist langwierig wie bei allen Sehnenproblemen. Der Grund liegt in der mit acht Wochen sehr langsamen Teilungszeit von Sehnenzellen (Tenozyten) im Vergleich beispielsweise zu Hautzellen, die sich innerhalb einer Woche teilen. Daher sind alle Therapien, die angewendet werden, mindestens über 12 Wochen durchzuführen, bevor sie beurteilt werden können. Das beschriebene exzentrische tägliche Krafttraining an einer Treppenstufe hat bei 12-wöchiger Compliance sehr gute Erfolge. Die Neovaskularisation geht nachweislich und messbar zurück, was mit einem reduzierten Schmerzniveau einhergeht. Handelt es sich bei dem Athleten um einen Sportler aus einer Risikosportart wie Volleyball, Weit- oder Hochsprung oder auch Laufen,

Konservativ	Minimal-invasiv	Operativ
Exzentrisches Krafttraining	Sklerosierung der Neovaskularisation	Arthroskopisches Sehnendebridement
Pneumatische Bandage Aircast AirHeel™		Offen chirurgisches Sehnendebridement
Gewebte Strumpfbandage, z. B. Achillotrain®		
Transkutanes Nitroglycerin		
Stoßwellentherapie		
Kinesiotaping		

Tab. 32: Mögliche aktuelle Therapiemöglichkeiten bei der Achillestendinopathie

so empfehle ich nach den 12 Wochen mit täglichem Training, in der Folgezeit mindestens dreimalig die Woche 3 mal 15 Wiederholungen der Übung im Sinne einer Erhaltungstherapie fortzuführen, um nachhaltige Effekte zu erzielen und die Achillessehne auf die höhere Belastung im Sport vorzubereiten.

Rückkehr zum Sport

Die Heilungszeit der verletzten Sehne beträgt mindestens 3 bis 6 Monate, da – wie bereits erwähnt – die Sehnenheilung extrem langsam voranschreitet. Auch nach 6 Monaten Rehabilitation mit entsprechend graduell gesteigerten Anforderungen an die verletzte Achillessehne kann es sein, dass das erreichte Kraftniveau nicht ausreicht, um seinen Sport auf dem ursprünglichen Niveau wieder auszuüben. Die Wettkampffähigkeit ist erst bei vollständiger Schmerzfreiheit gegeben.

Präventionsmöglichkeiten

Aufgrund der gezeigten Effekte mit Kapillarflussverminderung sowohl an der symptomatischen als auch der asymptomatischen Achillessehne erscheint das exzentrische Krafttraining, täglich mit mindestens 3 mal 15 Wiederholungen pro Bein an einer Stufe durchgeführt, derzeit eine Möglichkeit, die Achillessehnenarchitektur nachhaltig zu verändern. Der verminderte Kapillarfluss reduziert das Risiko der Neovaskularisation, die als fehlgeschlagene Heilung der überbeanspruchten Achillessehnen verstanden werden darf. Daher erscheint gegenwärtig nach einer intensiven täglichen exzentrischen Krafttrainingstherapie im Akutstadium die Erhaltungstherapie mit dreimalig pro Woche durchgeführtem exzentrischem Krafttraining (mindestens 3 mal 15 Wiederholungen) sinnvoll, um die Sehne auf Überlastungen vorzubereiten und das Risiko einer Achillestendinopathie bis hin zum Achillessehnenriss zu reduzieren.

Plantare Fasziitis

Die plantare Faszie ist eine bindegewebige, bandähnliche Verstärkung der Fußsohle. Sie überbrückt das Fußgewölbe vom Fersenbein zum Fußballen. Biomechanisch tritt die größte Zugkraft am Ursprung der Plantarfaszie im Bereich der Insertion an der medialen Tuberositas calcanei auf (*Kitaoka* et al. 1994).

Die Plantarfaszie besteht aus 2 Anteilen:

* einem dicken medialen Schenkel
* einem schmächtigeren lateralen Schenkel

Verletzungsgeschichten

(zitiert aus: SPORT BILD, 8. November, 45/2006)

Höllische Schmerzen – *Per Mertesacker*
Bremens Nationalspieler leidet an den Folgen der Fersensporn-Verletzung. […] an festes Schuhwerk ist jetzt nicht zu denken, zu stark sind die Schmerzen nach den Spielen. »Ich kämpfe noch immer mit den Begleiterscheinungen nach meiner Operation am Fersensporn. Ein Spiel geht nicht spurlos an mir vorbei«, sagt er zu SPORT BILD. »Die Narbe ist noch frisch. Jedes Mal, wenn ich mich abdrücke, ob ich sprinte oder zum Kopfball hochspringe, entsteht eine Reibung. Dadurch schwillt mein Fuß an.« Viele fragen sich: Wie kaputt ist *Mertesacker*, obwohl die OP vier Monate her ist, wirklich? »Der Tag danach ist ganz wichtig für mich«, sagt *Mertesacker*. Dann wird er therapiert, mit Lymphdrainagen und Eis. Trainer *Thomas Schaaf* ist trotzdem in Sorge. Er weiß: Mit einem Fersensporn ist nicht zu spaßen. Sein ehemaliger Mitstreiter *Gunnar Sauer*, Meis-

terspieler von 1988 und 1993, wurde nach einem Fersensporn nicht mehr hundertprozentig fit. 1999 beendete er seine Karriere beim VfB Oldenburg. Nationalspieler *Christoph Metzelder* konnte unter anderem wegen der gleichen Verletzung 630 Tage nicht spielen, weil sie chronisch wurde. Schon während der WM sprach *Metzelder* mit *Mertesacker*: »Er ging davon aus, nach drei Wochen wieder fit zu sein«, berichtet der Dortmunder. »Ich weiß aus Erfahrung, dass man mit dieser Verletzung in der Regel aber länger Schwierigkeiten hat. […] an einem Tag, an dem zwei Übungseinheiten mit der Mannschaft auf dem Programm stehen, absolviert *Mertesacker* nur eine. Die zweite verbringt er im Kraftraum, um seine linke Wadenmuskulatur aufzubauen. Nach seiner OP verlor *Mertesacker* rund 4,5 cm an Muskelmasse, die er noch nicht wieder aufgebaut hat. So ist das Verletzungsrisiko größer«.

Verletzungsumstände

Die Plantarfasziitis betrifft bis zu 10 % der Normalbevölkerung (*DeMaio* et al. 1993) und führt ausgehend von der akuten Form oftmals zu einem chronischen Beschwerdebild, von dem wiederum bis zu 10 % als therapieresistent gelten (*Young* et al. 2001).

Ein Reizzustand der plantaren Faszie wird in Analogie zum Achillessehnenschmerz häufig bei Laufsportlern, aber auch bei Fußballern beobachtet. Typisch ist die Überlastungskomponente bei der Entstehung der plantaren Fasziitis sowie ggf. Trainingsfehler wie Trainingsmono-

tonie bei hohen wiederholten Belastungen ohne ausreichende Regeneration.

Verletzungssportarten

Laufsportler sind eindeutig häufiger von der
plantaren Fasziitis betroffen als Athleten ande-
rer Sportarten (*Moretti* et al. 2006). Wir führten
unter 291 Läufern mit knapp 10 Millionen zurückgelegten Laufkilometern eine Umfrage bezüglich Überlastungsschäden durch (*Knobloch*
et al. 2008).

Das Lauftraining der Teilnehmer sah folgendermaßen aus:
- im Mittel 63 ± 28 km/Woche
- im Mittel 2630 ± 1192 km/Jahr
- im Mittel 4,6 ± 1,4 Laufeinheiten pro Woche
- Lauftraining seit 10,7 ± 8 Jahren
- 48 Wochen im Jahr
- 9.980.852 km Gesamtexposition

Die Gesamtverletzungsrate lag bei 0,086/1000
km Laufexposition. Überlastungsschäden waren mit 0,074/1000 km häufiger als Akutverletzungen mit 0,012/1000 km beim Laufen. Die
untere Extremität war mit 0,077/1000 h häufiger als der Rumpf (0,0078/1000 h) betroffen.
Aufgeschlüsselt nach Häufigkeit der Überlastungsprobleme beim Läufer ergab sich folgende
Reihenfolge der Beschwerden pro 1000 zurückgelegte Laufkilometer:
- Achillessehnenbeschwerden 0,016/1000 km
  (entsprechend 1,6/10.000 km)
  - Achillessehnen (Mid-portion) 2–6 cm
    oberhalb der Ferse 0,008/1000 km
  - Achillessehnenansatz (insertional)
    0,0048/1000 km
- Runner's knee als Patellartendinopathie
  0,013/1000 km
- Shin splint als vorderer Schienbeinschmerz
  0,0104/1000 km

- Plantare Fasziitis (Fersensporn)
  0,0054/1000 km

Das bedeutet, dass aufgrund unserer Daten
eine Distanz von 185.185 km zurückgelegt
werden muss, bevor eine plantare Fasziitis
entsteht. Andererseits ist die plantare Fasziitis nach den Achillessehnenbeschwerden,
dem Läuferknie und dem Shin splint der
vierthäufigste Überlastungsschaden bei den
von uns untersuchten ambitionierten Laufsportlern.

In einer Metaanalyse von 16 Studien wurden
folgende Risikofaktoren für die Entwicklung
einer plantaren Fasziitis ermittelt (*Irving* et al.
2006). Bei Nicht-Sportlern ist ein höheres Gewicht im Sinne eines hohen Body-Mass-Index
ein unabhängiger Risikofaktor. Weiterhin schei-
nen auch bei Athleten in fortgeschrittenem Alter reduzierte Sprunggelenksbeweglichkeit und
überwiegend stehende Tätigkeit als Risikofaktoren für die plantare Fasziitis zu prädisponie-
ren. Aber auch tarsale Koalitionen, Hohlfuß
und Fehlstellungen sind prädisponierende Faktoren.

Klinik der Verletzung

Die Diagnosestellung erfolgt klinisch anhand
des typischen Befundes (*Aldrige* 2004):
- Schmerzen im Bereich des Überganges von
  der Plantarfaszie zum Kalkaneus mit Zunahme bei passiver Dorsalflexion von Ze-
  hen und Fuß
- Schmerzauftreten beziehungsweise Zunahme des Ruheschmerzes beim morgendli-
  chen Aufstehen oder beim Stehen nach län-
  gerem Sitzen
- Reproduzierbarer Druckschmerz an der typischen Lokalisation, d. h. im Bereich der
  Insertion der Plantarfaszie am Kalkaneus

Die Athleten beklagen Fußsohlenschmerzen während des Laufens, insbesondere beim Zehenspitzengang. Typisch ist – wie auch bei Achillessehnenbeschwerden – die Schmerzzunahme am Morgen im Sinne einer Morgensteifigkeit. Die Fußsohle ist vor allem am knöchernen Ansatz der Plantarfaszie am Fersenbein druckschmerzhaft.

Aus nach Sportverletzung?

Wie bei anderen Erkrankungen an der Achilles- oder auch der Patellarsehne sind die Beschwerden bei der plantaren Fasziitis als Überlastungsschaden des sehnigen Ansatzes der Plantarfaszie am Fersenbein zu verstehen. Er entsteht auf dem Boden von Trainingsfehlern, mangelhaftem, nicht angepasstem Schuhwerk und einer individuellen Disposition. Prinzipiell ist die plantare Fasziitis eine gutartige Erkrankung, jedoch besteht das Risiko der Chronifizierung beim Beibehalten der ursprünglichen Trainingsgewohnheiten. Die Heilungszeit der plantaren Faszie ist limitiert durch die langsame Sehnenzellteilungszeit von acht Wochen.

Arztvorstellung?

Bei entsprechendem Leidensdruck seitens des Patienten sollte auf jeden Fall ein Arzt aufgesucht werden. Insbesondere im Hinblick auf eine mögliche Chronifizierung der Beschwerden mit Ausbildung eines chronischen Schmerzsyndroms, wie es durch die langwierige Heilung z. B. bei Erkrankungen an der Achillessehne oder der Patellarsehne beobachtet wird, sollte der Arzt die Diagnose stellen und zielgerichtete Therapiemaßnahmen einleiten. Auch über die möglichen Risikofaktoren, die Vermeidung von Trainingsfehlern und das richtige Schuhwerk sollte er aufklären.

Diagnostik

In einer Untersuchung aus Miami, Florida (*Levy* et al. 2006) wurde der Nutzen der Anfertigung einer Röntgenaufnahme zur Evaluation eines Fersenschmerzes an 157 Erwachsenen mit 215 schmerzhaften Sehnen untersucht. Die häufigste Diagnose mit 80,9 % lautete plantare Fasziitis. In 17,2 % war die Röntgenaufnahme unauffällig. Der häufigste pathologische Befund im Röntgenbild war in 59,5 % der Fälle ein plantarer Fersensporn gefolgt von einem dorsalen Fersensporn an der Achillessehne in 46,5 % der Fälle. Die Autoren schlussfolgern, dass konventionelle Röntgenaufnahmen der Ferse bei der ersten Evaluation von Fersenschmerz von begrenztem Nutzen sind. Sie sollten vielmehr den Patienten vorbehalten bleiben, die von konservativen Therapiemaßnahmen (u. a. mit dem exzentrischen Krafttraining) nicht wie gewünscht profitieren.

Dem widerspricht eine Untersuchung aus Perth, Australien (*Osborne* et al. 2006). Hier wurden 106 seitliche, nicht-gewichtsbelastete Aufnahmen des Fersenbeins durch einen verblindeten Untersucher auf radiologische Auffälligkeiten im Sinne einer plantaren Fasziitis untersucht. 27 Patienten hatten klinisch eine plantare Fasziitis, 79 Kontrollpersonen waren fersengesund. Fersensporne wurden in beiden Gruppen beobachtet, und zwar bei 85 % der Patienten mit plantarer Fasziitis, aber auch bei 46 % der asymptomatischen, fersengesunden Kontrollpersonen. Die Dicke der plantaren Faszie und Fettkörperabnormalitäten wiesen jedoch in der nicht-gewichtsbelasteten, seitlichen Röntgenaufnahme der Ferse mit einer Sensitivität von 85 % und einer Spezifität von 95 % auf die plantare Fasziitis hin. Aufgrund dieser exzellenten Ergebnisse hinsichtlich der Weichteilbeurteilung sollte diesen Autoren zufolge eine nicht-gewichtsbelastete, seitliche Röntgenaufnahme des Fersenbeins eine diagnostische Maßnahme der ersten Wahl sein.

In der Sonographie sind bei der plantaren Fasziitis folgende Befunde anzutreffen:
- Faszie verbreitert und echoarm
- hypoechogene Textur
- im Farbdoppler Neovaskularisation im Bereich der hypoechogenen Textur
- Fasern rarefiziert
- Trompetenform am Übergang zum Fersenbein

Kernspintomographisch ist dabei eine Inflammation mit ödematöser Schwellung nachweisbar. Beschrieben wird außerdem eine Zunahme der Fasziendicke um mehr als das Doppelte (*Berkowitz* et al. 1991). Die kernspintomographischen Veränderungen treten vor allem im kalkanearen Ansatzbereich der Faszie auf. Neben Signalintensitätserhöhungen in T1- und T2-gewichteten Sequenzen, die den ödematös-entzündlichen Veränderungen innerhalb der Faszie und im umliegenden Weichteilgewebe entsprechen, wird häufig auch ein Knochenmarködem des Kalkaneus beobachtet.

Ein charakteristisches Zeichen ist die Verdickung der Plantarfaszie auf über 4 mm. Bei etwa 50 % der Patienten mit plantarer Fasziitis besteht ein begleitender knöcherner Fersensporn.

Therapie: konservativ oder operativ?

Die Therapie der plantaren Fasziitis ist im Wesentlichen konservativ. Akut helfen eine **Entlastung** und die **Kryotherapie** die Schmerzen zu lindern. Die Anwendung der im PECH-Behandlungskapitel vorgestellten Kühlmaßnahmen – wiederholt über 10 Minuten Dauer – ist eindeutig zu empfehlen. Auch eine Getränke-

dose, die im Tiefkühlfach gefroren ist und auf der die schmerzhafte Fußsohle abrollen kann, lindert die Beschwerden.

Einlagen unter Aussparung der schmerzhaften Ferse mindern durch die Entlastung die Schmerzen. Die Verwendung einer **pneumatischen Bandage** wie der **Aircast® AirHeel™-Bandage** mit zwei Luftkammern – eine unter der Ferse und eine an der Achillessehne – zeigt in der klinischen Praxis sehr günstige Effekte. Dies gilt für Achillessehnenbeschwerden wie auch bei der plantaren Fasziitis. In den USA ist diese Indikation sogar der Hauptgrund für die Anwendung der AirHeel™-Bandage. Eine randomisierte Studie aus Lund in Schweden mit einem Jahr Follow-up bei 43 Patienten mit plantarer Fasziitis zeigte, dass die Verwendung von **Orthesen** die Erstmaßnahme der ersten Wahl bei der Behandlung der plantaren Fasziitis ist (*Roos* et al. 2006). Eine Metaanalyse des Cochrane Institutes vergibt einen silbernen »Level of evidence« für Orthesen bei plantarer Fasziitis (*Hawke* et al. 2008).

Die **Stoßwellentherapie** (EWST) zeigt interessanterweise auch extrem günstige Effekte bei dieser Insertionstendinopathie und kann in Kombination mit den anderen vorgestellten

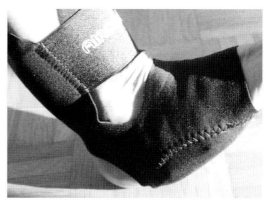

Abb. 73: Aircast AirHeel™-Bandage zur Therapie der plantaren Fasziitis als pneumatische Bandage

Maßnahmen empfohlen werden. Eine placebo-kontrollierte Multicenterstudie aus Kanada randomisierte 114 erwachsene Individuen mit chronischer plantarer Fasziitis, die gegenüber konventioneller konservativer Therapie refraktär war, in zwei Gruppen (*Kudo* et al. 2006):

- Gruppe A: 3800 Schockwellen mit einer Gesamtenergie von 1300 mJ/mm^2 in einer einzelnen Sitzung
- Gruppe B: Placebobehandlung

Es zeigte sich, dass die Behandlungsgruppe A der Placebogruppe hinsichtlich des Schmerzniveaus innerhalb der ersten Minute des Gehens signifikant überlegen war. Der Schmerz auf der visuellen Analogskala wurde in Gruppe A von 6,2 ± 2 auf 3,7 ± 3,1 nach drei Monaten reduziert, in der Placebogruppe von 6,0 ± 2 auf 4,4 ± 2,5.

Diese günstigen Effekte der Stoßwellentherapie konnten in einer weiteren Multicenterstudie unter Mitwirkung u. a. des Yale-New-Haven-Hospitals in Connecticut, USA (*Malay* et al. 2006) an 172 Patienten (115 Stoßwelle, 57 Kontrolle) bestätigt werden. Auch eine randomisiert-kontrollierte Studie aus Taiwan (*Wang* et al. 2006) an 149 Patienten mit 168 schmerzhaften Fersen zeigte über einen Beobachtungszeitraum von 72 Monaten eine Überlegenheit der einmaligen Stoßwellentherapie (1500 Impulse bei 16 kV) gegenüber Placebo. Bei 11 % in der Stoßwellengruppe und bei 55 % in der Placebogruppe kam es zum Wiederauftreten der Beschwerden im Beobachtungszeitraum. Auch Laufsportler profitieren von der extrakorporalen Stoßwellentherapie, wie in einer Studie aus Bari gezeigt wurde (*Moretti* et al. 2006). Eine deutsche Multicenterstudie könnte für die radiale Stoßwellentherapie signifikant den Schmerz bei plantarer Fasziitis reduzieren und die Lebensqualität der Patienten erhöhen (*Gerdesmeyer* et al. 2008).

Das **exzentrische Krafttraining**, barfuß bzw. in Socken an einer Stufe durchgeführt, hilft neben Achillessehnenbeschwerden auch bei der plantaren Fasziitis. Der Zehenspitzenstand, der für 2 Sekunden gehalten werden muss, sowie das Absenken des Fußes unter die Horizontale mit entsprechender Dehnung der plantaren Faszie führt zu einer Flussreduktion in Zonen der pathologisch übersteigerten Durchblutung der Plantarfaszie, der sogenannten Neovaskularisation. Führt man das exzentrische Krafttraining über 12 Wochen täglich mit mindestens 3 mal 15 Wiederholungen pro Bein durch, so normalisiert sich die pathologisch gesteigerte Durchblutung der gereizten plantaren Faszie.

In einer aktuellen, einfach-blinden, randomisierten Studie konnte bei 20 Patienten mit plantarer Fasziitis nachgewiesen werden, dass die **Counterstrain-Dehnung**, wie sie auch beim exzentrischen Krafttraining in dem Moment auftritt, wenn die Ferse zum Boden gedrückt wird, innerhalb der ersten 48 Stunden nach Anwendung gegenüber Placebo den Schmerz deutlich lindern kann (*Wynne* et al. 2006).

Die Anwendung eines **gewebespezifischen Dehnungsprogramms** der Plantarfaszie zeigte in einer Studie an 82 Patienten mit chronischer

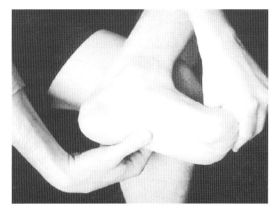

Abb. 74: Gewebespezifisches Dehnprogramm für die plantare Fasziitis (nach *Digiovanni* et al. 2006)

Plantarfasziitis auch im Zweijahres-Follow-up eine nachhaltige Verbesserung der Schmerzsituation (*Digiovanni* et al. 2006). Der große Vorteil dieser Maßnahmen ist, dass sie nach Anleitung kostenlos und selbstständig zu Hause durchgeführt werden können.

Es gibt einige Berichte über den Einsatz von **Botulinumtoxin A** auch zur Behandlung der plantaren Fasziitis (*Placzek* et al. 2006). Für Botulinumtoxin A sind ein analgetischer und ein antiinflammatorischer Effekt beim Tennisellenbogen – einer weiteren Insertionstendinopathie – beschrieben (*Morre* et al. 1997, *Keizer* et al. 2002). In der Studie von *Placzek* erfolgte in einem standardisierten Schema die Injektion subfaszial in das schmerzhafte Areal, d. h.: 4-mal gefächerte Injektion von jeweils 25 Einheiten beziehungsweise 50 Einheiten BoNT A (0,25 ml bzw. 0,5 ml der Standardlösung 100 Einheiten BoNT A/1 ml NaCl) durch einen Hautstich am medialen Fußrand. In beiden Gruppen waren durchschnittlich 5,3 unterschiedliche Therapieformen vorausgegangen. Das Spektrum umfasst die folgenden Anwendungsarten (Anzahl N in Klammern).

Eine vorangegangene Behandlung mit Einlagen und Steroidinjektionen traf für alle 25 Patienten zu:
* Einlagen (N = 25)
* Steroidinjektionen (N = 25)
* ESWT (N = 21)
* Akupunktur (N = 20)
* Physiotherapie (unterschiedliche Arten von Dehnbehandlungen/Stretching, Ultraschall, Iontophorese, Reizstrom, Galvanisation etc.) (N = 19)
* NSAR (systemisch) (N = 19)
* Röntgenreizbestrahlung (N = 4)

Die durchschnittliche Erkrankungsdauer lag bei 13,9 Monaten. Nach Behandlung aller 19 Patienten, denen 200 Einheiten appliziert worden waren, zeigte sich eine signifikante Besserung sowohl für den maximalen als auch für den ständigen Schmerz. Die vorliegende Arbeit weist auf eine Wirksamkeit von Botulinumtoxin A in der Behandlung der Plantarfasziitis nach mehreren vorangegangenen, fehlgeschlagenen Therapieversuchen hin. Mit der vorgestellten Methode kann daher das Spektrum konservativer Maßnahmen zur Therapie der Plantarfasziitis erweitert werden. Der exakte Wirkmechanismus ist bisher nicht geklärt. Anders als etwa bei der **Epicondylopathia humeri radialis**, wo sich ein direkt entlastender Effekt am Epikondylus durch Schwächung der Handgelenksextensoren annehmen lässt, scheint die Botulinumtoxin-A-Wirkung bei der Therapie der chronischen Plantarfasziitis nicht direkt auf dem den Muskel schwächenden Effekt zu beruhen. Weder bei der Evaluierung des Kraftgrades für die Zehen-, Unterschenkel- und Fußmuskulatur (Kraftgrad 0 bis 5 nach *Brunner*) noch anhand des subjektiven Empfindens der Patienten zeigten sich Hinweise für eine Kraftminderung. Die Autoren postulieren daher einen auf der analgetischen bzw. antiinflammatorischen Wirkung beruhenden Effekt.

Mit einem Kostenaufwand von ca. 260 bis 290 Euro (Medikamentenkosten ca. 200 Euro, ärztliche Leistung nach GOÄ) wird die Botulinumtoxin-Injektion den chronischen und konservativ ausbehandelten Fällen vorbehalten bleiben. In Relation zur vielfach angewandten Extrakorporalen Stoßwellentherapie (ESWT) oder Akupunktur stellt sie eine kostengünstige Alternative dar. Der Zeitaufwand für Arzt und Patienten ist im Vergleich zu ESWT, Akupunktur, Physiotherapie und Röntgenreizbestrahlung minimal.
Die Kortisoninfiltration bei plantarer Fasziitis kann jedoch auch zur subkutanen Kalzifikation führen (*Raghavendran* et al. 2008).

Rehabilitation

Die Rehabilitationszeit ist bei der plantaren Fasziitis durch die langsame Teilungszeit der Tenozyten bestimmt. Sie liegt mit 8 Wochen deutlich über der einwöchigen Teilungszeit von Hautzellen. Das erklärt auch die häufige Chronifizierung der Sehnenbeschwerden, da Therapiemaßnahmen oft nur über einen kürzeren Zeitpunkt angewendet werden, bevor diese überhaupt ihre volle Wirkung entfalten können. Daher sind 12 Wochen Therapiedauer ein gültiges Therapieintervall auch bei der plantaren Fasziitis. Dem **exzentrischen Krafttraining** der plantaren Faszie kommt dabei die wesentliche Bedeutung zu. Alle weiteren Therapiemaßnahmen können in Ergänzung durchgeführt werden.

Rückkehr zum Sport

Der Rückkehr zum Sport steht bei entsprechender Schmerzfreiheit nichts entgegen. Man sollte jedoch beachten, dass die plantare Fasziitis beim Sportler ein Überlastungsschaden ist. Sie ist die Folge von Trainingsfehlern und mangelhafter Ausrüstung kombiniert mit einer individuellen Disposition. Daher kommt der **Sekundärprävention** nach überstandener plantaren Fasziitis auch eine enorme Bedeutung zu.

Präventionsmöglichkeiten

Die plantare Fasziitis ist ein typischer Überlastungsschaden des Athleten, der als Konsequenz von Trainingsfehlern, mangelhafter Ausrüstung und einer individuellen Anlage auftritt. Daher ist für den Laufsportler wie auch den Fußballer sowohl die Primärprävention als auch die Sekundärprävention nach einer überstandenen plantaren Fasziitis wichtig. Da erst eine gewisse Schwelle des Kapillarflusses überschritten werden muss, bevor Schmerzen entstehen, erscheinen alle Maßnahmen sinnvoll, die diesen Kapillarfluss senken. Hierfür kann das **exzentrische Krafttraining** klar empfohlen werden.

Der pathologisch gesteigerte Kapillarfluss wird durch das exzentrische Krafttraining auf das Normalniveau reduziert, interessanterweise auch auf der asymptomatischen Seite. Aber auch die kurzzeitige **Kryotherapie über 10 Minuten** kann den Kapillarfluss dramatisch reduzieren, sodass bei prädisponierten Athleten die zehnminütige Kryotherapie der Fußsohle unmittelbar vor der Sportausübung empfohlen werden kann, um schon vorab den Kapillarfluss zu reduzieren.

Sprunggelenksverletzungen

Verletzungen des oberen Sprunggelenks (OSG)

Verletzungsgeschichten

29.05.2006 (www.sport1.de)

Oranje bangt um *van der Vaart*
Hoenderloo – Mittelfeldstar *Rafael van der Vaart* vom Hamburger SV bleibt das Sorgenkind der niederländischen Nationalmannschaft. Der 23-Jährige verletzte sich am Montag erneut am linken Knöchel und musste das Training im WM-Vorbereitungs-Quartier in Hoenderloo vorzeitig abbrechen.
»Es ist diesmal eine andere Stelle am Knöchel. Das zeigt, dass das Fußgelenk noch instabil ist. Wir müssen abwarten, wie schlimm es ist«, sagte Bondscoach *Marco van Basten.*

Eigentlich im Sonderurlaub
Die Verletzung hatte sich der frühere Spielmacher von Ajax Amsterdam zugezogen, als er einen Schuss unglücklich auf seine Problemstelle abbekommen hatte.
Dabei war *van der Vaart* eigentlich von der Trainingseinheit freigestellt worden. Wegen der Geburt seines Sohnes *Damian Rafael* am Sonntag hatte ihm Bondscoach *van Basten* Sonderurlaub genehmigt.

Lange Leidenszeit
Bereits seit Monaten klagt *van der Vaart* über Beschwerden am operierten linken Knöchel. Zum Ende der Hinrunde hatte der Oranje-Star gegen den 1. FC Köln einen Knöchelbruch erlitten.

Nach seinem Comeback im Februar musste *van der Vaart* aber bereits im April wieder unter das Messer. Eine Schraube, die den Knöchel stabilisieren sollte, hatte eine Entzündung verursacht. Damit verpasste er auch den Bundesliga-Endspurt mit dem HSV.

12.07.06 (www.sport1.de)

Langlauf-Gesamtweltcup-Sieger *Tobias Angerer* (Vachendorf) hat sich im Trainingslager einen Bänderriss im rechten Sprunggelenk zugezogen. Der 29-Jährige knickte beim Joggen um, hatte aber Glück im Unglück.
»Dadurch, dass nur ein Außenband betroffen ist, kann Tobi aber relativ gut weitertrainieren. Nur beim Joggen muss er in nächster Zeit kürzertreten«, sagte Bundestrainer *Jochen Behle.* Dagegen muss *Axel Teichmann* (Bad Lobenstein) bei seiner Saisonvorbereitung auf ungewöhnliche Maßnahmen zurückgreifen. Wegen seiner schweren Sprunggelenksverletzung schiebt er derzeit schweißtreibende Sonderschichten in einem Spezial-Rollstuhl.
Das Trainingsgerät bekam *Teichmann* vom jugendlichen Behindertensportler *Elias Weber* aus Ravensburg zur Verfügung gestellt. *Teichmann,* Weltcup-Gesamtsieger von 2005, hatte sich Anfang Juni beim Fußballspiel einen mehrfachen Bänderriss sowie einen Riss der Sprunggelenkskapsel im linken Sprunggelenk zugezogen und war in München operiert worden.
Werner Nauber, seit kurzer Zeit Trainer der Behinderten-Nationalmannschaft und bis

2002 in Diensten des Deutschen Skiverbandes, hatte den Kontakt hergestellt. »*Axel* ist mit seinem Rollstuhl fleißig am Arbeiten«, lobte *Behle* den Trainingseinsatz seines Musterschülers und zeigte sich für den weiteren Saisonverlauf optimistisch: »Wenn alles normal verläuft, sollte *Axel* ab Anfang August wieder auf normalen Rollerski unterwegs sein.«

Anatomie der Sprunggelenksregion

85 % aller Sprunggelenksverletzungen betreffen das vordere Außenband am Außenknöchel, das **Ligamentum fibulotalare anterius (FTA)**, entweder in 65 % isoliert oder in 20 % kombiniert mit dem **Ligamentum fibulocalcaneare (FC)**, welches nie isoliert reißt. 5 % Rupturen des hinten gelegenen **Ligamentum fibulotalare posterius** und 5 % **Syndesmosenverletzungen** zwischen dem Schien- und Wadenbein komplettieren das Bild nach Supinationstraumata.

Durch die intrakapsuläre Lage und dadurch ausgezeichnete Gefäßversorgung des **Ligamentum fibulotalare anterius (FTA)** heilt es ähnlich gut wie das Innenband des Knies. Das Ligamentum fibulotalare anterius zieht in Rechtwinkelstellung des oberen Sprunggelenks als Kapselverstärkung annähernd horizontal nach vorn zum Sprungbeinhals (**Talushals**).
An der Hinterseite des Außenknöchels zieht das **Ligamentum fibulotalare posterius (FTP)** innerhalb des Gelenks quer zum posterolateralen Tuberkel des Sprungbeins. Zwischen beiden Bändern zieht **extraartikulär** ein Band von der Außenknöchelspitze zum Fersenbein (**Calcaneus**).
Unterstützt werden diese drei Außenbänder am oberen Sprunggelenk von dem sehr kräftigen

Bandapparat am Innenknöchel. Dieses Band, das Ligamentum deltoideum am Innenknöchel, besteht aus fünf Anteilen und verbindet in zwei Schichten den Innenknöchel mit dem Fersen-, Sprung- und Kahnbein.

Die einzelnen Bänder haben folgende Funktion:

*   das **Ligamentum fibulotalare anterius** verhindert die vordere Talusschublade
*   das **Ligamentum fibulocalcaneare** verhindert die Inversion und die Adduktion des Fersenbeins
*   das **Ligamentum fibulotalare posterius** verhindert die hintere Schublade und verläuft intraartikulär
*   das **Ligamentum deltoideum** wirkt als stärkstes Knöchelband und verhindert die Abduktion und Eversion des oberen Sprunggelenks. Zusätzlich werden die Eversion und Pronation sowie die vordere Schublade des **Talus** verhindert.

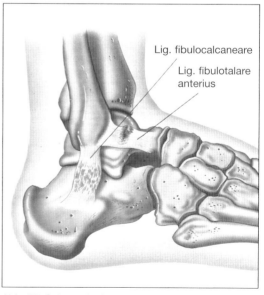

Abb. 75: Schematischer Verlauf des Ligamentum fibulotalare anterius (FTA) und des Ligamentum fibulocalcaneare (FC), der am häufigsten verletzten Bänder des Menschen

Verletzungsumstände

Supinationstraumen entstehen in unterschiedlichen, typischen Verletzungssituationen. Beim Volleyballspiel kommt es nach einer Blockaktion häufig zu einer Landung auf dem Fuß des Gegners oder auch des Mitspielers mit entsprechender Supination des oberen Sprunggelenks (OSG). Dieses Szenario trifft auch häufig für den Basketball zu. Ohne Zweifel führt die OSG-Distorsion beim Basketball die Verletzungsstatistik an. Als wesentlicher und gegenwärtig einzig valider Risikofaktor zeigt sich eine stattgehabte OSG-Distorsion als prädiktiv für das Auftreten einer erneuten Verletzung. Während die peroneale Muskelreaktionszeit innerhalb von 3 Wochen und die Eversionsstärke innerhalb von 6 Wochen nach OSG-Verletzung wieder voll hergestellt sind, können sensomotorische Störungen des Balanceempfindens über 12 Wochen bestehen bleiben. Für Athleten nach stattgehabter OSG-Distorsion wird zur Sekundärprävention – in Anlehnung an die Metaanalyse der Cochrane Library – ein sportartspezifisches Balancetraining auf Therapiekreiseln und Balanceboards durchgeführt.

Im Fußball entstehen Supinationstraumen des oberen Sprunggelenks beispielsweise im Zweikampf, wenn der Gegner den Fuß von innen trifft und es dann zur Supination kommt. Weiterhin tritt diese Verletzung nach der Landung nach einem Kopfball auf oder auch komplett ohne Gegnereinwirkung beim Tritt in ein Loch auf dem Fußballplatz oder auf die Rasenkante mit entsprechendem Umknicken. Die Videoanalyse von Verletzungssituationen im Fußball zeigte für die OSG-Distorsion bei 313 Spielen 46 OSG-Distorsionen (4,5/1000 h Spielzeit), wobei 38 % beim gefoulten Spieler und 15 % beim foulenden Spieler auftraten, was ebenso wie der hohe Ellenbogen zur Forderung nach Regeländerungen mit härterer Ahndung dieser Foulsituationen führte.

Eine französische Studie aus dem Jahr 1997 unterzog 15 professionelle **Basketballnationalspieler** mit jeweils mehr als 10 OSG-Umknickverletzungen und 50 knöchelgesunde Kontrollpersonen einer dezidierten Untersuchung der Statik. Es stellte sich heraus, dass jene Basketballspieler mit den meisten **Sprunggelenksverletzungen** die schlechteste Körperhaltung im Zehenspitzenstand zeigten, was die statische und dynamische Balance betraf (*Perrin* et al. 1997).

Drei Jahre später konnte eine Arbeitsgruppe um *McGuine* aus Madison, Wisconsin an 210 Basketballspielern (119 männlich, 16,1 ± 1 Jahre; 91 weiblich, 16,3 ± 1,3 Jahre) eine ähnliche Studie an einer größeren Probandengruppe durchführen (*McGuine* et al. 2000). Keiner der teilnehmenden Sportler hatte in den 12 Monaten zuvor eine Sprunggelenksverletzung erlitten. Die Balancefähigkeit wurde anhand von Auslenkversuchen mit geschlossenen und offenen Augen im **Einbeinstand** erfasst. Eine logistische Regressionsanalyse wurde kalkuliert, um Geschlecht, dominantes Bein und die Balancescores mit einer Sprunggelenksverletzung in Beziehung zu bringen. Der Fischer-Exakt-Test wurde genutzt, um zu erfassen, ob eine schlechte, durchschnittliche oder gute Balance einen Einfluss auf das Risiko einer Sprunggelenksverletzung im Basketball hatte.

> Probanden, die eine Sprunggelenksverletzung erlitten, hatte eine schlechtere Balance ($p = 0,001$). Diejenigen mit der schlechtesten Einbeinstandbalance hatte ein **siebenfach höheres Risiko** für eine Umknickverletzung des oberen Sprunggelenks als jene mit einer guten Balance.

Auf der anderen Seite können propriozeptive Schwächen sehr wohl auch ein zukünftiges Verletzungsrisiko anzeigen. Eine amerikanische

Studie aus Omaha, Nebraska konnte 1997 nachweisen, dass propriozeptive Schwächen des oberen Sprunggelenks zukünftige OSG-Verletzungen im Basketball vorhersagen lassen (*Payne* et al. 1997). Flexibilität oder Sprunggelenkskraft waren dagegen keine Faktoren, die das zukünftige OSG-Verletzungsrisiko vorhersagen ließen.

Verletzungssportarten

Umknickverletzungen des oberen Sprunggelenks sind die häufigsten Sportverletzungen überhaupt. Hauptrisikosportarten für die so häufige **Supination**, das Umknicken über den Fußaußenrand, sind Fußball, Volleyball, Basketball und Handball. Aber auch beim Gerätturnen und Ballett sind **Supinationsverletzungen des oberen Sprunggelenks** die häufigste Verletzungsform.

Klinik der Verletzung

Typischerweise kommt es nach einem Supinationstrauma zu einer raschen Schwellung lateral und oberhalb sowie im Bereich des oberen Sprunggelenks. Der Sportler hat Schwierigkeiten aufzutreten. Die Blutung in das obere Sprunggelenk hält über 1 bis 2 Tage an, wenn nicht die Sofortmaßnahmen der PECH-Behandlung mit umgehender Kompression, Kühlung und Hochlagerung stattfinden. Der Schwerkraft folgend läuft das Hämatom in den Folgetagen häufig in die laterale Mittelfußreihe und je nach Belastung auch in die Zehenregion aus, wenn der Fuß wenig bis gar nicht entsprechend der PECH-Behandlung hochgelagert wurde.

Der Schmerz ist über der verletzten Bandregion häufig direkt am Außenknöchel lokalisiert sowie nach ventral horizontal zum Talus ziehend, direkt im Bandverlauf des Ligamentum talofibulare anterius, das in 2/3 der Umknicktraumen verletzt ist.

Eine vollständige Unmöglichkeit des Auftretens, evtl. begleitet durch eine hohe Rasanz beim Trauma – also beispielsweise bei einem Sturz aus 2 Meter Höhe, hohe Rasanz des Gegenspielers beim Abgrätschen im Fußball etc. – lassen eine Fraktur in der Sprunggelenks- bzw.

Sportart	Erstautor	Sportniveau	OSG-Verletzung
Ballett	Garrick	Unterschiedlich	17 %
Basketball	Henry	Professionell	18 %
Bergsteigen	Tomczak	n.a.	40 %
Eishockey	Park	Junioren	4 %
Eislaufen	Smith	Junioren	29 %
Fußball	Nielsen	Unterschiedlich	36 %
Laufen	Bishop	Professionell	36 %
Orientierungslauf	Johansson	Elite	26 %
Squash	Soderstrom	n.a.	20 %
Volleyball	Solgard	Unterschiedlich	41 %

Tab. 33: Inzidenz von Sprunggelenksverletzungen in Hochrisikosportarten (nach *Clanton & Wood* 2003

in der Fußregion vermuten. Dies muss durch radiologische Diagnostik ausgeschlossen werden.

Aus nach Sportverletzung?

Unmittelbar nach der Umknickverletzung sollte der Sport eingestellt, das Spiel unterbrochen und der verletzte Spieler ausgewechselt werden, um die wichtigen Sofortmaßnahmen der PECH-Behandlung durchzuführen. Ein Weiterspielen bzw. eine weitere Sportausübung führt zu weiterer Blutung in das Sprunggelenk hinein mit protrahiertem und kompliziertem Heilungsverlauf. Auch ist durch die Bandverletzung die Gelenkwahrnehmung nachhaltig gestört, was durch das Hämatom im Sprunggelenk noch verschlimmert wird. Als Folge erhöht sich die Gefahr einer erneuten und schwereren Verletzung dramatisch. Ein Athlet mit einer frischen Außenbandverletzung ist in der Regel unmittelbar nach der Verletzung nicht in der Lage, seinen Sport auf dem Niveau vor der Verletzung weiter auszuüben.

Klaus Eder empfiehlt, unmittelbar auf dem Fußballplatz die Anwendung eines Kühlsprays, vorzugsweise Chlorethyl, als erste Kühlung vorzunehmen (*Eder & Hoffmann* 2006). Bei der Anwendung von Kühlspray sei jedoch sehr vorsichtig vorzugehen, damit keine Verbrennungen der Haut auftreten. Nur kurze Sprühstöße von 30 bis 60 Sekunden Dauer sollten laut *Eder* durchgeführt werden. Alternativ könne der verletzte Knöchel auch mit einem nassen Schwamm aus der Kühlbox gekühlt werden.

Bei sofortiger PECH-Behandlung und der ärztlichen Vorstellung zur Erfassung des OSG-Schadens ist die Prognose bei Bandverletzungen am oberen Sprunggelenk häufig günstig. Jedoch ist das erneute Verletzungsrisiko nach einer erstmaligen Außenbandläsion in der Zukunft um den Faktor 7 erhöht, sodass als Se-

kundärprävention entsprechende vorbeugende Maßnahmen wie ein lebenslanges Balancetraining (Protective balancing®), ggf. durch eine Orthesenversorgung ergänzt, notwendig sind.

Arztvorstellung?

Unbedingt empfehle ich die ärztliche Vorstellung nach **jeder** Umknickverletzung des oberen Sprunggelenks. Der Athlet selbst kann genauso wenig wie der ggf. betreuende Physiotherapeut am Feld zu 100 % ausschließen, dass nicht doch eine knöcherne Verletzung am oberen Sprunggelenk vorliegt. Daher ist die ambulante Abklärung mit Durchführung der klinischen Instabilitätsprüfung durch den erfahrenen Arzt notwendig. Weiterhin ist eine Röntgenuntersuchung, ergänzt durch eine Sonographie des oberen Sprunggelenks (im Idealfall als Stresssonographie), unbedingt jedem zu empfehlen.

Aufgrund der Schwellung des oberen Sprunggelenks ist die unmittelbare Prüfung der Bandfunktion am Unfalltag selbst häufig nicht vollständig möglich. Deshalb sollte nach 3- bis 7-tägiger strenger PECH-Behandlung die erneute Untersuchung der Bandfunktion im Idealfall durch denselben Untersucher erfolgen. Dies stellt den Goldstandard der Diagnostik von Bandverletzungen des oberen Sprunggelenks dar.

Diagnostik

Die klinische Untersuchung des verletzten Sprunggelenks ist von entscheidender Bedeutung für die Diagnose einer frischen Außenbandverletzung. Klinische Zeichen sind Druckschmerzhaftigkeit am knöchernen Ansatz des Außenbandapparates am Außenknöchel, oft eher vorn bei der häufigen Beteiligung des Ligamentum fibulotalare anterius (FTA). Weiterhin beklagen die Patienten häufig eine Druck-

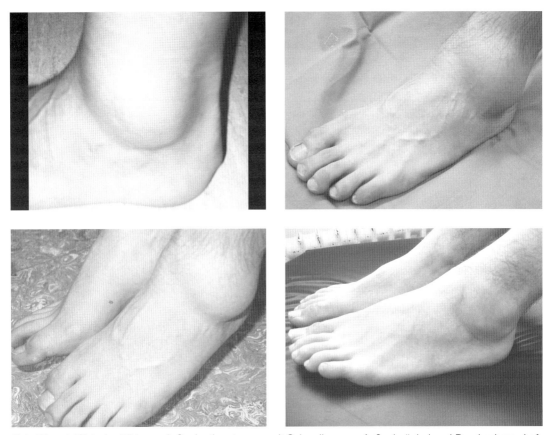

Abb. 76 a–d: Klinische Bilder nach Supinationstrauma mit Schwellung am Außenknöchel und Druckschmerzhaftigkeit am Außenknöchel

schmerzhaftigkeit im Verlauf des vorderen Außenbands (FTA) und vor allem auch am Sprungbein außen. Schwellung am Außenknöchel sowie unterhalb desselben zeigt häufig auch die Außenbandverletzung an. Mit den Tagen verläuft sich das Hämatom an den lateralen Fußaußenrand.

Eine sofortige Schwellung – isoliert am lateralen Fußrand in Höhe der fünften Mittelfußbasis – nach Supinationstrauma sollte den Verdacht auf eine **Mittelfußfraktur** an der Basis des fünften Strahls lenken.

Eine seitengetrennte Aufklappbarkeit von mehr als 10 Grad wird als Zeichen einer Außenbandverletzung angesehen, wobei in dieser Frage

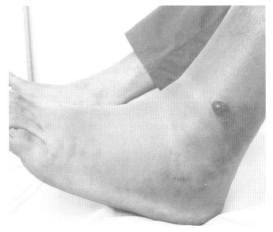

Abb. 77: Verspätete Vorstellung nach ausgedehntem Umknicktrauma mit Spannungsblasen

kein allgemeiner Konsens besteht. Die klinische Instabilitätsprüfung sowohl der seitlichen Aufklappbarkeit als auch insbesondere des Talusvorschubs kann häufig unmittelbar nach der Verletzung durch Schmerz und Schwellung bedingt fehlerhaft ausfallen.

Der derzeitige Goldstandard bei Umknickverletzungen des oberen Sprunggelenks ist die initiale klinische und radiologische Beurteilung der Bandfunktion und die Nachuntersuchung nach 3 bis 7 Tagen strenger PECH-Behandlung möglichst durch denselben Untersucher.

Die Anfertigung von Röntgenstressaufnahmen ist eher von akademischem, denn von klinischem Wert. Die konventionelle Röntgenaufnahme des oberen Sprunggelenks in 2 Ebenen, ggf. ergänzt durch den Fuß in 3 Ebenen, ist Standard in Ergänzung zur klinischen Untersuchung zum Ausschluss einer knöchernen Verletzung.

Die vordere Schublade als **Talusvorschub** > 4 mm ist ein diagnostischer Test für eine Durchtrennung des Ligamentum fibulotalare anterius.

Die Kernspintomographie kann feinste Knorpeldefekte nach einer Umknickverletzung aufspüren helfen. Die Bandverbindungen am oberen Sprunggelenk und das Ausmaß der ligamentären Verletzung sind durch das MRT zu beurteilen. Auch für die Syndesmosenruptur ließ sich für das MRT eine hohe Sensitivität nachweisen (*Oae* 2003).

Ein häufiges Begleitzeichen von Außenbandläsionen sind Verletzungen im Sinus tarsi, die im MRT als Ödem oder Bandverletzung imponieren (*Breitenseher* et al. 1997).

Ähnlich den Muskelsehnen zeigen intakte Bänder ein niedriges Signal in allen Frequenzen. Zur Beurteilung eines Bands müssen folgende Punkte beurteilt werden (*Vahlensieck & Glaser* 2006):
- Signalverhalten
- Dicke
- Kontur
- Kontinuität

Dazu sollten T2-gewichtete Sequenzen angefertigt werden. Bei Distorsionen oder Teilrupturen kommt es zum Auftreten eines intraligamentären Ödems oder einer intraligamentären Einblutung und damit zu einem Signalanstieg in T2-gewichteten Sequenzen. Bei einer kompletten Ruptur ist keine durchgängige Bandstruktur mehr nachweisbar. Verdickungen bzw. eine wellige Kontur des Bands können eine ältere, zurückliegende Verletzung anzeigen.

Derzeit werden unterschiedliche Apparaturen zur Abbildung dieser Verletzung überprüft. Auch die Stresssonographie, die Untersuchung des in einer Vorrichtung fixierten Sprunggelenks zur isolierten Überprüfung des Talusvorschubs mit gleichzeitiger Anlotung und Darstellung des Außenbandapparates, wird in der Klinik angewendet (siehe Abb. 78 a/b).

Syndesmosenverletzung

Eine Schwellung, die eher oberhalb der Knöchelgabel und vorn am Schienbein zur Darstellung kommt, ist häufiger für eine Syndesmosenverletzung typisch, die in 5 % der OSG-Verletzungen vorkommt. Bei dieser Syndesmosenverletzung ist häufig auch die Kompression der Knöchelgabel schmerzhaft. Die Durchleuchtung im Seitenvergleich mit Kompressions- und Bewegungsstress kann diese Diagnose stellen helfen. Die Therapie bei Syndesmosenverletzungen erfolgt häufig operativ durch eine Stellschraube für 6 Wochen mit Unterschenkelruhigstellung.

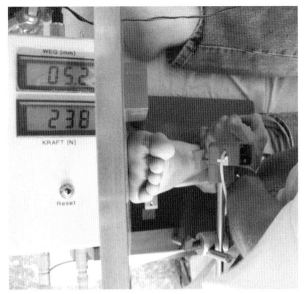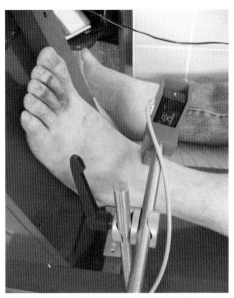

Abb. 78 a/b: Quantitative Erfassung des Talusvorschubs, standardisiert bei rund 238 Newton (untere Skala) mit Messung des Wegs des Talusvorschubs (5,2 mm, obere Skala) bei Riss des Ligamentum fibulotalare anterius vier Tage nach dem akuten Trauma mit entsprechender Hämatomverfärbung

Osteochondrosis dissecans

In 6 % der OSG-Verletzungen kommt es zu einer Osteochondrosis dissecans (OD) des Talus, eine häufige Ursache für persistierende OSG-Schmerzen.

Definitionsgemäß ist die Osteochondrosis dissecans eine Erkrankung des jüngeren Patienten (20 bis 40 Jahre). Die Erkrankung kann bilateral auftreten. Der Talus ist häufig von spontanen oder posttraumatischen Osteonekrosen betroffen. Die spontane Osteonekrose (Osteochondrosis dissecans, OD) ist meist medial lokalisiert, während posttraumatische Nekrosen häufiger nach lateralen Abscherfrakturen beobachtet werden. Aufgrund des fehlenden Ödems lassen sich im MRT alte abgesprengte Fragmente oder akzessorische Knochen von frischen Frakturen und einer OD unterscheiden. Nach Frakturen oder Luxationen des Talus mit Verletzung der ernährenden Gefäße kann es zu partieller oder totaler Nekrose des Talus kommen. Im MRT sollten zur Beurteilung der talaren Gelenkflächen sagittale und koronare Schichtführungen gewählt werden, wobei zur Beurteilung der Knorpelintegrität vor allem fettunterdrückte Sequenzen im MRT günstig erscheinen.

Bei einem Supinationstrauma schlägt der mediale Talus unter die Tibia bei nicht-gewichtbelastbaren schmerzgeplagten Patienten. Eine konventionelle Röntgenaufnahme und schließlich die Kernspintomographie beweisen die **Osteochondrosis dissecans als freier Gelenkkörper**. Eine antero-lateral gelegene Osteochondrosis dissecans ist arthroskopisch gut erreichbar und daher eher einfach zu behandeln, während eine postero-medial gelegene Osteochondrosis dissecans den Therapeuten vor nicht unerhebliche Probleme stellt. Der herausgesprengte **Knorpelflake** wird nach möglichst arthroskopischer Anfrischung in sein Bett passge-

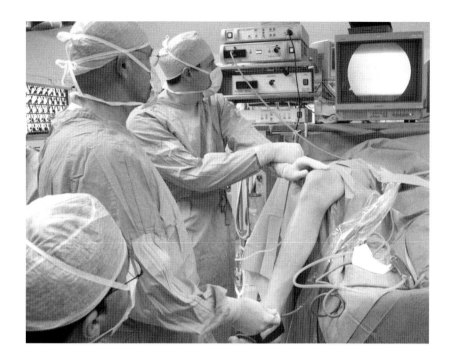

Abb. 79:
Sprunggelenks-
arthroskopie durch
Professor Marcacci
in Bologna

nau eingefügt, mit Fibrinkleber am Rand versiegelt und auf diese Weise in seiner Position fixiert.

Therapie: konservativ oder operativ?

Therapie der frischen Außenbandverletzung

> Es gibt **keine Unterschiede** des Ergebnisses bezüglich der operativen oder rein-funktionellen Behandlung von akuten Außenbandrupturen.

Die wichtigste Maßnahme ist die **Limitierung des Hämatoms durch Kompression**. Es sollten keine Gehhilfen verordnet werden, da durch diese die frühfunktionelle Heilung eher verzögert wird. Kann ein Patient schmerzbedingt nicht auftreten, so sollte eine Fraktur durch Röntgenbilder sicher ausgeschlossen werden.

> Die beste Zeit zur Beurteilung der Bandfunktion ist 4 bis 7 Tage nach dem Trauma, wenn das Gelenk nach der **PECH-Behandlung** abgeschwollen, die Schmerzpunkte präziser lokalisierbar und der Stabilitätstest sicherer durchzuführen ist.

Die PECH-Behandlung beinhaltet:
* **P**ause
* **E**is als Kälteanwendung über 3 x 10 Minuten intermittierend über die ersten 3 bis 5 Tage
* **C**ompression als wichtigster, die Blutung unmittelbar limitierender Effekt
* **H**ochlagerung zur Abschwellung über Herzhöhe

Sprunggelenksorthesen
Es liegen nur wenige randomisierte kontrollierte Studien vor zum Vergleich von Taping und Sprunggelenksorthesen bei Sprunggelenksdis-

torsion, die insbesondere im Volleyball und Basketball eine wesentliche Rolle spielen. Insbesondere im Hinblick auf eine stattgehabte Sprunggelenksverletzung ist die Sprunggelenksorthese (am Beispiel der einzig wissenschaftlich untersuchten Aircast-Schiene) mit 1 % OSG-Verletzungen dem Taping (5 %) und der Kontrollgruppe (25 %) überlegen. Eine Kosten-Nutzen-Metaanalyse von *Olmsted* im Jahr 2006 zeigte die Sprunggelenksorthese gegenüber Taping dreifach kosteneffektiver bei der Vermeidung von OSG-Verletzungen über eine Saison.

Bei Sprunggelenksverletzungen werden zur frühfunktionellen Therapie Sprunggelenksorthesen häufig mit gutem klinischen Erfolg eingesetzt. Diese Orthesen blockieren die verletzungsauslösende Supination und Pronation, erlauben jedoch die Sprunggelenksbeugung und -streckung, sodass ein Schutz gegenüber dem Umknicken vorhanden ist. Sie werden im

Sport- und im Alltagsschuh tagsüber wie nachts zunächst über sechs Wochen getragen. Im Anschluss daran wird der Verletzte häufig die Orthese noch zum Schutz vor einer erneuten Sprunggelenksverletzung im Sport tragen.

Eine randomisierte Studie zeigte sich bei Grad I und II OSG-Distorsionen die Kombination der Aircast AirStirrup plus elastischer Bandage gegenüber der Schiene, der Bandage oder einem Gips allein überlegen (*Beynnon* et al. 2006).

Tapeverbände

Die Verwendung von Tapetechniken zur Stabilisierung des OSG zeigte eine 35 bis 50 %ige Reduktion des Bewegungsumfanges des OSG unmittelbar nach Aufbringen des Tapeverbands, jedoch verlor der Verband innerhalb von 10 Minuten sportlicher Aktivität rund 40 % der Stabilisierungsfunktion.

Innerhalb der ersten 10 Minuten nach Applikation verliert ein Tapeverband bei der Sportausübung rund 40 % Stabilität. 100 Schrittsprünge führen zu einem Stabilitätsverlust von 33 %, 200 Schrittsprünge schon zu einem 60%-Verlust, nach *Bruce Beynnon*.

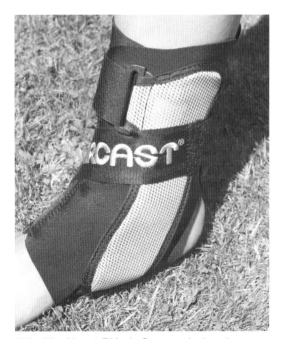

Abb. 80: Aircast F60 als Sprunggelenksorthese zur Primär- und Sekundärprävention von Umknickverletzungen am oberen Sprunggelenk

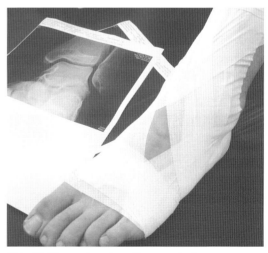

Abb. 81: Tapeverband am Sprunggelenk

Über eine Saison sind Tapeverbände im Vergleich zu OSG-Orthesen dreifach kostenintensiver in der Vermeidung einer erneuten OSG-Distorsion (Sekundärprävention).

Dennoch konnte die präventiv wirksame Anwendung von Tapeverbänden am OSG zur Verhinderung von Supinationsverletzungen bei unterschiedlichen Ballsport- und Kontaktsportarten überzeugend nachgewiesen werden. Gerade der Fußballer wird nicht mit einer Sprunggelenksorthese auf das Spielfeld laufen, kann er doch damit die Ballkontrolle nicht aufrechterhalten, während der Volleyball- oder auch der Basketballspieler sehr wohl auch mit Orthese am Spielbetrieb teilnehmen kann.

Operation bei chronischer Sprunggelenksinstabilität

Bei chronischen Supinationstraumata und OSG-Instabilität kann die anatomische Reparatur mit Kürzung der Ligg. fibulotalare anterius/fibulocalcaneare mit ursprungsnaher Inzision, Kürzung und Ligamentdoppelung mit Knochentunnel (modifizierte Broström-Operation) als Standard angesehen werden.

Ursächlich für die chronische OSG-Instabilität wird aktuell eine Kombination von reduzierter Propriozeption und muskulärer Eversionsschwäche des Fußes angesehen. In der Nachbehandlung sollte das Propriozeptionstraining nach den vorliegenden klinischen Studien über mindestens 10 Wochen mit dem Balance-Board durchgeführt werden.

Sprunggelenksarthrose und Sprunggelenksprothesen

Nicht nur der ältere, häufig übergewichtige Patient mit einer fortgeschrittenen **Sprunggelenksarthrose**, sondern auch immer mehr jüngere Menschen nach stattgehabten schweren Sprunggelenksverletzungen mit nicht in optimaler Position ausgeheilten Knochenbrüchen beklagen einen Ruhe- und Anlaufschmerz an ihrem oberen Sprunggelenk. Röntgenbild und Computertomographie weisen dann **Gelenkspaltverschmälerung**, **subchondrale Zysten** und **Sklerosierung** sowie **Randanbauten** als typische radiologische Zeichen des Gelenkverschleißes nach. Die prothetische Versorgung des oberen Sprunggelenks kann eine Alternative zur **Sprunggelenksversteifungsoperation (Arthrodese)** darstellen, von der geeignete Patienten durchaus profitieren können. Der gegenwärtige Trend der Prothetik am oberen Sprunggelenk geht hin zur zementfrei implantierten Prothese mit geringer Knochenresektion. OSG-Prothesen mit einem eingebauten Gleitkern ermöglichen eine deutlich freiere Beweglichkeit. Vorteilhaft erscheint die frühere postoperative Belastbarkeit, da die Patienten schon am zweiten postoperativen Tag bis zur Schmerzgrenze teilbelasten dürfen. Die Nachbehandlung erfolgt im Vacoped-Stiefel mit 10 Grad Plantarflexion mit blockierter Fußextension.

Eine Studie aus Basel (*Hintermann* et al. 2006) untersuchte 278 in den Jahren 2000 bis 2004 implantierte **Sprunggelenksprothesen** vom Typ HINTEGRA®, die bei 133 Männern und 128 Frauen implantiert wurden (58,4 Jahre, 25-90 Jahre). Im Mittel 36 Monate nach der Operation (12-64 Monate) wurden die Patienten nachuntersucht. Zugrunde lag in drei Viertel der Fälle eine **posttraumatische Arthrose**, bei 12,5 % eine **rheumatoide Arthritis** und bei 11,5 % **eine primäre Sprunggelenksarthrose**. 4 perioperative Komplikationen und 19 frühe postoperative Komplikationen wurden berichtet. Der **AOFAS Rückfuß-Score** erhöhte sich von 40 (15-61) auf im Mittel 85 (44-100) Punkte nach der Sprunggelenksprothesenimplantation.

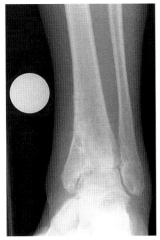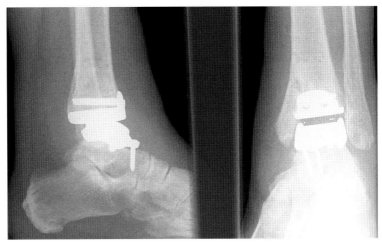

Abb. 82 a/b: Präoperative (links) und postoperative (rechts) Sprunggelenksbilder bei posttraumatischer OSG-Arthrose mit Implantation einer OSG-Prothese an der Medizinischen Hochschule Hannover

Sport nach Sprunggelenksprothesenimplantation

Eine Studie derselben Arbeitsgruppe (*Valderrabano* et al. 2006) untersuchte die Sporthäufigkeit und Sportdisziplin von Patienten vor und nach einer Sprunggelenksprothesenimplantation.

Auffällig war, dass nach Sprunggelenksprothesenimplantation die Sportaktivität deutlich anstieg.

Am häufigsten wurden Wandern (53 %) und Fahrradfahren (46 %) angegeben, Schwimmen (34 %) und Aerobic (12 %) folgten. Aber auch Ski alpin wurde von 8 % der Patienten ausgeübt, die berichteten, dass der alpine Skischuh ihnen zusätzliche Stabilität biete. Golf (6 %), Reiten (2 %) und Tennis (1 %) waren wie Jogging (1 %) eher selten nach einer Sprunggelenksprothesenversorgung.

Die sportlich aktiven Sprunggelenksprothesenträger waren auch diejenigen mit den besseren Ergebnissen im AOFAS Rückfuß-Score.

Rehabilitation

Die frische Außenbandverletzung ist eine Domäne der konservativen frühfunktionellen Therapie. Insofern liegt das Schwergewicht zur Wiederherstellung einer möglichst guten und schnellen Gelenkfunktion auf der Rehabilitation. Zwei wesentliche Punkte der Rehabilitation nach OSG-Verletzungen sind:

* Balancetraining als propriozeptives Training
* Peronealmuskulaturtraining als Eversionstraining

Für beide Faktoren wurde gezeigt, dass ein intensives Training das erneute Verletzungsrisiko nach Außenbandverletzungen reduzieren kann. Dies ist von größter Bedeutung, da für den verletzten Athleten Schwächen der Balance des Sprunggelenks nachgewiesen werden konnten.

Probanden, die eine Sprunggelenksverletzung erlitten, hatten eine schlechtere Balance (p = 0,001). Diejenigen mit der schlechtesten Einbeinstand-Balance hatten ein **siebenfach höheres Risiko** für eine Umknickverletzung des oberen Sprunggelenks als diejenigen mit einer guten Balance.

> Das Eversionstraining am oberen Sprunggelenk, also das Anspannen der Peronealmuskulatur mit Hochziehen des lateralen Fußrands, sollte isometrisch (5 Sekunden Halten der Position) täglich mit mindestens 6 mal 15 Wiederholungen über mindestens 12 Wochen erfolgen. Auch das zusätzliche exzentrische Krafttraining der Peronealmuskulatur z. B. an einer Treppenstufe in Analogie zum Achillessehnentraining (*www.eccentrictraining.com*) ist eine sinnvolle zusätzlich einzusetzende Rehabilitationskomponente.

Eine auch nach durchgeführter Rehabilitation persistente limitierte Dorsalflexion mit Schmerzen sollte an ein **Impingement** als Einklemmung denken lassen, da eine Falte des vernarbten **Ligamentum fibulotalare anterius** oder eine **synoviale Hyperplasie** zu einem entsprechenden räumlichen Engpass führen kann.

Rückkehr zum Sport

Die Rückkehr zum Sport erfolgt graduell: Wenn die Physiotherapie und der Alltag ohne Symptome und ohne Schwellneigung des oberen Sprunggelenks absolviert werden können, kann mit dem sportartspezifischen Training begonnen werden, immer jedoch unter dem Aspekt der Vermeidung der erneuten Außenbandverletzung, dessen Risiko siebenfach erhöht ist. Innerhalb der **ersten 6 Monate** nach einer OSG-Distorsion ist das Risiko für eine erneute Verletzung am höchsten, nach zwei Jahren hat

es sich dem Risiko bislang unverletzter Personen angeglichen.

Häufig dauert die Rehabilitation zwischen 4 und 12 Wochen mit besonderem Schwergewicht auf der Fortführung der Balanceübungen sowie des Peronealmuskeltrainings. Die Steigerung des Belastungsumfangs im sportartspezifischen Training erfolgt ebenfalls abgestuft bis zur Vollbelastung. Bei Erreichen der identischen muskulären Verhältnisse wie vor der Verletzung, wenn keine Schwellneigung des oberen Sprunggelenks nach Belastung mehr besteht und auch keine Schmerzen mehr vorhanden sind, kann der Spieler für den Spielbetrieb bzw. der Athlet für den Wettkampf freigegeben werden.

Präventionsmöglichkeiten

Die meisten vorliegenden Studien zur Propriozeption sind für das obere Sprunggelenk und für das Kniegelenk publiziert worden. Wesentlicher und gegenwärtig einzig valider, prädikativer Risikofaktor für das Auftreten einer erneuten Verletzung ist eine stattgehabte OSG-Distorsion.

> Das Risiko einer erneuten OSG-Verletzung nach einer Umknickverletzung des OSG ist siebenfach erhöht. Innerhalb der **ersten 6 Monate** nach einer OSG-Distorsion ist das Risiko für eine erneute Verletzung am höchsten, bis sich das Risiko nach zwei Jahren dem Risiko bislang unverletzter Personen angleicht. Dies gilt sowohl für sportlich aktive Personen wie auch für körperlich nicht aktive Personen.

Während die peroneale Muskelreaktionszeit innerhalb von 3 Wochen und die Eversionsstärke innerhalb von 6 Wochen nach OSG-Verletzung wieder voll hergestellt sind, können sensomotorische Störungen des Balanceempfindens über 12 Wochen bestehen bleiben. In Anlehnung an die Metaanalyse der Cochrane Library wird für Athleten nach OSG-Distorsion zur Sekundärprävention ein sportartspezifisches Balancetraining auf Therapiekreiseln und Balance-Boards empfohlen.

Eine mangelhafte Balance ist ursächlich für die Umknickverletzung des oberen Sprunggelenks identifiziert worden. Daher erfordert jede Umknickverletzung die intensive Balanceschulung, um die erneute Umknickverletzung zu verhindern.

Rosenbaum aus Münster führte eine bislang unveröffentlichte Studie durch mit insgesamt 337 Basketballspielern von 12 Damen- und 23 Herrenteams, die entweder ein **Propriozeptionstraining** durchführten oder **Orthesen (Aircast AirGo®)** über eine Saison trugen. 54 % der gemeldeten Verletzungen betrafen das Sprunggelenk. Insgesamt 334 Spieler aus 34 Mannschaften von der Kreisklasse bis zur Bundesliga wurden eingeschlossen.

Die Balancetrainingsgruppe absolvierte ein 15-minütiges Training mit 45 Sekunden Übungsdauer, 30 Sekunden Pause, 2 Durchläufe eines Multistationszirkels mit Anstieg des Schwierigkeitsgrades alle 4 bis 6 Wochen. Die Orthesengruppe trug im Sport eine OSG-Orthese (Aircast Sport) als Primärprävention.

Nach einer Saison erfolgte die Auswertung: Es kam zu 24 OSG-Verletzungen in der Kontrollgruppe, zu 13 OSG-Verletzungen in der Balancetrainingsgruppe und zu 3 OSG-Verletzungen in der OSG-Orthesengruppe. Auf 1000 Sportteilnahmen berechnet, zeigten sich 3,26 vs. 1,97 und 1,00/1000 Sportteilnahmen in den zuvor

genannten Gruppen. Eine kombinierte Gruppe OSG-Orthese plus Balancetraining war nicht vorhanden, sodass keine additiven Effekte untersucht wurden.

Die Verletzungshäufigkeit lag in der Kontrollgruppe bei 3,26/1000 bei Basketballspielen, 1,97/1000 nach Propriozeptionstraining und 1,00/1000 bei Tragen der Aircast AirGo-Schiene.

Offen bleibt, inwiefern die kombinierte Orthesenversorgung plus Propriozeptionstraining in der Primärprävention von Sportverletzungen einen zusätzlichen Nutzen haben könnte.

Dosierung des Balancetrainings

Die Thematik der Dosierung des Balancetrainings ist genauso wie die unterschiedlichen erhältlichen Balanceprodukte von höchstem Interesse. In einer interessanten Arbeit, die bislang nicht publiziert ist, untersuchte *Markus Dohm-Acker* aus München 15 Sportstudenten **elektromyographisch** im Einbeinstand, ohne Aktivität bezüglich der Muskelaktivierung der unteren Extremität, nach unterschiedlichen Balanceprodukten differenziert.

Das Kippbrett zeigte dabei in Ruhe im Einbeinstand die höchste Aktivierung der Mm. tibiales und peronaei sowie des M. gastrocnemius, gefolgt von der Weichbodenmatte, dem Posteromed und einem Balancekreisel aus Kunststoff.

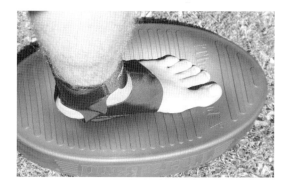

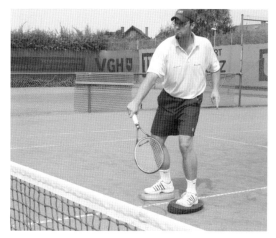

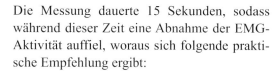

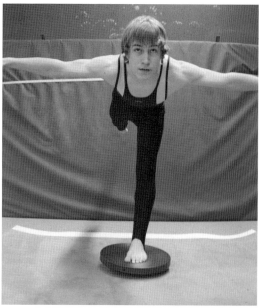

Abb. 83 a–c: Schutz des oberen Sprunggelenks nach Riss des Außenbands und Schutz in einer F60 Sprunggelenksorthese beim Balancetraining auf einem Thera-Band® Stabilitätstrainer (links oben); Protective Balancing® im Tennis (links unten) zur Vermeidung von Sprunggelenksverletzungen; Protective Balancing® (oben) im Kunstturnen zur Vermeidung von Sprunggelenksverletzungen

Die Messung dauerte 15 Sekunden, sodass während dieser Zeit eine Abnahme der EMG-Aktivität auffiel, woraus sich folgende praktische Empfehlung ergibt:

Eine Balanceübung sollte basierend auf diesen elektrophysiologischen Untersuchungen idealerweise maximal 15 Sekunden dauern. Der Schwierigkeitsgrad sollte mit dem einfachen Balancekreisel aus Kunststoff beginnen und über die Weichbodenmatte bis zum Kippbrett ansteigen. Eine weitere Steigerung des Schwierigkeitsgrades kann dann durch die Hinzunahme eines Balls zum Schießen erfolgen.

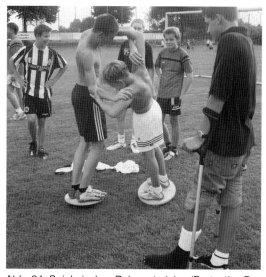

Abb. 84: Spielerisches Balancetraining (Protective Balancing®) auf Holzkreiseln zur Reduktion der Umknickverletzung des oberen Sprunggelenks

Wirbelsäulenverletzungen

Wirbelsäulenfraktur

Verletzungsgeschichten

13. März 2006 (www.sport1.de)

Ex-Eisbär in NHL schwer verletzt
Raleigh – Nach einer schweren Verletzung droht dem ehemaligen Berliner Eishockey-Profi *Erik Cole* in der NHL das vorzeitige Saisonende. Der Stürmer der Carolina Hurricanes erlitt beim 7:5-Sieg am Samstag gegen die Pittsburgh Penguins nach einem brutalen Check gegen die Bande einen Halswirbelbruch.

Mit dem Kopf gegen die Bande geknallt
»Wir hoffen alle für *Erik*, dass er wieder ganz gesund wird und dass wir ihn wieder auf dem Eis sehen«, sagte Trainer *Peter Laviolette*: »Aber es wird nicht mehr in der regulären Saison sein.« Olympia-Teilnehmer *Cole*, im vergangenen Jahr mit den Eisbären deutscher Meister, war von Pittsburghs Verteidiger *Brooks Orpik* von hinten gecheckt worden und mit dem Kopf gegen die Bande geknallt. »Wir sind alle sehr verärgert über dieses Foul und seine Folgen«, sagte *Laviolette*, der bei den Olympischen Spielen in Turin die USA mit *Cole* betreut hatte. *Cole* hatte die Nacht zum Sonntag in einem Krankenhaus in Pittsburgh verbracht und war dann für weitere Untersuchungen nach Raleigh geflogen.

28. November 2005 (www.sport1.de)

Mamic kämpft gegen den Rollstuhl
Berlin – Hinter den Heilungschancen von Basketball-Profi *Matej Mamic* stehen auch zwei Tage nach dem Unglück im Bundesliga-Spiel zwischen ALBA Berlin und TBB Trier noch viele Fragezeichen. Die vollständige Lähmung nach der am Samstag erlittenen Rückenmark-Prellung im Bereich der Halswirbelsäule ist zwar zurückgegangen, doch weitere verlässliche Prognosen sind unmöglich: »Er kann jetzt zwar wieder beide Beine und einen Arm bewegen«, berichtete Professor *Dr. Walter Schaffartzik*, Leiter des Unfallkrankenhauses Berlin, am Montag: »Doch was weitere große Fortschritte angeht, so muss man wohl eher in Monaten denken, nicht in Tagen oder Wochen.«

ALBA muss Schock verdauen
Beim siebenmaligen deutschen Basketball-Meister ALBA Berlin konzentriert man sich derweil vor allem auf zwei Dinge, wie Vizepräsident *Marco Baldi* berichtete: »Erstens, alles zu unternehmen, damit *Matej* wieder auf die Beine kommt und es seiner Familie gut geht. Und zweitens, das zu tun, was *Matej* auch getan hätte: Die Schuhe anziehen und wieder in die Halle zu gehen.«

Niko Kovac wünscht Mamic viel Glück
Mamics kroatischer Landsmann und Hertha-Fußballprofi *Niko Kovac* leidet mit: »Wir können nur wünschen, dass er irgendwann wieder so gesund ist und normal leben kann. Ob *Matej* jemals wieder Basketball spielen kann, ist hier jetzt zweitrangig. Das muss

man abwarten.« Doch die Rückkehr aufs Feld zum ULEB-Cup-Spiel am Dienstag (19.30 Uhr) gegen den belgischen Meister Euphony Basketball Bree fällt schwer.

»Es fehlt eine Persönlichkeit«

»Wir müssen unseren Schock eingestehen und ihn gemeinsam verdauen«, fordert *Baldi* deshalb: »Wir haben der Mannschaft gesagt, dass wir einen Auftritt mit voller Intensität und vollem Einsatz brauchen.« Es fehle nicht nur ein Spieler und der Kapitän, sondern eine ›echte Größe‹, eine Persönlichkeit in Verein und Mannschaft«, erklärte *Baldi*.

Mamic gibt sich kämpferisch

Mamic kämpft im Unfallkrankenhaus derzeit für ein Leben ohne Rollstuhl. »Beine im Bett bewegen und Laufen sind zwei verschiedene Dinge«, erklärte Schaffartzik, der auch Turner *Ronny Ziesmer* und Rennfahrer *Alex Zanardi* nach ihren Unfällen behandelt hatte. Obwohl am Montag mit der Physio- und Ergotherapie sowie der Mobilisierung bei *Mamic* begonnen wurde, habe man das Laufen noch nicht probiert. Trotz der Gefahr möglicher Langzeitfolgen gäbe sich sein Patient kämpferisch, so der Arzt: »Bei *Matej Mamic* überwiegt der Optimismus. Wir lachen auch zusammen.«

Operation kommt nicht in Frage

Wie genau es zu der Rückenmark-Verletzung des 30-Jährigen kam, wird wohl unklar bleiben. *Mamic* war in einem fairen Zweikampf von seinem Gegenspieler *Nate Doornekamp* gestoppt worden. Danach verlor er dann das Gleichgewicht und schlug mit dem Kopf auf die Hüfte von Mitspieler *Quadre Lollis* und blieb reglos liegen. Die Verletzung deute auf eine starke Verdrehung des Kopfes hin, erklärte *Schaffartzik* und schloss zugleich aus, dass eine Operation eine Alternative sein könnte.

TJ Ford 2004 durch OP gerettet

Dem NBA-Profi *TJ Ford*, Pointguard des NBA-Klubs Milwaukee Bucks, hatte im Mai 2004 eine OP geholfen, nachdem er drei Monate zuvor während eines Spiels eine Rückenmark-Prellung erlitten hatte und teilweise gelähmt war. Mittlerweile ist er aufs Feld zurückgekehrt. So viel Glück hatte der Düsseldorfer Regionalliga-Spieler *Andreas Schomburg* nicht. Er ist seit einem Sportunfall im November 2003 von der Brust abwärts gelähmt. »Ich saß auf dem Boden, da ist mir ein Mitspieler auf den Kopf gefallen«, berichtet er: »Es war eigentlich eine Situation, die im Basketball alltäglich ist. Mir war in dem Moment aber sofort klar, da ist was absolut Heftiges passiert.«

Verletzungsumstände

Die Häufigkeit von Rückenmarksverletzungen beträgt zwischen 1,5 und 5/100.000 Einwohner (*Noguchi* 1994). Bei 60 % der Halswirbelverletzungen liegt begleitend ein Schädel-Hirn-Trauma vor. Die Halswirbelsäule (HWS) ist besonders verletzungsgefährdet, aber auch die Brustwirbelsäule (BWS) und die Lendenwirbelsäule (LWS) können von Sportverletzungen betroffen sein. Beim Snowboardfahren treten beispielsweise HWS-Verletzungen deutlich häufiger auf als LWS- und BWS-Verletzungen, vermutlich durch die Fixierung beider Beine auf dem Board.

Typische Verletzungsmechanismen sind Stürze aus der Höhe mit entsprechenden Kompressionsfrakturen. Dies kann beispielsweise beim Sturz vom Pferd beim Reiten auftreten. Der Kopfsprung ins flache Wasser kann entsprechend zu einer schweren HWS-Verletzung mit Schädigung des Halsmarkes und Quadriplegie führen als Folge einer Retroflexionsverletzung beim Aufprall auf den Seegrund.

Verletzungssportarten

Bei **Schwimmunfällen** ist häufig der Kopfsprung ins flache Wasser Ursache für schwere Halswirbelsäulenverletzungen. Allein im Juli 2006 mussten in der Medizinischen Hochschule Hannover acht Menschen mit Verletzungen der Halswirbelsäule behandelt werden. Das sind so viele wie in den Jahren 2001 bis 2005 zusammen.

Beim **alpinen Skilauf** treten vor allem Verletzungen der Brust- und Lendenwirbelsäule auf, während beim Snowboarding häufiger Verletzungen der Halswirbelsäule vorkommen. Beim **Reiten** ist die Gefahr für eine Wirbelsäulenverletzung deutlich erhöht. Auch im **American Football** beobachtet man schwere Wirbelsäulenverletzungen, insbesondere im Bereich der Halswirbelsäule. So behandelten wir jüngst einen 16-jährigen Auswahlspieler eines American Football Auswahllehrganges mit einer Densfraktur des zweiten Halswirbels, die er sich beim Tackling mit Aufprall am Knie seines Gegenspielers zugezogen hatte.

Auch im **Kunstturnen und im Trampolinturnen** sind Halswirbelsäulenverletzungen gefürchtet. Nicht selten kommt es bei überdrehten Saltobewegungen zu einem Aufprall des auf der Brust befindlichen Kopfes mit schwersten Anteflexionsverletzungen und mit häufig daraus resultierender Querschnittslähmung, wie dies *Ronny Ziemser* (26) nach seinem vorolympischen Trainingssturz im Kunstturnen geschehen ist. Stürze vom Reck oder Stufenbarren, aber auch vom Schwebebalken können im Kunstturnen zu schwersten Verletzungen führen.
Beim **Eishockey** wird, wie eingangs beschrieben, nach Bodychecks bzw. nach Kollisionen mit der Bande von Wirbelsäulenverletzungen berichtet.

Klinik der Verletzung

Je nach Höhe der Verletzung beklagt der verunfallte Sportler Schmerzen direkt an der Wirbelsäule ggf. mit entsprechender Bewegungsunfähigkeit in den abhängigen Körperpartien. Halswirbelsäulenverletzungen können zu Einschränkungen der Kopfbeweglichkeit führen, ein Umwenden des Kopfs oder eine Seitneigung können unmöglich sein und Nackenschmerz kann vorhanden sein.

Bewusstlose Patienten müssen so lange als potenziell halswirbelsäulenverletzte Unfallopfer angesehen werden, bis in der Notaufnahme der radiologische Ausschluss einer Halswirbelsäulenverletzung geführt wurde. Bei Vorliegen eines Schädel-Hirn-Traumas mit Bewusstseinsverlust ist in bis zu 45 % der Fälle auch eine schwere Halswirbelsäulenverletzung vorhanden.

Mögliche klinische Zeichen einer Halswirbelsäulenverletzung sind:
- Schonhaltung
- Gibbus als Buckel
- Klaffen der Dornfortsätze
- maximaler Druck- und Schmerzpunkt
- Stauchungs- und Ausstrahlungsschmerzen

Bei Kompression des Rückenmarks kann es zu entsprechenden Ausfällen der peripheren Extremitätenbewegung kommen. Bei Halswirbelsäulenverletzungen in Höhe von C4 oder darüber drohen darüber hinaus Atemschwierigkeiten, da der Nervus phrenicus seine Innervation u.a. aus Fasern der Nervenwurzel C4 erfährt. Bei Verletzungen der Lendenwirbelsäule können neben der Bewegungsunfähigkeit der Beine auch Störungen der Blasen- und Mastdarmfunktion auftreten, die schwerste Krankheitsbilder darstellen und sofortige Hilfe bedingen.

Aus nach Sportverletzung?

Vom Schweregrad der Verletzung der knöchernen Wirbelsäule, der begleitenden Band- und Muskelstrukturen und des Rückenmarks hängt es ab, wie lange der Heilungsverlauf ist und ob überhaupt an eine Rückkehr zum Sport zu denken ist. Die Beispiele von *Mamic* von Alba Berlin oder *T.J. Ford* von den Milwaukee Bugs zeigen, dass auch nach manifesten Lähmungen eine Rückkehr in den Sport möglich ist. Unmittelbar nach der Verletzung besteht in der Regel sofortige Sportunfähigkeit.

Arztvorstellung?

Aufgrund der möglicherweise schwerwiegenden Verletzung ist die ärztliche Vorstellung unumgänglich. Bei Vorliegen von Gefühlsstörungen bzw. Bewegungsunfähigkeit, beispielsweise nach einem Zusammenprall mit einem Gegenspieler oder der Bande, sollte auch sofort der Rettungsdienst über die Notrufnummer 112 alarmiert werden und ggf. der rasche und schonende Lufttransport in einem Rettungshubschrauber in eine Schwerpunktklinik erfolgen, um ein optimales Rehabilitationsergebnis zu erzielen.

Diagnostik

An erster Stelle steht die **klinische Untersuchung** mit Feststellung des evtl. vorhandenen sensiblen bzw. motorischen Spiegels, der Höhe einer Wirbelsäulenverletzung – klinisch durch die körperlich neurologische Untersuchung bestimmt – und des Reflexstatus.

Die **konventionelle Röntgendiagnostik** bei einer verdächtigen Halswirbelsäulenverletzung umfasst die Darstellung der HWS in zwei Ebenen (zwingend bis einschließlich C7 Unterkante!), ggf. ergänzt durch die Denszielaufnahme

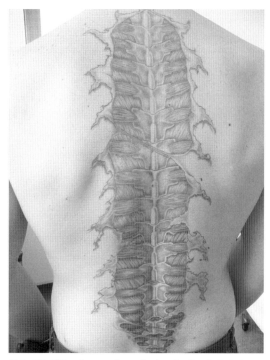

Abb. 85: Tätowierung der spinalen Anatomie bei einem Rückenschmerzpatienten

sowie Funktionsaufnahmen der HWS in Anteflexion und Retroversion. Dies dient zum Ausschluss bzw. Nachweis von diskoligamentären Verletzungen im Bereich der HWS.

Die **Computertomographie** ist zur raschen Diagnostik von Wirbelsäulenverletzungen von herausragender Bedeutung. Sie kann insbesondere auch Wirbelbögenfrakturen und Gelenkfrakturen eindeutig identifizieren. Weiterhin werden Einengungen des Spinalkanals dargestellt. Mithilfe der sagittalen Reformation kann die Wirbelkörperhinterkante dargestellt werden. Die **MRT** kann Bandscheibenprotrusionen, epidurale und subdurale Hämatome und Rückenmarkverletzungen darstellen.

An Zweietagenverletzungen bzw. rein diskoligamentäre Verletzungen der HWS ist zu denken. HWS-Verletzungen mit neurologischen

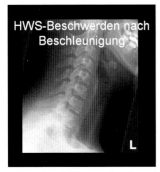 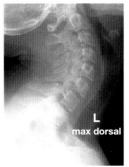 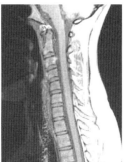 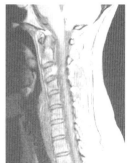

Abb. 86 a–d: Konventionelle seitliche HWS-Aufnahme mit Funktionsaufnahme (a, b) sowie Kernspintomographie bei HWS-Beschwerden nach Beschleunigung

Defiziten sind ein traumatologischer Notfall mit größter Dringlichkeit: Innerhalb von 6 Stunden muss die Reposition und Dekompression erfolgen. Bei 10 bis 15 % der neurologischen Ausfälle sind keine knöchernen Läsionen zu finden.

Boxen und Laufen führen interessanterweise zu einem Anstieg des **Neuropeptides S-100** (*Otto* et al. 2000). Es wird postuliert, dass S-100 ein neuronspezifisches Protein ist, das bei Schäden am zentralen Nervensystem als Zeichen der Verletzung ausgeschüttet wird, und dann im peripheren Blut in erhöhter Konzentration nachgewiesen werden kann. Der Stellenwert dieser Beobachtung ist jedoch derzeit durch Studien noch nicht abschließend beantwortet.

Therapie: konservativ oder operativ?

Die unmittelbare Ersttherapie durch den Notarzt und die Notaufnahme erfolgt aufgrund der **NASCIS-II-Studie** mit intravenöser Gabe von Methylprednisolon mit 30 mg/kg als Bolus gefolgt von 5,4 mg/kg/Tag über eine Spritzenpumpe.

Wirbelsäulenverletzungen werden in Abhängigkeit von der Verletzungsform und der neurologischen Symptomatik konservativ oder operativ behandelt. Die Verletzungsform bestimmt die Stabilität/Instabilität und in der Folge auch die Dauer der Ruhigstellung. Das Vorliegen von neurologischen Ausfällen bzw. diskoligamentären Verletzungen führt zur operativen Therapie. Oft werden bei der operativen Therapie interne Implantate wie der Fixateur interne zur Stabilisierung von dorsal verwendet. Bei instabilen Verletzungen schließt sich häufig in einem zweiten Eingriff die ventrale Stabilisierung mit einem Beckenkammspann oder einem CAGE als Platzhalter an.

Rehabilitation

Die Art und Weise der Rehabilitation ist genauso wie die Therapiewahl entscheidend von der Verletzungsform und der neurologischen Symptomatik zum Unfallzeitpunkt abhängig. Im Falle von neurologischen Ausfällen ist nach operativer Versorgung häufig die neurologische Frührehabilitation in spezialisierten Einrichtungen angezeigt, um ein optimales Rehabilitationsergebnis zu erzielen.

Rückkehr zum Sport

Die folgenden Beispiele mögen Antworten auf diese Frage liefern:

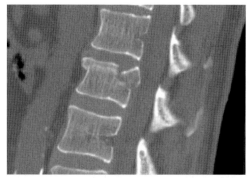
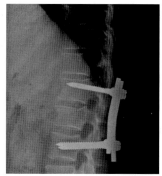
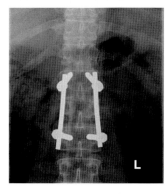
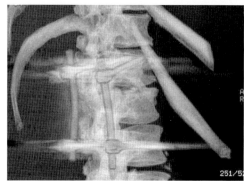

Abb. 87 a–d:
LWS-Verletzung mit
Hinterkantenbeteiligung
(oben links) und Versor-
gung durch einen
Fixateur interne
(oben rechts, unten)

28. Mai 2005 (www.sport1.de)

TJ Ford 2004 durch OP gerettet

Dem NBA-Profi *TJ Ford*, Pointguard des NBA-Klubs Milwaukee Bucks, hat im Mai 2004 eine OP geholfen, nachdem er drei Monate zuvor während eines Spiels eine Rückenmark-Prellung erlitten hatte und teilweise gelähmt war. Mittlerweile ist er aufs Feld zurückgekehrt.

Seit Mittwochabend (29.3.06) geht *Matej Mamic* auch zum Trainieren wieder in die Max-Schmeling-Halle. Nachdem er zuletzt regelmäßig zum Anfeuern beim ALBA-Training und bei den Spielen war, absolviert er jetzt auch sein eigenes Training wieder in gewohnter Umgebung. Ein nächster großer Schritt in der Genesung des ALBA-Kapitäns: Vormittags ist er weiterhin zur Reha im Unfallkrankenhaus, nachmittags wird er zu-

sätzlich von Physiotherapeut *Ramon Garcia* und Konditionstrainer *Christoph Baunack* mit basketballspezifischen Übungen gefordert.

Präventionsmöglichkeiten

Die stark entwickelte Nackenmuskulatur sorgt für eine perfekte Balance zwischen dem schweren Gesichtsschädel und dem leichteren knöchernen Hinterkopf. Die vorderen Halsmuskeln wirken einem Kippen des Kopfes nach hinten entgegen. **Dysbalancen** zwischen beiden Muskelgruppen können leicht zu muskulären Verspannungen, Muskelhartspann und Kopfschmerzen führen. Muskuläre Dysbalancen können durch einseitige Belastungen (z. B. langes Sitzen sowie einseitige Trainingsmaßnahmen) begründet sein und ziehen z. B. durch die Beckenkippung eine erhöhte mechanische Belastung der lumbalen Wirbelsäule nach sich. Deshalb ist die Behebung der muskulären Dysbalancen mit Kräftigung schwacher Muskelanteile und Dehnung verkürzter Muskelanteile ein wesentliches Therapieprinzip. Aktuelle Untersuchungen mit der **Elektromyographie (EMG)** wiesen eine fehlende Aktivierung der Bauchmuskulatur oder des M. glutaeus maximus zur Beckenaufrichtung bei lumbaler Hyperlordose nach, sodass eine differenzierte Betrachtung vonnöten ist.

Eine gut ausgebildete Stützmuskulatur ist von immenser Bedeutung für die Kopfbalance und für den Schutz des von der Wirbelsäule umrahmten Wirbelkanals. Die Bedeutung einer stark entwickelten Nackenmuskulatur wird am Beispiel des Basketballprofis *Matej Mamic* von Alba Berlin deutlich.

Bandscheibenprobleme

Zwei benachbarte Wirbelkörper bilden mit der dazwischen liegenden Bandscheibe ein Bewegungssegment. Die Bandscheibe setzt sich aus dem Gallertkern sowie dem umschließenden Anulus fibrosus, einem Faserknorpelring, zusammen. Darüber hinaus spielen das vordere und hintere Längsband, beide gut mit **Schmerzrezeptoren** ausgestattet, das gelbe Band (**Ligamentum flavum**) an den **Dornfortsätzen** und die Facettengelenke als Zwischenwirbelgelenke eine wesentliche Rolle. Die Bandscheibe wird nur bis zum zweiten Lebensjahr direkt mit Blut versorgt. Danach bilden sich diese ernährenden Gefäße zurück und die Ernährung der Bandscheibe erfolgt nur über Diffusion von außen, für die Bewegung die wesentliche Voraussetzung ist. Bei einem hohen **intradiskalen Druck**, wie es im Stehen oder im Sitzen mit Rundrücken der Fall ist, werden Flüssigkeiten und Stoffwechselprodukte aus der Bandscheibe gepresst. Ein verminderter

Druck in der Bandscheibe, wie er durch Liegen erreicht werden kann, bedeutet dagegen Aufnahme von Nährstoffen.

Verletzungsgeschichten

Essen: Torjäger will nach Bandscheiben-OP »Zusatzschichten einlegen«. Die überraschend schnelle Genesung des *Arie van Lent*.

Dass er auch mit fast 36 Jahren noch nicht zum alten Eisen gehört, hatte *Arie van Lent* schon nach der Winterpause im RWE-Trikot eindrucksvoll unter Beweis gestellt. Mit sechs Treffern in zwölf Rückrundenspielen leistete der von Eintracht Frankfurt verpflichtete Deutsch-Niederländer seinen Beitrag zum Aufstieg, ehe ihn Anfang Mai eine Bandscheiben-OP außer Gefecht setzte. Nun meldete sich *van Lent* – deutlich früher als erwartet – zwei Monate später mit einem 45-min-Einsatz beim 7:0 gegen eine Stadtauswahl im ostwestfälischen Bega zurück. »Das war für den Anfang schon ganz ordentlich, zumal ich eigentlich nur 20 Minuten spielen sollte«, freut sich Arie van Lent. »Wenn die Genesung weiter so gut verläuft, bin ich bald der Alte.« *Arie van Lent*, bei RWE mit einem Vertrag bis 2008 ausgestattet, versprüht nach seinem überraschend schnellen Comeback großen Tatendrang. »Es ist klar, dass mir nach einer so langen Pause noch etwas die Power fehlt, vor allem im Bereich der Sprungkraft. Aber dafür werde ich in den nächsten Wochen wohl noch einige Zusatzschichten einlegen.«
Zitiert aus: Kicker, 17.07.2006

Verletzungsumstände

Die spärliche Nährstoffversorgung der Bandscheiben und eine rückenunfreundliche, motorisch verarmte Außenwelt bedingen die Häufigkeit von Bandscheibenproblemen, insbesondere in den unteren Hals- und Lendenwirbelsäulenabschnitten. Frühzeitig können Abnutzungserscheinungen und Rissbildungen im **Anulus fibrosus** der Bandscheiben angetroffen werden mit einer konsekutiven Gefügelockerung und einer möglichen Verlagerung des Gallertkerns nach außen durch den entstandenen **Riss im Anulus fibrosus**. Der **Quelldruck des Gallertkerns** ist zwischen dem 30. und 60. Lebensjahr am höchsten. Er trifft auf den in seiner mechanischen Widerstandskraft beeinträchtigten Anulus fibrosus mit Faserringdurchbrüchen. Dies kann zu Höhenminderungen des Bandscheibenfaches und zum Austritt des Gallertkerns nach außen als **Vorwölbung (Protrusion)** oder auch als **Vorfall (Prolaps)** führen. Insbesondere die Rumpfvorbeugung mit Rundrücken erhöht dabei den intradiskalen Druck. Eine zusätzliche Verdrehung (Torquierung) erzielt die höchsten intradiskalen Druckwerte und darf insofern als am bandscheibenunfreundlichsten angesehen werden. Dies ist beispielsweise der Fall beim Tennisspiel bei der tiefen Rückhand oder bei Rückhandstoppbällen oder auch beim Abschlag beim Golfen.

Es gibt eine Reihe von Faktoren, die Bandscheibenprobleme begünstigen. Sie werden als prädiskotische Deformitäten bezeichnet.

> Eine voll funktionsfähige Wirbelsäule erfordert eine ausgewogene und leistungsfähige Muskulatur. Eine insuffiziente Muskulatur ermüdet rasch und kann ihre wirbelsäulenstabilisierende und -sichernde Funktion nicht wahrnehmen (*Krämer* et al. 2005).

Die morphologischen Veränderungen an den Bandscheiben zeigen einen charakteristischen Verlauf. Das erste Stadium entspricht der intradiskalen Massenverschiebung ohne Faserdurchbruch durch den Anulus fibrosus, gefolgt

Halswirbelsäule	Brust- und Lendenwirbelsäule
Muskulärer Schiefhals (Torticollis spasmodicus)	Pathologische Lordose
Narbenzug	Morbus Scheuermann
Oberarmamputation	Beinlängendifferenz mit Beckenschiefstand
Blockwirbel	Wirbelgleiten
In Fehlstellung verheilte Brüche	Oberschenkelamputation
Plexusparesen	Hypersegmentierte LWS
Trapeziusparesen	In Fehlstellung verheilte Brüche

Tab. 34: Bandscheibenprobleme begünstigende Faktoren an der Hals-, Brust- und Lendenwirbelsäule

von der Bandscheibenvorwölbung (Protrusion). Der Bandscheibenvorfall **(Diskusprolaps)** ist durch seine Häufigkeit auch in der Sportmedizin im Alter zwischen dem 35. und 45. Lebensjahr ein wesentliches Problem. Im fortgeschrittenen Alter jenseits des 60. Lebensjahres weist das Bandscheibengewebe durch Austrocknung und zunehmende, altersbedingte Fibrosierung, einen reduzierten Quelldruck auf und verliert die Tendenz vorzuquellen. Die ältere Wirbelsäule zeigt Abstützreaktionen durch Knochenanbauten der Wirbelkörper **(Spondylose)** als auch der Zwischenwirbelgelenke (Spondylarthrose), sodass sowohl der bandscheibenbedingten Höhenminderung als auch der Segmentinstabilität durch Reparaturprozesse begegnet wird. Rückenbeschwerden im Alter über 60 Jahre sind daher sehr viel häufiger auf dem Boden eines verengten Spinalkanals **(Spinalkanalstenose)** anzutreffen. Die Teilversteifung der Wirbelsäule führt interessanterweise trotz imposanter Veränderungen im Röntgenbild zu Beschwerdearmut oder gar Beschwerdefreiheit der Betroffenen. Gerade in dieser Situation ist Bewegung angezeigt. Schwimmen, Skilanglauf im Winter, Nordic Walking im Sommer oder auch Radfahren sind höchst empfehlenswerte Sportangebote für diese Gruppe.

Verletzungssportarten

Bandscheibenvorfälle sind degenerativer Natur. Sie werden jedoch durch wirbelsäulenunfreundliche Sportarten begünstigt. Sportarten mit hohem Bandscheibeninnendruck, asymmetrischer Wirbelsäulenbelastung und Torsion belasten die Wirbelsäule. Dies trifft z. B. für den alpinen Skilauf, für den Eiskunstlauf oder für Golf, Squash und Tennis zu.

Tennis kann insbesondere durch die häufige gebückte Haltung zu entsprechenden Problemen bzw. zu einer Verschlimmerung eines vorbestehenden Schadens beitragen. Auch im Golfsport sind Verschlechterungen der klinischen Situation bei Patienten mit einem Bandscheibenvorfall bekannt, wenn eine schlechte, nicht rückenangepasste Golftechnik ausgeführt wird.

Beim Rennrodeln kommt es aus der sitzenden Position heraus zum explosiven Abzug an den Startbügeln nach maximaler Vorspannung im Lendenbereich (*Jägemann* 2005). Dabei wird neben den Schultergelenken vor allem auch die Lendenwirbelsäule belastet. Liegt der Athlet dann gestreckt in aerodynamischer Fahrhaltung auf dem Schlitten, so ragt der Kopf ohne Abstützung über den hinteren Teil der Schale hinaus. Dabei wird die Halswirbelsäule besonders im unteren Teil der Bahn bei Geschwindigkeiten bis 140 km/h durch einen Druck von 4 g in den Kurven einer erheblichen Belastung ausgesetzt. Dies erklärt die nachfolgend beschriebenen Probleme prominenter Vertreter dieser Sportart.

---

7. April 2006 (www.sport1.de)

Ein äußerst schmerzhafter Bandscheibenvorfall zwang Goldmedaillen-Rodlerin *Sylke Otto* letztes Jahr zu einer schwierigen Entscheidung: Karriereende oder Einsetzen einer künstlichen Bandscheibe. Sie entschied sich nach intensiven Konsultationen mit ihren Ärzten für ihre Sportkarriere. Eine Entscheidung, die ihr die Goldmedaille in der Eisrinne bei den Olympischen Winterspielen 2006 in Turin bescherte und den dreifachen Triumph der deutschen Rodlerinnen komplettierte.

»Schade, dass es keine Goldmedaillen für die Ärzte gibt«, resümiert die 36-jährige Athletin, »*Prof. Dr. H. Michael Mayer* hätte sie verdient.« Der abgebildete Geehrte ist ärztlicher Direktor des Orthozentrums München und Chefarzt des Wirbelsäulenzentrums. Er hatte *Sylke Otto* gemeinsam mit Verbandsarzt *Dr. Volker Jägemann* untersucht und beraten.

Für *Sylke Otto* gab es nach dem Abschluss der gesamten Diagnose und der Ergebnisse aus der Computertomographie und Kernspintomographie zwei Alternativen: Entfernen der verschlissenen Bandscheibe und operative Versteifung der betroffenen Wirbelkörper. Das hätte allerdings zu einer eingeschränkten Beweglichkeit und zum Karriereende der Sportlerin geführt. Oder das Einsetzen einer künstlichen Bandscheibe. Bei diesem neuartigen Verfahren wird dem Patienten eine Endoprothese aus Titan und Kunststoff eingesetzt. Die Spitzenrodlerin entschied sich für die neue Hightech-Bandscheibe.

Der Eingriff wurde dann Ende Juni 2005 im Wirbelsäulenzentrum erfolgreich durchgeführt. *Prof. Dr. Mayer* entfernte *Sylke Otto* die verschlissene Bandscheibe zwischen dem 5. und 6. Halswirbel und setzte ihr in einer 60-minütigen Operation die künstliche Bandscheibe ein.

Bereits kurz nach der Operation und einer anschließenden postoperativen Physiotherapie und Krankengymnastik konnte die 36-jährige Athletin aus Zirndorf bei Nürnberg wieder ihr Vorbereitungstraining für die Olympischen Winterspiele aufnehmen und jetzt mit dem Gewinn der Goldmedaille krönen.

Klinik der Verletzung

Typisch sind Schmerzen, die häufig auch einziges Symptom einer Bandscheibenerkrankung sein können. Dieser Schmerz kann als Muskelhartspann direkt an der paraspinalen Muskulatur vorhanden sein (Myogelose).

Häufig führt ein blitzartig einschießender Kreuzschmerz zur Bewegungssperre. Als **Hexenschuss (Lumbago)** wird die akute Form des Lumbalsyndroms bezeichnet. Die Schmerzen werden nur paraspinal ohne ischialgiforme Ausstrahlung in die Beine beschrieben. Schmerzverstärkung besteht beim Niesen, Husten und Pressen. Die Rumpfbeugung ist wegen der völlig steifen unteren LWS aufgehoben und wird, wenn überhaupt, kompensatorisch in den Hüftgelenken durchgeführt. Unter Ischialgie versteht man das Lumbalsyndrom mit Beteiligung der Spinalnervenwurzeln L5, S1, zum Teil auch L4 und S2. Ursache sind meistens Bandscheibenprotrusionen oder -vorfälle der beiden unteren Bewegungssegmente. Die Bedrängung der Nervenwurzel erfolgt in der Regel direkt auf Höhe der erkrankten Bandscheibe, bei Verlagerung des Prolaps auch ober- oder unterhalb derselben.

Aus nach Sportverletzung?

Akut führen Lumbago, aber auch Bandscheibenprotrusionen bzw. -vorfälle, im Falle einer Ischialgie für gewöhnlich zur unmittelbaren Sportunfähigkeit, weil der Schmerz bei der Bewegungsausführung zu stark ist. In Abhängigkeit von der zugrunde liegenden Ursache – je nachdem, ob es sich um eine Bandscheibenprotrusion oder einen echten Bandscheibenvorfall handelt, ob neurologische Ausfälle bestehen oder nicht, wie vorgeschädigt die Wirbelsäule ist etc. – besteht die Möglichkeit der Rückkehr auch in den Leistungssport, wie die Beispiele der Rennrodler illustrieren.

Arztvorstellung?

Bei Rückenschmerzen, insbesondere wenn neurologische Ausfälle wie Sensibilitätsstörungen, motorische Schwächen, Blasen- oder auch Mastdarmschwächen bestehen, sollte unbedingt ärztlicher Rat gesucht werden. Die neurologische Untersuchung mit Reflexstatuserhebung ermöglicht schon eine erste Entscheidung, ob es sich um eine potenziell gefährliche Gesundheitsstörung handelt und ob weitere bildgebende Schritte eingeleitet werden müssen, um der Krankheitsursache auf den Grund zu gehen.

Diagnostik

Die klinische Untersuchung mit Erfassung der Schmerzstraße mit entsprechender Dermatomzuordnung wird ergänzt durch die Erfassung des sensiblen und motorischen Status in den jeweiligen Höhen der Wirbelsäule. Das **Lasegue-Zeichen** ist positiv, wenn in Rückenlage bei der passiven Elevation des gestreckten Beins ab 40-Grad-Hebung von der Unterlage in das Bein ausstrahlende Schmerzen auftreten. Die weitere bildgebende Diagnostik umfasst in erster Linie die **Computertomographie** und die **Kernspin-**

tomographie, die beide mit unterschiedlichen Schwerpunkten – die Computertomographie auf den Knochen, die Kernspintomographie mit Schwerpunkt auf dem Weichteilgewebe, den Nervenwurzeln und dem Rückenmark – Aussagen über das Ausmaß eines Bandscheibenvorfalls erlauben.

Therapie: konservativ oder operativ?

Insbesondere das Schwimmen sorgt durch die Bewegungsanforderung im Wasser für eine optimale Aufnahme von Flüssigkeit und Nährstoffen in die Bandscheiben.

Nur der Wechsel zwischen Be- und Entlastung hält den Pumpmechanismus im Zwischenwirbelabschnitt aufrecht.

Häufig kann sowohl bei HWS- als auch LWS-Bandscheibenproblemen nur die kombinierte Anwendung von Wärme, Schmerzmedikation und Physiotherapie nachhaltige Effekte erzielen.

Es gilt, den Teufelskreis **Schmerz – Verspannung – Fehlhaltung – Schmerz** zu durchbrechen.

Auch lokale Infiltrationen als **Spinalnervenanalgesie** und gezielte **epidurale Injektionen** können zusätzliche Linderung für den leidgeplagten Patienten bringen. Im Mittelpunkt steht jedoch die Physiotherapie. An der HWS steht die Kräftigung der die Halswirbelsäule stabilisierenden Muskulatur im Vordergrund. Eine **operative Dekompression** mit Zugang von vorn ist an der HWS vor allem beim Bandscheibenvorfall mit Kompression einer oder mehrerer Nervenwurzeln indiziert. An der LWS

führt die Stufenlagerung zur Linderung der Beschwerden, da die Lendenlordose durch Abwinklung im Hüft- und Kniegelenk abgeflacht wird und dadurch die lumbalen Bandscheiben am wenigsten belastet werden. Aus der Stufenlagerung heraus wird die Physiotherapie zunächst mit isometrischen Spannungsübungen versuchen, erste Kraftreize zu setzen. Mit Abklingen der Beschwerden wird in unterschiedlichen Positionen der Muskelaufbau zur Stabilisierung der Rücken- als auch der Bauchmuskulatur fortgeführt.

Behandlung	Ergebnisse	Evidenzniveau
Akupunktur	++	A
Rückenschule	+++	A
Verhaltenstraining	++	A
Epidurale Injektionen	+++	A
Krankengymnastik	+++	A
Lokale Injektionen	++	A
Massage	++	A
Medikamente	+++	A
Aktiv bleiben	+++	A
TENS	-	A
Manualtherapie	++	B
Lumbale Spinalnervenanalgesie	+++	B
Traktion	-	B
Einlagenversorgung	++	C
Wärmetherapie	+++	C
Orthesen	++	C

Tab. 35: Evidenzbasierte Therapien von Rückenschmerzen mit Evidenzniveau A, B oder C und den jeweiligen klinischen Ergebnissen (+++ überzeugend, ++ hilft, - kein Effekt)

Wärmeanwendungen sind bei dieser Indikation häufig schmerzlindernd, sei es durch ein heißes Bad, **Fangopackungen**, ABC-Pflaster, Heizkissen oder auch Rotlicht. Die Elektrotherapie mit hochfrequenten, niederfrequenten und Interferenzströmen kommt erst nach Abklingen der akuten Beschwerden zum Einsatz. Die lokale Injektionstherapie am Ort des Geschehens, der Nervenwurzel, kann über die Unterbrechung der spinalen Schmerzleitungen – insbesondere bei wiederholter Anwendung – nachhaltig günstige Effekte über eine Desensibilisierung erzielen. Die Operation steht bei konservativ nicht mehr zu kontrollierenden Schmerzen oder bei motorischen und schwerwiegenden sensiblen Ausfällen zur Verfügung.

Rehabilitation

Die Rehabilitation nach einem Bandscheibenvorfall erfordert ein multimodales Behandlungskonzept, das die Fachdisziplinen Orthopädie, Unfallchirurgie, physikalische Therapie und Schmerztherapie einschließt. Nach einer Bandscheibenoperation ist – je nach ausgeübter Sportart – mit einem Sportausfall von ca. 3 bis 6 Monaten auszugehen.

Bei Sportarten, die mit langen Phasen der Haltungskonstanz einhergehen, ist ein Ausgleichstraining mit bandscheibenfreundlichen Sportarten wie Laufen, Schwimmen, Radfahren und Tanzen erforderlich. Sportarten mit hohem Bandscheibeninnendruck, asymmetrischer Wirbelsäulenbelastung und Torsion erfordern ein ergänzendes Krafttraining der wirbelsäulenstabilisierenden Muskeln.

Rückkehr zum Sport

Aus: Olympiastützpunkt Bayern Report, Sonderheft Turin 2006

1996 erlitt *Georg Hackl* einen Bandscheibenvorfall mit anschließender Operation, hervorgerufen durch das ständige Anlegen von Bleiplatten auch im Training beim Rennrodeln. Diese Bleiplatten sind Zusatzgewichte und sollen der sportlichen Chancengleichheit dienen. *Hackl* hat immer gerne damit experimentiert. »Da gibt es nur ganz bestimmte Materialien, die sich dazu eignen, Blei am Körper so zu befestigen, dass man sich noch einigermaßen bewegen kann.« Zwar holte er 100 Tage nach dieser Operation seinen dritten WM-Titel, aber schon 1994 nach seinem zweiten Olympiasieg, hatte er angekündigt: »Ich werde zukünftig von Saison zu Saison entscheiden, ob ich weitermache«. Vier Jahre darauf nach seinem Hattrick in Nagano meinte er, die Tendenz 2002 in Salt Lake City wieder um Olympia-Gold zu fahren, gehe »gegen Null«. Er ging an den Start und holte Silber. Und für Turin 2006 sah er total schwarz, da sei er ja dann mit fast 40 Jahren viel zu alt und wolle lieber Kinderwagen schieben als Schlitten. Gestartet ist er dennoch erfolgreich. Aber er musste eben auch zugeben, dass die extremen Beanspruchungen seinen Körper überfordert haben: Er leidet unter Arthrosen »... ziehende Schmerzen im Lendenwirbelbereich, in Schultern, Ellbogen, Nacken und ganz massiv in den Sprung- und Zehengelenken«. Die Belastungen, welche die Gelenke überfordern, treten nicht nur im Wettkampf auf, sondern schon beim Training. Gegen die Schmerzen helfen *Hackl* längst nicht mehr allein Physiotherapie, Gymnastik und Stabilisierungsübungen. Er muss auch immer wieder zu Schmerzmitteln greifen.

Die genannten Sportlerbeispiele belegen, dass eine Rückkehr in den Spitzensport auch nach schweren Rückenverletzungen mit möglicher Beteiligung der Nervenstrukturen wie bei Herrn *Mamic* von Alba Berlin prinzipiell möglich erscheint. Klar zeigen diese Sportlergeschichten jedoch auch, dass eine langwierige und intensive Rehabilitation nötig ist, um die Sportfähigkeit wieder zu erzielen. Man kann sicher von einer drei- bis sechsmonatigen Rekonvaleszenz nach einer Wirbelsäulenverletzung mit ggf. stattgehabter Operation ausgehen, wobei jedoch im Einzelfall und in Abhängigkeit von der ausgeübten Sportart die Rückkehr zum Sport beurteilt werden sollte.

Präventionsmöglichkeiten

Die Aufrechterhaltung der geraden Körperhaltung setzt eine Grundspannung der Rücken- und Rumpfmuskulatur voraus. Typischerweise wird diese im Alltag von uns allen wenig bis gar nicht trainiert, sodass die Häufung von Rückenbeschwerden nicht unerwartet ist.

Ein gezieltes Training der eher wenig bis nicht beanspruchten Rückenmuskulatur kann durch Protective balancing© erzielt werden.

Die undifferenzierte Einordnung jeder muskulären Leistungssteigerung als »Kräftigung« hat

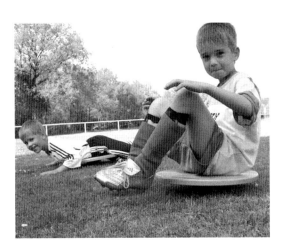
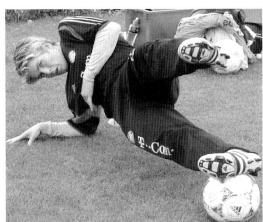
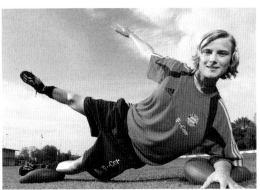
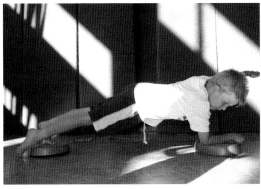

Abb. 88 a–d: Training der Rumpfmuskulatur auf zwei Thera-Band®-Stabilitätstrainern oder Bällen mit diagonaler Anhebung der Arme bzw. Beine bzw. in seitlicher Position zur Stärkung der Balancefähigkeit und Kräftigung der Rumpfmuskulatur (Protective balancing®)

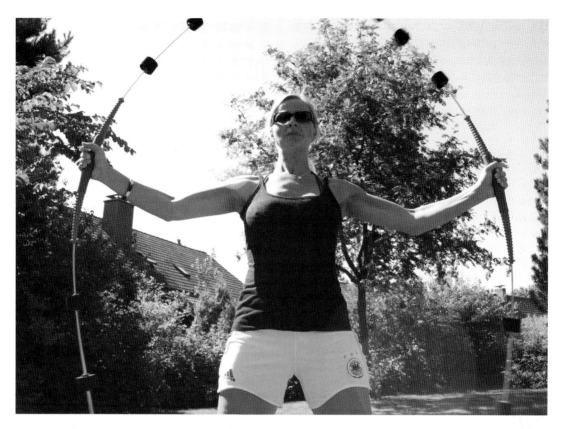

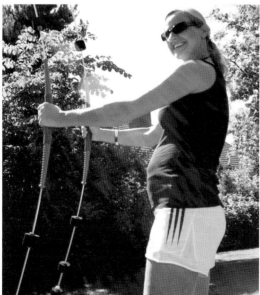 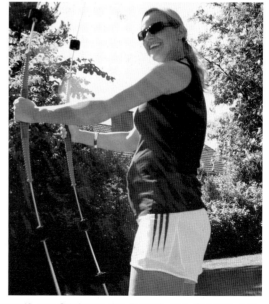

Abb. 89 a–c: Propriozeptionstraining mit dem Propriomed® zur Stärkung der Rumpf- und Schulter-Arm-Muskulatur

dazu geführt, Haltungsprobleme vorrangig mithilfe von isometrischen Kraftübungen zu lösen. Ohne zusätzliche Übungen zur Körperwahrnehmung und Koordinationsschulung ist kein Körpergefühl zu entwickeln, das die aufrechte Haltung erst sicherstellt (*Breithecker* 1993, *Fröhner* 1993).

Im Sitzen auf dem sich ständig bewegenden Therapiekreisel erfährt der Übende ständig Reize für sein Gleichgewichtsorgan und muss ständig Ausgleichsbewegungen mit einer Vielzahl an unterschiedlichen Rücken- und Rumpfmuskeln ausführen. Diese ständigen Bewegungskorrekturen sind für die günstigen Effekte des Protective balancing© auch in der Rückenschule verantwortlich. Für gewöhnlich zielte die konventionelle Rückenschule auf die Kräftigung der Muskulatur und Aufklärung über schlechte Haltung bzw. ungünstige Hebetechniken – die Rückenbalance und die Koordination waren eher unterrepräsentiert.

Literatur

Adachi, N., Ochi, M., Uchio, Y., et al.: Reconstruction of the anterior cruciate ligament: a single- versus double-bundle multistranded hamstring tendons. J Bone Joint Surg [Br] 2004; 86-B, 515–20

Aldridge, T.: Diagnosing heel pain in adults. Am Fam Physician 2004; 70, 332-338

Alfredson, H., Pietilä, T., Jonsson, P., Lorentzon, R.: Heavy-load eccentric calf muscle training for the treatment of chronic Achilles tendinosis. Am J Sports Med 1998; 26, (3), 360-6

Alfredson, H., Zeisig, E., Fahlström, M.: No normalisation of the tendon structure and thickness after intratendinous surgery for chronic painful midportion Achilles tendinosis. Br J Sports Med 2008 Oct 16

Allander, E.: Prevalence, indcidence, and remission rates of some common rheumatic diseases or syndromes. Scand J Rheumatol 1974; 3, 145-53

Andersen, P.A., Buller, D.B., Scott, M.D., Walkosz, B.J., Voeks, J.H., Cutter, G.R., Dignan, M.B.: Prevalence and diffusion of helmet use at ski areas in Western North America in 2001-02. Inj Prev 2004; 10, 358-62

Arendt, E., Dick, R.: Knee injury patterns among men and women in collegiate basketball and soccer. Am J Sports 1995; 24, 694-701

Arendt, E.A., Griffiths, H.J.: The use of MR imaging in the assessment and clinical management of stress reactions of bone in high-performance athletes. Clin Sports Med 1997; 16, 291-306

Baker, C.L. Jr, Baker, C.L. 3rd: Long-term follow-up of arthroscopic treatment of lateral epicondylitis. Am J Sports Med 2008; 36 (2) 254-60

Baker, R.J., Patel, D.: Lower back pain in the athlete: common conditions and treatment. Prim Care 2005; 32 (1), 201-29

Barber, H.M.: Horseplay: Survey of accident with horses. Br Med J 1973; 3, 532-4

Bardenheuer, M., Obertacke, U., Waydhas, C., Nast-Kolb, D.: Epidemiology of the severely injured patient. A prospective assessment of preclinical and clinical management. AG Polytrauma of DGU. Unfallchirurg 2000; 103, 355-363

Barnes, D.A., Tullos, H.S.: An analysis of 100 symptomatic baseball players. Am J Sports Med 1978; 6, 62-7

Barrow, G.W., Saha, S.: Menstrual irregularity and stress fractures in collegiate female distance runners. Am J Sports Med. 1988 May-Jun; 16 (3), 209-16

Baumfeld, J.A., Diduch, D.R., Rubino, L.J., Hart, J.A., Miller, M.D., Barr, M.S., Hart, J.M.: Tunnel widening following anterior cruciate ligament reconstruction using hamstring autograft: a comparison between double cross-pin and suspensory graft fixation. Knee Surg Sports Traumatol Arthrosc 2008 Sep 13 (Epub ahead of print)

Beck, A., Krischak, G., Sorg, T., Augat, P., Farker, K., Merkel, U., Kinzl, L., Claes, L.: Influence of diclofenac (group of nonsteroidal anti-inflammatory drugs) on fracture healing. Arch Orthop Trauma Surg 2003; 123 (7), 327-32

Beirness, D.J., Foss, R.D., Desmond, K.J.: Use of protective equipment by in-line skaters: observational study. Injury Prevention 2001; 7, 51-5

Berkowitz, J.F., Kier, R., Rudicel, S.: Plantar fasciitis: MR imaging. Radiology 1991; 179, 665-667

Beynnon, B.D., Renstrom, P.A., Haugh, L., Uh, B.S., Barker, H.: A prospective, randomized clinical investigation of the treatment of first-time ankle sprains. Am J Sports Med 2006; Sept 24 (9), 1401-12

Biedert, R.M., Bachmann, M.: Frauenfußball-Verletzungen, Risiken und Prävention. Orthopäde 2005; 34, 448-53

Bixby-Hammett, D., Brooks, W.H.: Common injuries in horseback riding: A review. Sports Med 1990; 9, 36-47

Bjordal, J.M., Arnly, F., Hannestad, B., Strand, T.: Epidemiology of anterior cruciate ligament injuries in soccer. Am J Sports Med 1997; 25, 341-5

Bleakley, C., McDonough, S., MacAuley, D.: The use of ice in the treatment of acute soft-tissue injury. Am J Sports Med 2004; 32 (1), 251-61

Bleakley, C.M., McDonough, S.M., MacAuley, D.C.: Cryotherapy for acute ankle sprains: a randomized controlled study of two different icing protocols. Br J Sports Med 2006, Apr 12

Boesen, M.I., Boesen, A., Koenig, M.J., Bliddal, H., Torp-Pedersen, S.: Ultrasonographic investigation of the achilles tendon in elite badminton players using color doppler. Am J Sports Med 2006, Jul 26

Boesen, M.I., Torp-Pedersen, S., Koenig, M.J., Christensen, R., Langberg, H., Hölmich, P., Nielsen, M.B., Bliddal, H.: Ultrasound guided electrocoagulation in patients with chronic non-insertional Achilles tendinopathy: a pilot study. Br J Sports Med 2006; 40, 761-6

Bono, C.M.: Low-back pain in athletes. JBJS 2004; 86, 382-396

Breitenseher, M.J., Haller, J., Gaebler, C.: MRI of the sinus tarsi in acute ankle sprain injuries. J Comput Assist Tomogr 1997; 21c 274

Breithaupt, M.B: Zur Pathologie des menschlichen Fußes. Med Zeit 1855 (24), 169–71

Brukner, P., Bradshaw, C., Khan, K.M., White, S., Crossley, K.: Stress fractures: a review of 180 cases. Clin J Sport Med 1996; 6 (2), 85-89

Brutus, J.P., Chahidi, N.: Could this unusual scaphoid fracture occurring in a badminton player be a stress fracture? Chirurgie de la main 2004; 23, 52-4

Brynhildsen, J., Ekstrand, J., Jeppson, A., Tropp, H.: Previous injuries and persisting symptoms in female soccer players. Int J Sport Med 1990; 11, 489-92

Buckwalter, J.A., Brandser, E.A.: Stress and insufficiency fractures. Am Fam Physician 1997; 56, 172-182

Burne, S.G., Mahoney, C.M., Forster, B.B., Koehle, M.S., Taunton, J.E., Khan, K.M.: Tarsal Navicular Stress Injury: Long-term Outcome and Clinicoradiological Correlation Using Both Computed Tomography and Magnetic Resonance Imaging. Am J Sports Med. 2005 Sep 12; [Epub ahead of print]

Cahill, B.R.: Osteolysis of the distal part of the clavicle in male athletes. J Bone Joint Surg Am 1982, 64, 1053-58

Caraffa, A., Cerulli, G., Projetti, M., Aisa, G., Rizzo, A.: Prevention of anterior cruciate ligament injuries in soccer. A prospective controlled study of proprioceptive training. Knee Surg Sports Traumtol Arthrosc 1996; 4, 19-21

Carr, D., Johnson, R.J., Pope, M.H.: Upper extremity injuries in skiing. Am J Sport Med 1981; 9, 378-83

Chen, W.C., Hsu, W.Y., Wu, J.J.: Stress fracture of the diaphysis of the ulna. Int Orthop 1991; 15,197–198

Cherington, M.: Lightning injuries in sports: situations to avoid. Sports Med 2001; 31, 301-8

Clanton, T.O., Wood, R.M.: Etiology of injury to the foot and ankle. In: DeLee, J.C., Drez, D., Miller, M.D. Eds. Orthopedic sports medicine – principles and practice. Philadelphia, Saunders 2003, 2224-74

Corris, E.E., Higgins, H.W. 2nd.: First rib stress fractures in throwing athletes. Am J Sports Med 2005; 33, 1400-4

Costa, M.L., Shepstone, L., Donell, S.T., Thomas, T.L.: Shock wave therapy for chronic Achilles tendon pain: a randomized placebo-controlled trial. Clin Orthop Relat Res 2005; 440, 199-204

Deibert, M.C., Aronsson, D.D., Johnson, R.J., Ettlinger, C.F., Shealy, J.E.: Skiing injuries in children, adolescents, and adults. J Bone Joint Surg Am 1998; 80 (1), 25-32

Delahunt, E., Monaghan, K., Caulfield, B.: Altered neuromuscular control and ankle joint kinematics during walking in subjects with functional instability of the ankle joint. Am J Sports Med 2006, Aug 22

Delvaux, K., Lysens, R.: Lumbosacral pain in an athlete. Am J Phys Med Rehabil 2001; 80, 388-91

DeMaio, M., Paine, R., Mangine, R.E., Drez, D.: Plantar fasciitis. Orthopedics 1993; 16, 1153-1163

De Noronha, M.A., Refshauge, K.M., Herbert, R.D., Kilbreath, S.L.: Do voluntary strength, proprioception, range of motion or postural sway predict occurrence of lateral ankle sprain? Br J Sports Med 2006, Aug 18

Dickman, G.L., Hassan, A., Luckstead, E.F.: Ventricular fibrillation following baseball injury. Physician and Sports Medicine 1978; 6, 85-86

Digiovanni, B.F., Nawoczenski, D.A., Malay, D.P., Graci, P.A., Williams, T.T., Wilding, G.E., Baumhauer, J.F.: Plantar fascia-specific stretching exercise improves outcomes in patients with chronic plantar fasciitis. A prospective clinical trial with two-year follow-up. J Bone Joint Surg Am 2006; 88, 1775-81

Docherty, C.L., Valovich, McLeod, T.C., Shultz, S.J.: Postural control deficits in participants with functional ankle instability as measured by the balance error scoring system. Clin J Sports Med 2006; 16 (3), 203-8

Dorf, E.R., Chhabra, A.B., Golish, S.R., McGinty, J.L., Pannunzio, M.E.: Effect of elbow position on grip strength in the evaluation of lateral epicondylitis. J Hand Surg [Am] 2007; 32, 882-6

Dunn, F.: Two cases of biceps injury in bodybuilders with initially misleading presentation. Emerg Med J 2002, 19, 461-2

Dunn, J.H., Kim, J.J., Davis, L., Nirschl, R.P.: Ten to 14-year follow-up of the Nirschl surgical technique for lateral epicondylitis. Am J Sports Med 2008; 36 (2), 261-6

Dvorak, J., Junge, A., Graf-Baumann, T., Peterson, L.: Editorial. Am J Sport Med 2004; 32 (1) (Suppl), 3S-4S

Eder, K., Hoffmann, H.: Verletzungen im Fußball vermeiden-behandeln-therapieren. Urban & Fischer Verlag, München 2006

Eder, K., Hoffmann, H.: Verletzungen im Fußball. Elsevier Verlag, München 2006, 119-120

Engel, A., Feldner-Busztin, H.: Bilateral stress fracture of the scaphoid. Arch Orthop Trauma Surg 1991; 110, 314-5

Englert, A., Lukas, B.: Scaphoid fracture of sportsmen. Sportorthopädie Sporttraumatol 2006, 1, 9-12

Engkvist, O., Balkfors, B., Lindsjo, U.: Thumb injuries in downhill skiing. Int J Sport Med 1982; 3 (1), 50-5

Engström, B., Johansson, C., Törnkvist, H.: Soccer injuries among elite female players. Am J Sport Med 1991; 19, 372-5

Fallon, K.E. Musculoskeletal injuries in the ultramarathon: the 1990 Westfield Sydney to Melbourne run. Br J Sports Med 1996; 30, 319-23

Fields, K.B.: Head injuries in soccer. Phys Sports Med 1989; 17, 69-73

Frank, J., Marzi, I.: Distaler Radius. In: *Rüter, A., Trentz, O., Wagner, M.:* Unfallchirurgie, Elsevier GmbH, München 2004

Fredericson,M., Ngo, J., Cobb, K.: Effects of ball sports on future risk of stress fracture in runners. Clin J Sport Med 2005; 15 (3), 136-41

Frohm, A., Saartok, T., Halvorsen, K., Renström, P.: Eccentric treatment for patellar tendinopathy: a prospective randomised short-term pilot study of two rehabilitation protocols. Br J Sports Med 2007; 41 (7), e7

Galla, M., Lobenhoffer, P.: Das Kniegelenk. In: *Engelhardt, M., Krüger-Franke, M., Pieper, H.G., Siebert, C.H.:* Praxiswissen Halte- und Bewegungsorgane. Sportverletzungen und Sportschäden. Georg Thieme Verlag, Stuttgart 2005

Gelberman, R.H., Panagis, J.S., Taleisnik, J., Baumgaertner, M.: The arterial anatomy of the human carpus: Part 1: The extraosseous vascularity. J Hand Surg [Am] 1983: 8, 367-75.

Gerdesmeyer, L., Frey, C., Vester, J., Maier, M., Weil, L., Weil, L, Russlies, M., Stienstra, J., Scurran, B., Fedder, K., Diehl, P., Lohrer, H., Henne, M., Gollwitzer, H.: Radial extracorporeal shock wave therapy is safe and effective in the treatment of chronic recalcitrant plantar fasciitis: results of a confirmatory randomized placebo-controlled multicenter study. Am J Sports Med 2008; 36 (11), 2100-9

Gisslen, K., Alfredson, H.: Neovascularsation and pain in jumper's knee: a prospective clinical and sonographic study in elite junior volleyball players. Br J Sports Med 2005; 39, 423-8

Gokce, A., Ekici, H., Erdogan, F.: Arthroscopic reconstruction of a ruptured patellar tendon: a technical note. Knee Surg Sports Traumatol Arthrosc 2008; 16 (6), 581-4

Hagel, B.E., Pless, I.B., Goulet, C., Platt, R.W., Robitaille, Y.: Effectiveness of helmets in skiers and snowboarders: case-control and case-crossover study. BMJ 2005; 330, 281-6

Hanks, G., Kalenak, A., Bowman, L., Sebastinelli, W.: Stress fractures of the carpal scaphoid: a report of four cases. J Bone Joint Surg Am 1989; 71, 938-41

Hardy, M., Woodall, W.: Therapeutic effects of heat, cold, and stretch on connective tissue. J Hand Ther 1998; 11, 148-156

Hatch, G.F., Pink, M.M., Mohr, K.J., Sethi, P.M., Jobe, F.W.: The effect of tennis racket grip size on forearm muscle firing patterns. Am J Sport Med 2006, July 21, 2006, doi:10.1177/0363546506290185

Hawke, F., Burns, J., Radford, J.A., du Toit, V.: Custommade foot orthoses for the treatment of foot pain. Cochrane Database Syst Rev 2008 Jul 16 (3), D006801

Heidt, R.S., Sweeterman, L.M., Carlonas, R.L., Traub, J.A., Tekulve, F.X.: Avoidance of soccer injuries with preseason conditioning. Am J Sport Med 2000; 28 (5), 659-662

Helal, B., King, J., Grange, W.: Sports injuries and their treatment. Chapmann and Hall Ltd., London 1986

Herbert, T.J., Fischer, W.E.: Management of the fractured scaphoid using a new bone screw. J Bone Joint Surg (Br) 1984, 55, 114-23

Heuck, A., Schmitt, R., Hahn, P.: Weichteilläsion durch Überlastung und Sport. In: *Schmitt, R., Lanz, U.:* Bildgebende Diagnostik der Hand. Georg Thieme Verlag, Stuttgart 2004

Hoch, A.Z., Pepper, M., Akuthota, V.: Stress fractures and knee injuries in runners. Phys Med Rehabil Clin N Am. 2005 Aug16 (3), 749-77

Hohmann, G.: Das Wesen und die Behandlung des sogenannten Tennisellenbogens. Münch Med Wochenschr 1933; 80, 250-2

Hoksrud, A., Öhberg, L., Alfredson, H., Bahr, R.: Ultrasound-guided sclerosis of neovessels in painful chronic patellar tendinopathy. Am J Sports Med 2006, July 10

Houshian, S., Andersen, H.M.: Comparison between inline and rollerskating injury. Scand J Med Sci Sports 2000; 10, 47-50

Hufner, T.M., Brandes, D.B., Thermann, H., Richter, M., Knobloch, K., Krettek, C.: Long-term results after functional nonoperative treatment of achilles tendon rupture. Foot Ankle Int 2006; 27 (3), 167-71

Inagaki, H., Inoue, G.: Stress fracture of the scaphoid combined with the distal radial epiphysiolysis. Br J Sports Med 1997; 31, 256-7

Irving, D.B., Cook, J.L., Menz, H.B.: Factors associated with chronic plantar heel pain: a systematic review. J Sci Med Sport 2006; 9, 11-22

Iwata, S., Suda, Y., Nagura, T., Matsumoto, H., Otani, T., Andriacchi, T.P., Toyama, Y.: Clinical disability in posterior cruciate ligament deficient patients does not relate to knee laxity, but relates to dynamic knee function during stair descending. Knee Surg Sports Traumatol Arthrosc 2007; 15 (4), 335-42

Jägemann, V.: Rennrodeln. In: *Engelhardt, M., Krüger-Franke, M., Pieper, H.G., Siebert, C.H.*: Sportverletzungen – Sportschäden. Georg Thieme Verlag, Stuttgart 2005

Jagodzinski, M., Scheunemann, K., Knobloch, K., Albrecht, K., Krettek, C., Hurschler, C., Zeichen. J.: Tibial press-fit fixation of the hamstring tendons for ACL-reconstruction. Knee Surg Sports Traumatol 2006; 14 (12), 1281-7

Järvelä, T., Moisala, A.S., Sihvonen, R., et al. : Double-bundle anterior cruciate ligament reconstruction using hamstring autografts and bioabsorbable interference screw fixation: prospective, randomized, clinical study with 2-year results. Am J Sports Med 2008; 36, 290–7

Jebson, P.J.L., Kasdan, M.L.: Hand secrets. 3rd edition. Elsevier, Philadelphia, 2006

Jobe, F.W., Ciccotti, M.G.: Lateral and medial Epikondylitis of the elbow. J Am Acad Orth Surg 1994; 2, 1-8

Johnson, A.W., Weiss, C.B., Stento, K., Wheeler, D.L.: Stress fractures of the sacrum – an atypical cause of low back pain in the female athlete. Am J Sport Med 2001; 29 (4), 498-508

Johnson, R.J., Renström, P.: Verletzungen und Überlastungsschäden im alpinen Skisport. In: *Renström, P.*: Sportverletzungen und Überlastungsschäden – Prävention, Therapie, Rehabilitation. Deutscher Ärzte Verlag, 1. Auflage, Köln 1997, 596

Jonsson, P., Alfredson, H.: Superior results with eccentric compared to concentric quadriceps training in patients with jumper's knee: a prospective randomised study. Br J Sports Med 2005; 39 (11), 847-50

Jörger, G., Thielemann, F., Oeckler, R.: Schweres Schädel-Hirn-Trauma mit Todesfolge beim Inline-Skating. Deut Z Sportmedizin 2007; 58 (2), 54-6

Junge, A,, Dvorak, J., Graf-Baumann, T.: Football injuries during the World Cup 2002. Am J Sport Med 2004; 32 (1) (Suppl), 23S-27S

Juul-Kristensen, B., Lund, H., Hansen, K., Christensen, H., Danneskiold-Samsoe, B., Bliddal, H.: Poorer elbow proprioception in patients with lateral epicondylitis than in healthy controls: a cross-sectional study. J Shoulder Elbow Surg 2008; 17 (1 Suppl) 72S-81S

Kaeding, C.C., Yu, J.R., Wright, R., Amendola, A., Spindler, K.P.: Management and Return to Play of Stress Fractures. Clin J Sport Med. 2005 Nov 15 (6), 442-447

Kalliakmanis, A., Zourntos, S., Bousgas, D., Nikolaou, P.: Comparison of arthroscopic meniscal repair results using 3 different meniscal repair devices in anterior cruciate ligament reconstruction patients. Arthroscopy 2008; 24 (7), 810-6

Kang, L., Belcher, D., Hulstyn, M.J.: Stress fractures of the femoral shaft in women's college lacrosse: a report of seven cases and a review of the literature. Br J Sport Med 2005; 39, 902-6

Karlsson, J.: Ankle injuries. In: Ekstand, J., Karlsson, J., Hodson, A.: Football Medicine. Martin Dunitz, London 2003, 361-380

Karlsson, J., Rolf, C., Orava, S.: Lower leg, ankle and foot. In: *Kjaer, M., Krogsgaard, M., Magnusson, P., Engebretsen, L., Roos, H., Takala, T., Woo, S.*: Textbook of Sports Medicine. Blackwell Science Ltd., Malden, MA, USA, 2003, 539-4

Keizer, S.B., Rutten, H.P., Pilot, P., Morre, H.H., van Os, J.J., Verburg, A.D.: Botulinum toxin injection versus surgical treatment for tennis elbow: a randomized pilot study. Clin Orthop 2002; 401, 125-31

Keramidas, E., Miller, G.: Adult hand injuries on artificial ski slopes. Ann Plast Surg 2005; 55 (4), 357-8

Kim, P.T.W., Jangra, D., Ritchie, A.H., Lower, M.E., Kasic, S., Brown, D.R., Baldwin, G.A., Simons, R.K.: Mountain Biking injuries requiring trauma center admission: A 10-year regional trauma system experience. J Trauma 2006; 60, 312-8

King, J.W., Brelsford, J.H., Tullos, H.S.: Analysis of the pitching arm of the professional baseball pitchers. Clin Orthop 1969; 67, 116-23

Kirch, K.: Female athlete triad. BMJ 2005; 330, 244-246

Kitaoka, H.B., Luo, Z.P., Growney, E.S., Berglund, L.J., An, K.N.: Material properties of the plantar aponeurosis. Foot Ankle Int 1994; 15, 557-60

Knapik, J.J., Bauman, C.L., Jones, B.H., Harris, J.M., Vaughan, L.: Preseason strength and flexibility imbalance associated with athletic injuries in female collegiate athletes. Am J Sport Med 1991; 19, 76-81

Knobloch, K.: The mechanism for efficacy of eccentric loading in Achilles tendon injury: an in vivo study in humans. Rheumatology (Oxford) 2008 Oct 9

Knobloch, K.: Sclerosing polidocanol injections in Achilles tendinopathy in high level athletes. Knee Surg Sports Traumatol Arthrosc 2008; 16 (11), 1061-2

Knobloch, K.: Epikondylitis: Vom Schreibekrampf zum Power-Doppler. Plastische Chirurgie 2008

Knobloch, K., Grasemann, R., Jagodzinski, M., Richter, M., Zeichen, J., Krettek, C.: Changes of Achilles midportion tendon microcirculation after repetitive simultaneous cryotherapy and compression using standardized cryo-compression device (Cryo/Cuff™). Am J Sports Med 2006, Sep 22

Knobloch, K., Hoffmann, N., Schiffke, B., Redeker, B., Vogt, P.M.: The injected agent with color Doppler-does it matter? Br J Sports Med 2008 Apr 4 (eLetter)

Knobloch, K., Kraemer, R., Gössling, T., Jagodzinski, M., Richter, M., Krettek, C.: Microcirculation of the ankle after Cryo/Cuff application in healthy volunteers. Int J Sport Med 2006; 27, 250-5

Knobloch, K., Kraemer, R., Lichtenberg, A., Jagodzinski, M., Gossling, T., Richter, M., Zeichen, J., Hufner, T., Krettek, C.: Achilles tendon and paratendon microcirculation in midportion and insertional tendinopathy in athletes. Am J Sport Med 2006 Jan; 34 (1), 92-7

Knobloch, K, Lahoda, L., Heckmann, A., Vogt, P.M.: Letter to the editor. Scaphoidfrakturen beim Sportler. Sportorthopädie Sporttraumatologie 2006; 22, 76

Knobloch, K., Martin-Schmitt, S.: Verhinderung von schwerwiegenden Muskelverletzungen durch ein prospektives Propriozeptions- und Koordinationstraining im Frauenfußballsport. Leistungssport 2006; 1, 26-9

Knobloch, K., Rossner, D., Gössling, T., Richter, M., Krettek, C.: Prevention of school sport injuries – an analysis of ballsports with 2234 injuries. Sportverletz Sportschaden 2005; 19 (2), 82-8

Knobloch, K., Rossner, D., Struber, M., Fischer, S., Haverich, A.: Traumatic tricuspid insufficiency after horsekick. J Trauma 2004; 56 (3), 694-996

Knobloch, K., Schreibmueller, L., Jagodzinski, M., Zeichen, J., Krettek, C.: Rapid rehabilitation programme following sacral stress fracture in a long-distance running female athlete. Arch Orthop Trauma Surg. 2006 Aug 12; [Epub ahead of print]

Knobloch, K., Schreibmueller, L., Jagodzinski, M., Zeichen, J., Vogt, P.M., Krettek, C.: Tendon and paratendon Achilles microcirculation in eccentric training and an Achilles wrap in insertional and mid-portion tendinopathy – a randomized trial. Br J Sports Med 2006, Oct 11

Knobloch, K., Schreibmüller, L., Longo, U.G., Vogt, P.M.: Eccentric exercises for the management of tendinopathy of the main body of the Achilles tendon with or without an AirHeel brace. A randomized controlled trial. A. Effects on pain and microcirculation. Disabil Rehabil 2008 Jul 5, 1-5

Knobloch, K., Thermann, H.: Achilles tendinopathy – modern evidence-based recommendations. MMW Fortschr Med 2008; 150 (26-27), 46-9

Knobloch, K., Vogt, P.M.: Nordic Pole Walking Injuries – Nordic Walking Thumb as Novel Injury Mechanism. Sportverletz Sportschaden 2006 Sep; 20 (3), 137-42

Knobloch, K., Yoon, U., Vogt, P.M.: Acute and overuse injuries correlated to hours of training in master running athletes. Foot Ankle Int 2008; 29 (7), 671-6

Koehle, M.S., Lloyd-Smith, R., Taunton, J.E.: Alpine ski injuries and their prevention. Sports Med 2002; 32 (12), 785-93

Köhne, G., Kusche, H., Schaller, C., Wölfer, R.: Der Trendsport Snowblading und seine Risiken. Sportverletz Sportschaden 2005; 19, 195-99

Korpelainen, R., Orava, S., Karpakka, J., Siira, P., Hulkko, A.: Risk factors for recurrent stress fractures in athletes. Am J Sport Med 2001; 29 (3), 304-310

Krämer, J., Wilcke, A., Krämer, R.: Wirbelsäule und Sport. Deutscher Ärzte-Verlag, Köln 2005

Krüger-Franke, M.: Das Kniegelenk. In: Engelhardt, M.: Sportverletzungen. Diagnose, Management und Begleitmaßnahmen. Elsevier GmbH, Urban & Fischer Verlag, München 2006

Kudo, P., Dainty, K., Clarfield, M., Coughlin, L., Lavoie, P., Lebrun, C.: Randomized, placebo-controlled, double-blind clinical trial evaluating the treatment of plantar fasciitis with an extracorporeal shockwave therapy (ESWT) device: a North American confirmatory study. J Orthop Res 2006; 24, 115-23

Kujala, U.M., Sarna, S., Kaprio, J.: Cumulative incidence of achilles tendon rupture and tendinopathy in male former elite athletes. Clin J Sport Med 2005; 15, 133-5

Lavagnino, M., Arnoczky, S.P., Elvin, N., Dodds, J.: Patellar tendon strain is increased at the site of the jumper's knee lesion during knee flexion and tendon loading: results and cadaveric testing of a computational model. Am J Sports Med 2008; 36 (11), 2110-8

Leach, R.E., Miller, J.K.: Lateral and medial Epikondylitis of the elbow. Clin Sports Med 1987; 6, 259-72

Levin D, Nazarian LN, Miller TT, O'Kane PL, Feld RI, Parker L, McShane JM.: Lateral epicondylitis of the elbow: US findings. Radiology 2005; 237, 230-4

Levy, J.C., Mizel, M.S., Clifford, P.D., Temple, H.T.: Value of radiographs in the initial evaluation of nontraumatic adult heel pain. Foot Ankle Int 2006; 27, 427-30

Lian, O.B., Engebretsen, L., Bahr, R.: Prevalence of jumper's knee among elite athletes from different sports. Am J Sports Med 2005; 33, 561-7

Link, M.S.: Commotio cordis: sudden death due to chest wall impact in sports (editorial). Heart 1999; 81, 109-110

Link, M.S., Wang, P.J., VanderBrink, B.A., Avclar, E., Pandian, N.G., Maron, B.J., Estes, M.: Selective activation of the KATP channel is a mechanism by which sudden death is produced by low-energy chest-wall impact (commotio cordis). Circulation 1999; 100, 413-418

Lohmander, L.S., Englund, P.M., Dahl, L.L., Ross, E.M.: The long-term consequences of anterior cruciate ligament and meniscus injuries: osteoarthritis. Am J Sports Med 2007; 35 (10) 1756-69

Longo, U.G., Kind, J.B., Denaro, V., Maffulli, N.: Double-bundel arthroscopic reconstruction of the anterior cruciate ligament: does the evidence add up? J Bone Joint Surg Br 2008; 90 (8), 955-9

Lorbach, O., Diamantopoulos, A., Pässler, H.H.: Arthroscopic treatment of chronic tendinosis of the patella tendon (jumper's knee): surgical technique. Sportverletzung Sportschaden 2008; 22 (1), 58-61

Made, C., Borg, H., Thelander, D., Elmqvist, L.G.: Telemark skiing injuries: an 11-year study. Knee Surg Sports Traumatol Arthrosc 2001; 9, 386-91

Major, N.M.: Role of MRI in prevention of metatarsal stress fractures in collegiate basketball players. AJR Am J Roentgenol 2006; 186, 255-8

Malay, D.S., Pressman, M.M., Assili, A., Kline, J.T., York, S., Buren, B., Heyman, E.R., Borowsky, P., LeMay, C.: Extracorporeal shockwave therapy versus placebo for the treatment of chronic proximal plantar fasciitis: results of a randomized, placebo-controlled, double-blinded, multicenter intervention trial. J Foot Ankle Surg 2006; 45, 196-210

Mandelbaum, B.R., Silvers, H.J., Watanabe, D.S., Knarr, J.F., Thomas, S.D., Griffin, L.Y., Kirkendall, D.T., Garret, W. Jr.: Effectiveness of a neuromuscular and proprioceptive training program in preventing anterior cruciate ligament injuries in female athletes: 2-year follow-up. Am J Sports Med 2005; 33 (7), 1003-10

Manzione, M., Pizzutillo, P.: Stress fracture of the scaphoid waist. A case report. Am J Sports Med 1981; 9, 268-9

Marcacci, M., Molgora, A.P., Zaffagnini, S., et al.: Anatomic double-bundle anterior cruciate ligament reconstruction with hamstrings. Arthroscopy 2003; 19, 540–6

Maron, B.J., Poliac, L.C., Kaplan, J.A., Mueller, F.O.: Blunt impact to the chest leading to sudden death from cardiac arrest during sports activities. N Engl J Med 1995; 333, 337-342

Martin, S.S., Spindler, K.P., Tarter, J.W., Detwiler, K.B.: Does cryotherapy affect intraarticular temperature after knee arthroscopy? Clin Orthoped Res 2002; 400, 184-189

Matti, H.: Über die Behandlung der Navicularefraktur und der Refractura patellae durch Plombierung mit Spongiosa. Zentralblatt für Chirurgie 1937, 64, 2353

Matziolis, G., Rau, H.M., Klever, P., Erli, H.J., Paar, O.: Modification of human osteoblasts by various analgesics. Unfallchirurg 2002; 105 (6), 527-31

Mayer, F., Grau, S., Beck, M., Krauss, I., Maiwald, C., Bauer, H.: Achillessehnenbeschwerden im Laufsport – eine aktuelle Übersicht. Dt Z Sportmedizin 2000; 51 (5), 161-7

McCarrol, J.R., Gloe, T.J.: Professional golfers and the price they pay. Physician Sports Med 1982; 10, 64

McGuine, T.A., Greene, J.J., Best, T., Leverson, G.: Balance as a predictor of ankle injuries in high school basketball players. Clin J Sport Med 2000; 10 (4), 239-44

Meller, R., Kendoff, D., Hankemeier, S., Jagodzinski, M., Grotz, M., Knobloch, K., Krettek, C.: Hindlimb growth after a transphyseal reconstruction of the anterior cruciate ligament: a study in skeletally immature sheep with wide open physes. Am J Sports Med 2008 Sep 24 (Epub ahead of print)

Meuffels, D.E., Favejee, M., Vissers, M., Heijboer, R., Reijman, M., Verhaar, J.: Ten year follow-up study comparing conservative versus operative treatment of anterior cruciate ligament ruptures. A matched-pair analysis of high level athletes. Br J Sports Med 2008 Jul 4 (Epub ahead of print)

Meunier, A., Odensten, M., Good, L.: Long-term results after primary repair or non-surgical treatment of anterior cruciate ligament rupture: a randomized study with a 15-year follow-up. Scand J Med Sci Sports 2007; 17 (3), 230-7

Morre, H.H., Keizer, S.B., van Os, J.J.: Treatment of chronic tennis elbow with botulinum toxin. Lancet 1997; 349, 1746

Moretti, B., Garofalo, R., Patella, V., Sisti, G.L., Corrado, M., Mouhsine, E.: Extracorporeal shock wave therapy in runners with a symptomatic heel spur. Knee Surg Sports Traumatol Arthrosc 2006; 14, 1029-32

Morris, H.: The rider's sprain. Lancet 1882; 2, 133

Morris, M., Jobe, F.W., Perry, J. et al.: Electromyographic analysis of elbow function in tennis players. Am J Sports Med 1989; 17, 241-7

Morris, P.J., Hoffman, D.F.: Injuries in cross-country skiing. Trail markers for diagnosis and treatment. Postgrad Med 1999; 105 (1), 89-91

Müller-Wohlfahrt, H.W., Montag, H.J.: Verletzt... was tun? 6. erweiterte Auflage, wero press GmbH, Pfaffenweiler 2004

Murray, I.R., Murray, S.A., MacKenzie, K., Coleman, S.: How evident based is the management of two common sports injuries in a sports injury clinic? Br J Sport Med 2005; 39, 912-6

Mussack, T., Dvorak, J., Graf-Baumann, T., Jochum, M.: Serum S-100B protein levels in young amateur soccer players after controlled heading and normal exercise. Eur J Med Res 2003; 22, 457-64

Niemeyer, P., Weinberg, A., Schmitt, H., Kreuz, P.C., Ewerbeck, V., Kasten, P.: Stress fractures in adolescent competitive athletes with open physis. Knee Surg Sports Traumatol Arthrosc 2005; Dec 3, 1-7

Nirschl, R.P.: Muscle and tendon trauma: Tennis elbow. In: Morrey, B.F ed. The elbow and its disorders. Philadelphia, PA. WB Saunders, 1985, 537

Noguchi, T.: A survey of spinal cord injuries resulting from sport. Paraplegia 1994; 32,170-3

Oae, K.M., Takao, K., Naito, N.: Injury of the tibiofibular syndesmosis: value of MR imaging for diagnosis. Radiology 2003; 227, 155-61

Öhberg L, Alfredson H.: Ultrasound guided sclerosis of neovessels in painful chronic Achilles tendinosis: pilot study of a new treatment. Br J Sports Med 2002; 36, 173–5

Öhberg, L., Alfredson, H.: Sclerosing therapy in chronic Achilles tendon insertional pain-results of a pilot study. Knee Surg Sports Traumatol Arthrosc 2003; 11, 339–43

Öhberg, L., Lorentzon, R., Alfredson, H.: Neovascularisation in Achilles tendons with painful tendinosis but not in normal tendons: an ultrasonographic examination. Knee Surg Sports Traumatol Arthrosc 9, 2001, 233-8

Olmsted, L.C., Vela, L.I., Denegar, C.R., Hertel, J.: Prophylactic ankle taping and bracing: a numbers-needed-to-treat and cost-benefit analysis. J Athl Train 2004; 39 (1), 95-100

Olympiastützpunkt Bayern Report, Olympia Spezial, Sonderheft Turin 2006, 01/06

Osborne, H.R., Breidahl, W.H., Allison, G.T.: Critical differences in lateral X-rays with and without a diagnosis of plantar fasciitis. J Sci Med Sport 2006; 9, 231-7

Osgood, R.B.: Radiohumeral bursitis, Epikondylitis, epicondylalgia (tennis elbow). Arch Surg 1922; 4, 420

Östenberg, A., Ross, H.: Injury risk factors in female European football. A prospective study of 123 players during one season. Scand J Med Sci Sports 2000; 10, 279-285

Otto, M., Holthusen, S., Bahn, E. et al.: Boxing and running lead to rise in serum levels of S-100 protein. Int J Sports Med 2000; 21, 551-5

Pagenstert G, Hintermann B.: Bandverletzungen am Fuß und Sprunggelenk. In: *Engelhardt M.* Sportverletzungen: Diagnose, Management und Begleitmaßnahmen. München, Elsevier GmbH, 2006, 310-321

Paluska, S.A.: An overview of hip injuries in running. Sports Med 2005; 35 (11), 991-1014

Paoloni, J.A., Appleyard, R.C., Nelson, J., Murrel, G.A.: Topical nitric oxide application in the treatment of chronic extensor tendinosis at the elbow: a randomized, double-blinded, placebo-controlled clinical trial. Am J Sports Med. 2003 Nov-Dec; 31 (6), 915-20

Paoloni, J.A., Appleyard, R.C., Nelson, J., Murrel, G.A.: Topical glyceryl trinitrate treatment of chronic noninsertional achilles tendinopathy. A randomized, double-blind, placebo-controlled trial. J Bone Joint Surg Am. 2004 May 86-A (5), 916-22

Paoloni, J.A., Appleyard, R.C., Nelson, J., Murrel, G.A.: Topical glyceryl trinitrate application in the treatment of chronic supraspinatus tendinopathy: a randomized, double-blinded, placebo-controlled clinical trial. Am J Sports Med. 2005 Jun; 33 (6), 806-13. Epub 2005 Apr 12

Parzeller, M., Raschka, C.: Der traumatische Tod bei der Sportausübung: Ursachen, Inzidenzen und präventive Ansätze. Dt Z Sportmed 1998; 49, 285-9

Parzeller, M., Schmidt, P., Raschka, C.: Todesfälle im Sport. In: *Engelhardt, M.:* Sportverletzungen: Diagnose, Management und Begleitmaßnahmen. Elsevier-Verlag, München 2006, 707-717

Patten, R.M.: Overuse syndromes and injuries involving the elbow: MR imaging findings. Am J Roentgenol 1995; 164, 1205-11

Payne, K.A., Berg, K., Latin, R.W.: Ankle injuries and ankle strength, flexibility, and proprioception in college basketball players. J Athl Train 1997; 32 (3), 221-5

Pechlaner, S., Suckert, K., Sailer, R.: Hand injuries in Alpine skiing. Sportverletz Sportschaden 1987; 1 (4), 171-6

Pecht, S., Raschka, C.: Orthopädische Checkliste: Inline-Skating. Sportorthopädie Sporttraumatologie 2005; 21, 50-1

Perrin, P.P., Bene, M.C., Perrin, C.A., Durupt, D.: Ankle trauma significantly impairs postural control - a study in basketball players and controls. Int J Sports Med 1997; 18 (5), 387-92

Peterson, L., Renström, P.: Verletzungen im Sport. Deutscher Ärzte Verlag, Köln 1987

Plancher, K.D., Halbrecht, J., Lourie, G.: Medial and lateral Epikondylitis in the athlete. Clin Sports Med 1996; 15, 283-304

Placzek, R., Hölscher, A., Deuretzbacher, G., Meiss, L., Perka, C.: Behandlung der chronischen Plantarfasziitis mit Botulinumtoxin A – Eine offene Pilotstudie an 25 Patienten mit einem Beobachtungszeitraum über 14 Wochen. Z Orthop Ihre Grenzgeb 2006; 144, 405-9

Powell, K.E., Heath, G.W., Kresnow, M.J., Sacks, J.J., Branche, C.K.: Injury rates from walking, gardening, weightlifting, outdoor bicycling, and aerobics. Med Sci Sports Exerc 1998, 30, 1246-1249

Prodromos, C.C., Han, Y., Rogowski, J., Joyce, B., Shi, K.: A meta-analysis of the incidence of anterior cruciate ligament tears as a function of gender, sport, and a knee injury-reduction regime. Arthroscopy 2007; 23 (12), 1320-5

Raghavendran, R.R., Peart, F., Grindulis, K.A.: Subcutaneous calcification following injection of triamcinolone heacetonide for plantar fasciitis. Rheumatology (Oxford), 2008 Oct 1

Raske, A., Norlin, R.: Injury incidence and prevalence among elite weight and power lifters. Am J Sports Med 2002, 30, 248-256

Reeser, J.C., Verhagen, E., Briner, W.W., Askeland, T.I., Bahr, R., Walden, M., Knobloch, K.: Strategies for the prevention of volleyball related injuries. Br J Sports Med 2006; 40, 594-600

Regan, W., Wold, L.R., Coonrad, R., Morrey, B.F.: Microscopic histopathology of chronic refractory lateral Epikondylitis. Am J Sports Med 1992; 20, 746-9

Reicher, M.A., Hartzman, S., Duckwiler, G.R., Bassett, L.W., Anderson, L.J., Gold, R.H.: Meniscal injuries: detection using MR imaging. Radiology 1986; 159, 753-7

Rettig, A.C., Wurth, T.R., Mieling, P.: Nonunion of olecranon stress fractures in adolescent baseball pitchers: a case series of 5 athletes. Am J Sports Med 2006; 34, 653-6

Reuter, I.: Zentrales und peripheres Nervensystem. In: Engelhardt, M.: Sportverletzungen. Diagnose, Management und Begleitmaßnahmen. Elsevier GmbH, München 2006

Rieger, H., Grünert, J.: Handverletzungen beim Sport. Spitta-Verlag, Balingen 2003

Rossi, F., Dragoni, S.: Talar body fatigue stress fractures: three cases observed in elite female gymnasts. Skeletal Radiol 2005; 34, 389-94

Rompe, J.D., Furia, J., Mafulli, N.: Eccentric loading compared with shock wave treatment for chronic insertional Achilles tendinopathy: A randomized, controlled trial. J Bone Joint Surg Am 2008; 90 (1), 52-61

Roos, E., Engstrom, M., Soderberg, B.: Foot orthoses for the treatment of plantar fasciitis. Foot Ankle Int 2006; 27, 606-11

Rumball, J.S., Lebrun, C.M., Di Ciacca, S.R., Orlando, K.: Rowing injuries. Sports Med 2005; 35, 537-55

Runge, F.: Zur Genese und Behandlung des Schreibekrampfes. Berlin Klin Wochenschr 1873; 21, 245-8

Russe, O.: Experience and results in filling up of the substantia spongiosa in old fractures and pseudarthrosis of the scaphoid bone of the hand. Wiederherstellungschir Traumatol 1954; II. 175-84

Rutherford, O.: Spine and total body mineral density in amenorrheic endurance athletes. J Appl Physiol 1993; 74, 2904-2908

Sajovic, M., Vengust, V., Komadina, R., Tavcar, R., Skaza, K.: A prospective, randomized comparison of semitendinosus and gracilis tendon versus patellar tendon autografts for anterior cruciate ligament reconstruction: five-year follow-up. Am J Sports Med 2006; 34 (12), 1933-40

Salmon, J.L., Refshauge, K.M., Russel, V.J., Roe, J.P., Linklater, J., Pinczewski, L.A.: Gender differences in outcome after anterior cruciate ligament reconstruction with hamstring tendon autograft. Am J Sports Med 2006; 34 (4), 621-9

Sampson, M.J., Jackson, M.P., Moran, C.J., Moran, R., Eustace, S.J., Shine, S.: Three Tesla MRI for the diagnosis of meniscal and anterior cruciate ligament pathology: a comparison to arthroscopic findings. Clin Radiol 2008; 63 (10), 1106-11

Sarimo, Sarin J., Orava, S., Heikkila, J., Rantanen, J., Paavola, M., Raatikainen, T.: Distal patellar tendinosis: an unusual form of jumper's knee. Knee Surg Sports Traumatol Arthrosc. 2006 Jul 6; (Epub ahead of print)

Schieber, R.A., Branche-Dorsey, C.M., Ryan, G.W., Rutherford, G.W., Stevens, J.A., O'Neill, J.: Risk factors for injuries from in-line skating and the effectiveness of safety gear. N Engl J Med 1996; 335, 1630-5

Schönbauer, H.R.: Erkrankungen der Achillessehne. Wien, Klein Wochenschr 1986; 96, 1-47

Schuchardt, E., Nolte, S., Bauer, M.: Orthopädische Checkliste: Sportschießen. Sportorthopädie Sporttraumatologie 2003; 19, 231-2

Schulz, M.S., Steenlage, E.S., Russe, K., Strobel, M.J.: Distribution of posterior tibial displacement in knees with posterior cruciate ligament tears. J Bone Joint Surg Am 2007; 89 (2), 332-8

Schwall, R.: Orthopädische Checkliste: Segeln. Sportorthopädie Sporttraumatologie 2005; 21, 125-7

Seng, K., Appleby, D., Lubowitz, J.H.: Operative versus nonoperative treatment of anterior cruciate ligament rupture in patients aged 40 years or older: an expected-value decision analysis. Arthroscopy 2008; 24, (8), 914-20

Siebold, R., Dehler, C., Ellert, T.: Prospective randomized comparison of double-bundle versus single-bundle anterior cruciate ligament reconstruction. Arthroscopy 2008; 24, 137-45

Silbernagel, K.G., Thomee, R., Eriksson, B.I., Karlsson, J.: Continued sports activity, using a pain-monitoring model, during rehabilitation in patients with Achilles tendinopathy: a randomized controlled trial. Am J Sports Med 2007; 35 (6), 897-906

Sinha, A.K., Kaeding, C.C., Wadley, G.M.: Upper extremity stress fractures in athletes: Clinical features of 44 cases. Clin J Sport Med 1999, 9, 199–202

Söderman, K., Alfredson, H., Pietilä, T., Werner, S.: Risk factors for leg injuries in female soccer players: a prospective investigation during one out-door season. Knee Surg Sports Traumatol Arthrosc 2001; 9, 313-321

Söderman, K., Werner, S., Pietilä, T., Engström, B., Alfredson, H.: Balance-board training: prevention of traumatic injuries of the lower extremities in female soccer players? A prospective randomized intervention study. Knee Surg Sports Traumatol Arthrosc 2000; 8, 356-363

Stalnacke, B.M., Ohlsson, A., Tegner, Y., Sojka, P.: Serum concentrations of two biochemical markers of brain tissue damage S-100B and neurone specific enolase are increased in elite female soccer players after a competitve game. Br J Sports Med 2006; 40, 313-6

Stalnacke, B.M., Tegner, Y., Sojka, P.: Playing ice hockey and basketball increases serum levels of S-100B in elite players: a pilot study. Clin J Sport Med 2003; 13, 292-302

Steadman, J.R., Cameron-Donaldson, M.L., Briggs, K.K., Rodkey, W.G.: A minimally invasive technique (»healing response«) to treat proximal ACL injuries in skeletally immature athletes. J Knee Surg 2006 Jan 19 (1) , 8-13

Steedman, D.J.: Artificial ski slope injuries: a 1-year prospective study. Injury 1986; 17 (3), 208-12

Steinacker, T., Steuer, M., Höltke, V.: Verletzungen und Überlastungsschäden bei Spielerinnen der deutschen Fußballnationalmannschaft. Sportverletz Sportschaden 2005; 19, 33-6

Stern, M.D.: In vivo evaluation of microcirculation by coherent light scattering. Nature 1975; 254, 56-8

Streich, N.A., Friedrich, K., Gotterbarm, T., Schmitt, H.: Reconstruction of the ACL with a semitendinosus tendon graft: a prospective randomized single blinded comparison of double-bundle versus single-bundle anterior cruciate ligament reconstruction. Arthroscopy 2008; 16, 232-8

Torjussen, J., Bahr, R.: Injuries among elite snowboarders (FIS Snowboard World Cup). Br J Sports Med 2006; 40, 230-4

Tscherne, H., Oestern, H.-J.: Die Klassifizierung des Weichteilschadens bei offenen und geschlossenen Frakturen. Unfallheilkunde 1982; 85, 111

Tuggy, M.L., Ong, R.: Injury risk factors among telemark skiers. Am J Sport Med 2000; 28 (1), 83-9

Ulreich, N., Kainberger, F., Huber, W., Nehrer, S.: Die Achillessehne im Sport. Radiologe 2002; 42, 811-7

Vahlensieck, M., Glaser, C.: Sprunggelenk und Fuß inklusive Schienbeinvorderkante. In: *Vahlensieck, M., Reiser, M.*: MRT des Bewegungsapparates. Stuttgart, Georg Thieme Verlag, 2006, 337-388

Valderrabano, V., Hintermann, B.: Sprunggelenk und Fuß. In: *Engelhardt, M., Krüger-Franke, M., Pieper, H.G., Siebert, C.H.*: Praxiswissen Halte- und Bewegungsorgane. Sportverletzungen – Sportschäden. Georg Thieme Verlag, Stuttgart 2005, 74-82

Visnes, H., Bahr, R.: The evolution of eccentric training as treatment for patellar tendinopathy (jumper's knee): a critical review of exercise programmes. Br J Sports Med 2007; 41 (4), 217-23

Walden, M., Hägglund, M., Ekstrand, J.: UEFA Champions League study: a prospective study of injuries in professional football during the 2001-2002 season. Br J Sports Med 2005; 39, 542-6

Walsh, M.P., Wijdicks, C.A., Parker, J.B., Hapa, O., Laprade, R.F.: A comparison between a retrograde interference screw, suture button, and combined fixation on the tibial side in an all-inside anterior cruciate ligament reconstruction: a biomechanical study in a porcine model. Am J Sports Med 2008 Oct 1 (Epub ahead of print)

Walther, M., Reuter, I., Leonhard, T., Engelhardt, M.: Injuries and response to overload stress in running as a sport. Orthopade 2005; 34 (5), 399-404

Wang, C.J., Wang, F.S., Yang, K.D., Weng, L.H., Ko, J.Y.: Long-term results of extracorporeal shockwave treatment for plantar fasciitis. Am J Sports Med 2006; 34, 592-6

Wasserman, R.C., Waller, J.A,, Monty, M.J., Emery, A.B., Robinson, D.R.: Bicyclists' helmets and head injuries: A rider-based study of helmet use and effectiveness. Am J Pub Health 1988; 78, 1220-1

Wedderkopp, N., Kaltoft, M., Lundgaard, B., Rosendahl, M., Froberg, K.: Prevention of injuries in young female players in European team handball. A prospective intervention study. Scand J Med Sci Sports 1999; 9, 41-47

Weindl, K.L., Amendola, A.: Rare bilateral femoral shaft stress fractures in a female long-distance runner: a case report. Iowa Orthop J 2005; 25, 157-9

Willberg, L., Sunding, K., Forssblad, M., Alfredson, H.: Ultrasound- and Doppler-guided arthroscopic shaving to treat Jumper's knee: a technical note. Knee Surg Sports Traumatol Arthrosc 2007; 15 (11), 1400-3

Wynne, M.M., Burns, J.M., Eland, D.C., Conatser, R.R., Howell, J.N.: Effect of counterstrain on stretch reflexes, Hoffmann reflexes, and clinical outcomes in subjects with plantar fasciitis. J Am Osteopath Assoc 2006; 106, 547-56

Woodley, B.L., Newsham-West, R.J., Baxter, G.D.: Chronic tendinopathy: effectiveness of eccentric exercise. Br J Sports Med 2007; 41 (4), 188-98

Wong, S.M., Hul, A.C.F., Tong, P.Y., Poon, D.W.F., Yu, E., Wong, L.K.S.: Treatment of lateral Epikondylitis with botulinum toxin. A randomized, double-blind, placebo-controlled trial. Ann Int Med 2005; 143, 793-7

Xiang, H., Stallones, L.: Deaths associated with snow skiing in Colorado 1980-1981 to 2000-2001 ski seasons. Injury 2003; 34, 892-6

Xiang, H., Stallones, L., Smith, G.A.: Downhill skiing injury fatalities among children. Injury Prev 2004; 10, 99-102

Young, A.J., McAllister, D.R.: Evaluation and treatment of tibial stress fractures. Clin Sports Med 2006; 25, 117-28

Young, C.C., Rutherford, D.S., Niedfeldt, M.W.: Treatment of plantar fasciitis. Am Fam Physician 2001; 63, 467-78

Zantop, T., Herbort, M., Raschke, M.J., Fu, F.H., Petersen, W.: The role of the anterome-dial and posterolateral bundles of the anterior cruciate ligament in anterior tibial translation and internal rotation. Am J Sports Med 2007; 35, 223-7

Zazulak, B.T., Hewett, T.E., Reeves, N.P., Goldberg, B., Cholewicki, J.: The effects of core proprioception on knee injury: a prospective biomechanical-epidemiological study. Am J Sports Med 2007; 35 (3), 368-73

Zeichen, J., Hankemeier, S., Knobloch, K., Jagodzinski, M.: Arthroscopic partial meniscectomy. Oper Orthop Traumatol 2006; 18 (5-6), 380-92

Zeisig, E., Fahlström, M., Öhberg, L., Alfredson, H.: Pain relief after intratendinous injections in patients with tennis elbow: results of a randomised study. Br J Sports Med 2008; 42 (4), 267-71

Zeisig, E., Fahlström, M., Öhberg, L., Alfredson, H.: A 2-year sonographic follow-up after intratendinous injection therapy in patients with tennis elbow. Br J Sports Med 2008 Jul 29 (Epub ahead of print)

Zeisig, E., Öhberg, L., Alfredson, H.: Sclerosing polidocanol in chronic painful elbow – promising results in a pilot study. Knee Surg Sports Traumatol Arthrosc 2006; 14, 1218-24

Zeisig, E, Öhberg, L., Alfredson, H.: Extensor origin vascularity related to pain in patients with Tennis elbow. Knee Surg Sports Traumatol Arthrosc 2006; 14, 659-63

Zelle, B.A., Brucker, P.U., Feng, M.T., Fu, F.H.: Anatomical double-bundle anterior cruciate ligament reconstruction. Sports Med 2006; 36, 99-108

Zhao, J., Huangfu, X.: Arthroscopic single-bundle posterior cruciate ligament reconstruction: retrospective review of 4-versus 7-strand hamstring tendon graft. Knee 2007; 14 (4), 301-5

Ziegenfuß, T.: Polytrauma. Preclinical early support and shock management. Der Anästhesist 1998; 47, 415-431

Sachregister